| コメディカルのための
専門基礎分野テキスト |
|---|

シリーズ監修

自治医科大学名誉教授 　北村　諭
埼玉県立大学前学長　 　北川定謙

埼玉県社会福祉事業団嵐山郷センター長　細川　武
埼玉県立大学保健医療福祉学部教授　　原　元彦 編集

神経内科学 2版

中外医学社

●執筆者一覧 (執筆順)

細川　　武	埼玉県社会福祉事業団嵐山郷センター長
森田　陽子	国立病院機構東京医療センター神経内科医長
原　　元彦	埼玉県立大学保健医療福祉学部教授
阿部　達哉	国立病院機構箱根病院神経内科医長
木下　俊介	埼玉医科大学神経内科・総合診療内科医局長
大熊　　彩	国立病院機構箱根病院神経内科医長
熊井戸邦佳	埼玉医科大学高度救命救急センター准教授
杉山　　聡	埼玉医科大学教授/高度救命救急センター長
富岳　　亮	金沢医科大学神経内科准教授
佐久間　肇	埼玉医科大学保健医療学部教授

改訂2版のはじめに

　21世紀は，科学の進歩の面から「脳の時代」として，社会学的には「少子高齢化の時代」と捉えられている．

　「脳の時代」である事は，免疫学者 利根川 進や分子生物学者 クリックが脳研究を行っている事からも理解される．しかし従来からの「脳細胞のもつ課題」は，高度に分化しているが故に，一度障害されると，細胞の機能が失われ再生しない事である．しかし近年の科学技術の発達は目覚ましく，分化した細胞から人工的に万能細胞であるiPS細胞（人工多能性幹細胞）が作成されるようになり，この細胞を用いて高度に分化した神経細胞を再生する試みがスタートしている．

　社会学的には，若者の価値観の多様化・女性の社会進出等も影響して出生率が低下し「少子化」を迎え，かつ第二次世界大戦後に生まれた団塊の世代が，心身の機能低下が避けられない「高齢者」の仲間入りしている．

　このような折，高齢者の介護を視野に入れた介護法が1997年に制定され，3年後の2000年から実施に移され高齢者のケアのシステムが一新され，さらに翌年ICF（国際生活機能分類）が採択され，在宅や通所での介護，リハビリテーションがなされるようになった．かかる背景から，「時代の要請」としてコメディカルスタッフが継続して養成されている．

　初版から約10年が経過し，その間に医療面では各疾患の診断・治療のガイドラインが発表されてきており，現状に即した内容に改定する事が発案された．

　また今回の改訂は，埼玉県立大学の関係教員が主に編集にあたる事が監修された先生方により企画された．

　神経内科学は，基本的な骨組みを理解すると基本の組み合わせとして理解できる興味深さがあり，そのような興味深さを伝える事を教科書執筆の基本方針とした．この教科書が，学ぶ学生諸君の「神経内科学」の理解や，目指す国家資格の取得の助けとなれば幸いである．

　当初から暖かくご指導くださった濱口勝彦先生，執筆にご協力くださった先生方，忍耐強く企画編集を担当して下さった中外医学社の宮崎雅弘氏，久保田恭史氏に深謝いたします．

2015年（平成27年）秋

細川　武
原　元彦

はじめに

　21世紀は，科学の進歩の面からは「脳の時代」としてとらえられ，社会学的には「少子高齢化の時代」と捉えられている．

　科学の進歩は目覚しく，人間が宇宙や太陽系の成り立ちを知るべく探査が行われたり，ヒトの遺伝子の全解読がなされ，さらにヒトの一番ヒトらしい機能を有する「脳」への関心が高まっている．

　他方，加齢に伴い，どのようなヒトも若い時の機能を維持しえず，心身の機能が低下する事を避ける事は出来ない．また，社会学的には，第二次世界大戦後に生まれた団塊の世代が，もうすぐ「高齢者」の仲間入りをする時代であり，かつ若者の価値観の多様化・女性の社会進出等によって出生率が低下し「少子化」を迎えている．

　このような折，高齢者の介護を視野に入れた介護法が1997年に制定され，3年後の2000年から実施に移され高齢者のケアのシステムが一新され，在宅や通所での介護・リハビリテーションがなされるようになった．このような状況から，「時代の要請」としてコメディカルスタッフの養成が全国的にスタートしている．

　縁あって編者らは，コメディカルスタッフを養成する大学において神経内科学を担当する事になり，かつ教科書を創る機会が与えられた．神経内科学は，基本的な骨組みを理解すると基本の組み合わせとして理解できる興味深さがあり，そのような興味深さを伝える事を教科書執筆の基本方針とした．この教科書が，学ぶ学生諸君の「神経内科学」の理解や，目指す国家資格の取得の助けとなれば幸いである．

　当初から暖かくご指導くださった濱口勝彦先生，執筆にご協力くださった先生方，忍耐強く編集を担当して下さった中外医学社の荻野邦義氏，秀島悟氏，稲垣義夫氏に深謝いたします．

2006年（平成18年）春

細川　　武
厚東　篤生
齋藤　豊和

■目　次■

1 神経内科学総論　　1

- Ⅰ．神経内科概論……………………………〈細川　武〉……2
  - A．神経内科とは………………………………………2
    - Ⅰ．神経内科で取り扱う症候…………………………2
    - Ⅱ．神経内科で取り扱う疾患…………………………3
    - Ⅲ．神経疾患の診断法…………………………………3
    - Ⅳ．神経疾患患者の特徴………………………………4
  - B．神経系の構造と機能………………………………5
    - Ⅰ．大脳の構造と機能…………………………………7
    - Ⅱ．間脳の構造と機能…………………………………9
    - Ⅲ．脳幹の構造と機能…………………………………9
    - Ⅳ．小脳の構造と機能…………………………………9
    - Ⅴ．脊髄の構造と機能…………………………………10
    - Ⅵ．末梢神経の構造と機能……………………………11
    - Ⅶ．脊髄神経……………………………………………13
    - Ⅷ．末梢神経の分布と神経根の分布…………………17
    - Ⅸ．反射弓………………………………………………17
    - Ⅹ．感覚のシステム……………………………………17
      - A．表在感覚…………………………………………17
      - B．深部感覚…………………………………………18
    - Ⅺ．随意運動のシステム………………………………18
      - A．上位運動ニューロンと下位運動ニューロン……20
      - B．錐体外路系………………………………………21
      - C．小脳路……………………………………………21
    - Ⅻ．自律神経系…………………………………………21
    - ⅩⅢ．脳脊髄液系…………………………………………23
    - ⅩⅣ．脳と脊髄の血管系…………………………………24

- Ⅱ-1．神経疾患診断学〜神経学的診察………………〈細川　武〉……28
  - Ⅰ．診察道具……………………………………………28
  - Ⅱ．神経学的診察………………………………………28

　　　　A．精神状態（意識状態・見当識・記憶・計算）……………28
　　　　B．運動機能（筋緊張, 筋力, 筋萎縮, 協調運動）…………32
　　　　C．反射（腱反射・病的反射）………………………………39
　　　　D．感覚（表在感覚・深部感覚）……………………………42
　　　　E．起立と歩行…………………………………………………42
　　　　F．髄膜刺激徴候………………………………………………43
　　　　G．膀胱直腸障害………………………………………………43

　Ⅱ-2．神経疾患診断学〜神経症候学……………………………………44
　　A．意識障害………………………………………………〈森田陽子〉　44
　　　Ⅰ．意識障害の機序……………………………………………44
　　　Ⅱ．意識障害の分類・評価法…………………………………45
　　　Ⅲ．意識障害の診断……………………………………………47
　　　Ⅳ．意識障害に関連した状態…………………………………51
　　　　A．特殊な意識障害…………………………………………51
　　　　B．閉じ込め症候群…………………………………………51
　　　　C．遷延性植物状態…………………………………………51
　　　　D．脳死………………………………………………………51
　　B．記憶および知能の障害………………………………〈森田陽子〉　53
　　　Ⅰ．記憶の障害…………………………………………………53
　　　　A．記憶の分類………………………………………………53
　　　　B．記憶の機序………………………………………………53
　　　　C．記憶障害…………………………………………………54
　　　　D．一過性全健忘……………………………………………54
　　　Ⅱ．知能の障害（認知症）……………………………………55
　　　　A．認知症の機序……………………………………………55
　　　　B．認知症の症状……………………………………………56
　　　　C．認知症の診断……………………………………………56
　　C．高次脳機能障害: 失語・失行・失認……………〈原　元彦〉　59
　　　Ⅰ．高次脳機能障害とは………………………………………59
　　　　A．高次脳機能障害とは……………………………………59
　　　　B．厚生労働省の定める高次脳機能障害と診断基準………59
　　　Ⅱ．失語…………………………………………………………63
　　　　A．概念………………………………………………………63
　　　　B．症状………………………………………………………63
　　　　C．病変部位…………………………………………………63

　　　　D．失語の評価・検査……………………………………63
　　　　E．治療，リハビリテーション………………………………64
　　　　F．失語の分類……………………………………………66
　　Ⅲ．失行………………………………………………………67
　　　　A．概念……………………………………………………67
　　　　B．観念運動失行と観念失行……………………………67
　　　　C．肢節運動失行…………………………………………67
　　　　D．その他…………………………………………………68
　　　　E．失行の評価，リハビリテーション……………………69
　　Ⅳ．失認………………………………………………………69
　　　　A．概念……………………………………………………69
　　　　B．主な症状………………………………………………69
　　　　C．分類……………………………………………………69
　　Ⅴ．半側空間無視……………………………………………70
　　　　A．概念……………………………………………………70
　　　　B．症状……………………………………………………70
　　　　C．病変部位………………………………………………70
　　　　D．評価，リハビリテーション……………………………70
　　Ⅵ．身体失認…………………………………………………71
　　　　A．左半側身体失認………………………………………72
　　　　B．手指失認………………………………………………72
　　Ⅶ．病態失認…………………………………………………72
　　Ⅷ．その他の高次脳機能障害………………………………72
　　　　A．遂行機能障害…………………………………………72
　　　　B．注意障害………………………………………………73
　　　　C．社会的行動障害，行動と感情・情動の障害………73
　　　　D．地誌的障害……………………………………………73
　　　　E．記憶障害………………………………………………73
D．運動障害……………………………………〈原　　元彦〉　75
　　Ⅰ．運動麻痺の性質…………………………………………75
　　Ⅱ．運動麻痺の種類と出現部位……………………………78
　　Ⅲ．痙縮………………………………………………………81
E．歩行の障害…………………………………〈原　　元彦〉　84
　　Ⅰ．歩行障害のみかた………………………………………84
　　　　A．立位での診察…………………………………………84
　　　　B．ロンベルグ徴候………………………………………86

   C．歩行の診察……………………………………………86
   D．歩行周期……………………………………………87
  II．主な歩行障害……………………………………………87
   A．痙性歩行……………………………………………87
   B．鶏歩…………………………………………………88
   C．中臀筋歩行，動揺歩行，Trendelenburg gait…………88
   D．失調性歩行…………………………………………89
   E．前庭迷路性歩行……………………………………89
   F．歩行失行……………………………………………89
   G．間欠性跛行…………………………………………90
   H．パーキンソン病，パーキンソニズムでみられる
    歩行障害……………………………………………90

F．失調………………………………………………〈原　元彦〉 92
 I．小脳性運動失調…………………………………………92
  A．小脳の機能解剖……………………………………93
  B．四肢の運動失調……………………………………94
  C．四肢の失調の診察…………………………………94
  D．小脳障害でみられる立位・座位・歩行の異常………95
 II．感覚性運動失調…………………………………………95
  A．感覚性運動失調……………………………………95
  B．ロンベルグ徴候……………………………………95
  C．体性感覚神経の伝導路……………………………96
  D．脊髄障害のため感覚性運動失調を呈する疾患………96
  E．末梢神経障害により感覚性運動失調を呈する疾患……97
  F．前庭障害による運動失調…………………………97

G．不随意運動………………………………………〈細川　武〉 98
 I．不随意運動が出現する仕組み…………………………98
 II．不随意運動の特徴・出現部位…………………………99
  A．規則的………………………………………………99
  B．不規則………………………………………………100
 III．病態……………………………………………………101
 IV．鑑別と検査……………………………………………102

H．筋萎縮……………………………………………〈原　元彦〉 104
 I．筋萎縮……………………………………………………104
 II．筋の仮性肥大……………………………………………105
 III．その他の筋の随伴症状…………………………………106

   A．筋膨隆現象，マウンディング現象……………………106
   B．ミオトニア……………………………………………106
   C．筋線維束収縮…………………………………………106
   D．筋のスパスム，筋痙攣………………………………107
   E．筋の圧痛，把握痛……………………………………107
  Ⅳ．サルコペニア………………………………………………107
I．感覚障害……………………………………………〈原　元彦〉108
  Ⅰ．表在感覚と深部感覚………………………………………108
  Ⅱ．感覚の異常…………………………………………………108
  Ⅲ．感覚の診察法………………………………………………109
  Ⅳ．感覚障害の症候……………………………………………109
   A．病巣診断………………………………………………109
   B．解離性感覚障害………………………………………114
   C．ヒペルパチーと視床痛………………………………118
   D．幻肢痛…………………………………………………118
   E．消去……………………………………………………118
J．言語障害……………………………………………〈原　元彦〉119
  Ⅰ．喉頭，咽頭，舌の運動にかかわる筋群と神経支配………119
  Ⅱ．構音障害の分類……………………………………………119
   A．運動性構音障害………………………………………120
   B．小脳失調性構音障害…………………………………120
   C．その他…………………………………………………120
  Ⅲ．球麻痺と偽性球麻痺（または仮性球麻痺）に伴う
    構音障害の鑑別…………………………………………122
K．嚥下障害……………………………………………〈細川　武〉123
  Ⅰ．病態…………………………………………………………124
   A．神経症候・神経筋障害を伴う………………………124
   B．神経症候・神経筋障害を伴わない…………………125
  Ⅱ．病因…………………………………………………………125
   A．口腔・咽頭相の障害…………………………………125
   B．食道相の障害…………………………………………125
  Ⅲ．検査と診断…………………………………………………126
   A．軟口蓋の動きのみかた………………………………126
   B．軟口蓋以外のみかた…………………………………127
  Ⅳ．鑑別…………………………………………………………127

- L．視覚障害 〈細川　武〉 129
  - Ⅰ．視覚路の解剖 129
  - Ⅱ．視力障害 129
  - Ⅲ．視野障害 130
  - Ⅳ．検査と評価 132
    - A．視力検査 132
    - B．視野検査（対面法） 132
    - C．眼底 133
  - Ⅴ．鑑別 134
- M．自律神経障害 〈阿部達哉〉 135
  - Ⅰ．自律神経の支配について 135
  - Ⅱ．自律神経障害による症候 136
    - A．循環器症状 136
    - B．泌尿器症状 140
    - C．性機能症状 140
    - D．疼痛症状，そう痒症状 142
    - E．発汗障害 143
    - F．消化管機能障害 145
  - Ⅲ．加齢と自律神経 145

Ⅱ-3．神経疾患診断学～神経学的補助検査 146
- A．画像診断 〈森田陽子〉 146
- B．脳波・筋電図 152
  - Ⅰ．脳波 〈原　元彦〉 152
  - Ⅱ．筋電図検査（神経伝導検査，F 波検査，H 反射，反復神経刺激，針筋電図） 〈阿部達哉〉 158
    - A．末梢神経の生理機能 158
    - B．神経筋接合部の生理機能 158
    - C．神経伝導検査 158
    - D．F 波検査 161
    - E．H 反射 164
    - F．反復神経刺激 165
    - G．針筋電図 167

- C. 自律神経機能検査……………………………〈阿部達哉〉173
  - Ⅰ. 心血管系自律神経機能検査…………………………173
    - A. 起立試験（シェロング試験），
         ヘッドアップ・ティルト試験………………173
    - B. 心電図 RR 間隔変動………………………175
  - Ⅱ. 発汗系自律神経機能検査…………………………176
    - A. 温熱発汗試験………………………………176
    - B. 精神性発汗試験……………………………177
    - C. 薬物発汗負荷試験…………………………177
    - D. 定量的軸索反射性発汗試験………………178
    - E. 皮膚交感神経反応…………………………179
    - F. サーモグラフィー…………………………180
  - Ⅲ. 排尿機能検査…………………………………180
    - A. 尿流・残尿測定……………………………180
    - B. 膀胱内圧測定，尿道内圧測定，外尿道括約筋電図……180
  - Ⅳ. 形態学的自律神経機能検査………………………180
- D. 血液・髄液検査………………………………〈木下俊介〉182
  - Ⅰ. 血液検査………………………………………182
  - Ⅱ. 髄液検査………………………………………182
    - A. 検査の適応と禁忌…………………………183
    - B. 検査方法……………………………………183
    - C. 病態…………………………………………184
- E. 神経生検・筋生検……………………………〈大熊　彩〉187
  - Ⅰ. 神経生検………………………………………187
  - Ⅱ. 筋生検…………………………………………188
- F. 遺伝子検査……………………………………〈細川　武〉192
  - Ⅰ. 筋疾患…………………………………………192
  - Ⅱ. 末梢神経疾患…………………………………193
  - Ⅲ. 神経変性症……………………………………194
  - Ⅳ. トリプレットリピート病……………………194

2 神経疾患各論　　197

- A. 脳血管障害……………………………………〈森田陽子〉198
  - Ⅰ. 脳梗塞…………………………………………201
  - Ⅱ. 一過性脳虚血発作……………………………205
  - Ⅲ. 脳出血…………………………………………206

Ⅳ．くも膜下出血……………………………………209
　　　Ⅴ．脳動脈瘤…………………………………………212
　　　Ⅵ．脳血管奇形………………………………………212
　　　　　Ａ．動静脈奇形…………………………………213
　　　　　Ｂ．海綿状血管腫………………………………213
　　　Ⅶ．頭蓋内・外動脈解離……………………………213
　　　Ⅷ．ウィリス動脈輪閉塞症（もやもや病）………213
　　　Ⅸ．高血圧性脳症……………………………………214
　　　Ⅹ．静脈洞血栓症……………………………………214
　Ｂ．認知症……………………………………〈森田陽子〉215
　　　Ⅰ．アルツハイマー型認知症………………………215
　　　Ⅱ．血管性認知症……………………………………217
　　　Ⅲ．レヴィ小体型認知症……………………………218
　　　Ⅳ．前頭側頭型認知症………………………………219
　　　Ⅴ．正常圧水頭症……………………………………219
　　　Ⅵ．クロイツフェルト・ヤコブ病…………………220
　　　Ⅶ．進行麻痺…………………………………………220
　Ｃ．頭蓋内圧亢進（脳腫瘍や頭部外傷の症状を理解するために）
　　　　　………………………〈熊井戸邦佳，杉山　聡〉221
　　　Ⅰ．頭蓋内圧とは……………………………………221
　　　Ⅱ．頭蓋内圧亢進とは………………………………221
　　　Ⅲ．脳ヘルニアとは…………………………………221
　　　Ⅳ．治療………………………………………………221
　Ｄ．頭部外傷…………………………〈熊井戸邦佳，杉山　聡〉222
　　　Ⅰ．原因………………………………………………222
　　　Ⅱ．重症度の評価……………………………………222
　　　Ⅲ．分類………………………………………………222
　　　Ⅳ．各論………………………………………………223
　　　　　Ａ．頭皮損傷……………………………………223
　　　　　Ｂ．頭蓋骨骨折…………………………………223
　　　　　Ｃ．頭蓋内損傷…………………………………225
　　　　　Ｄ．外傷性くも膜下出血………………………230
　Ｅ．脳腫瘍……………………………〈熊井戸邦佳，杉山　聡〉232
　　　Ⅰ．分類………………………………………………232
　　　Ⅱ．症状………………………………………………232
　　　Ⅲ．治療………………………………………………233

Ⅳ．各論……………………………………………234
　　　A．神経膠腫：脳実質から発生する髄内腫瘍…………234
　　　B．髄膜腫………………………………………235
　　　C．下垂体腺腫…………………………………237
　　　D．聴神経腫瘍…………………………………238
　　　E．転移性脳腫瘍………………………………238
F．変性性神経疾患………………………………〈細川　武〉240
　　Ⅰ．認知症……………………………………………241
　　Ⅱ．運動ニューロン疾患……………………………241
　　　A．筋萎縮性側索硬化症………………………241
　　　B．原発性側索硬化症…………………………244
　　　C．家族性筋萎縮性側索硬化症………………244
　　　D．脊髄性筋萎縮症……………………………244
　　　E．球脊髄性筋萎縮症…………………………245
　　　F．良性限局性筋萎縮症………………………245
　　Ⅲ．脊髄小脳変性症…………………………………245
　　　A-1．非遺伝性で小脳症状のみを呈する脊髄小脳変性症……246
　　　A-2．非遺伝性で小脳症状以外の症状も合併する
　　　　　　脊髄小脳変性症……………………………247
　　　B-1．遺伝性（常染色体優性）で小脳症状のみを呈する
　　　　　　脊髄小脳変性症……………………………248
　　　B-2．遺伝性（常染色体優性）で小脳症状以外の症状も
　　　　　　合併する脊髄小脳変性症…………………249
　　　C．遺伝性（常染色体劣性）の脊髄小脳変性症…………250
　　Ⅳ．大脳基底核疾患（錐体外路疾患）…………………251
　　　A．パーキンソン病……………………………251
　　　B．パーキンソニズムを伴う中枢神経変性症…………258
　　　C．症候性（二次性）パーキンソニズム………………262
　　Ⅴ．その他……………………………………………263
　　　A．ハンチントン病……………………………263
G．脱髄疾患………………………………………〈富岳　亮〉265
　　Ⅰ．多発性硬化症……………………………………266
　　Ⅱ．視神経脊髄炎……………………………………273
　　Ⅲ．急性散在性脳脊髄炎……………………………275
H．感染性疾患……………………………………〈原　元彦〉276
　　Ⅰ．髄膜炎・脳炎（総論）……………………………276

        A．疾患概念……………………………………276
        B．病因…………………………………………276
        C．病態…………………………………………277
        D．症状…………………………………………277
        E．検査所見・診断……………………………278
        F．治療…………………………………………279
        G．リハビリテーション………………………280
    Ⅱ．髄膜炎・脳炎（各論）…………………………280
        A．細菌性髄膜炎………………………………280
        B．ウイルス性髄膜炎・脳炎…………………283
        C．結核性髄膜炎………………………………284
        D．真菌性髄膜炎………………………………286
    Ⅲ．その他の中枢神経系ウイルス感染症…………287
        A．HTLV-1 associated myelopathy（HAM）……287
        B．急性灰白髄炎（ポリオ）…………………287
        C．遅発性ウイルス感染症……………………288
        D．その他のウイルス感染症…………………289
    Ⅳ．感染症法に含まれるウイルス性脳炎…………289
        A．ウエストナイル熱…………………………289
        B．日本脳炎……………………………………291
        C．狂犬病………………………………………291
        D．インフルエンザ脳症………………………292
    Ⅴ．スピロヘータ……………………………………292
        A．神経梅毒……………………………………292
        B．ライム病，Lyme borreliosis………………294
    Ⅵ．プリオン病………………………………………294
    Ⅶ．その他……………………………………………295
        A．辺縁系脳炎…………………………………295
    Ⅷ．脳膿瘍……………………………………………295
I．脊髄疾患………………………………………〈佐久間　肇〉296
    Ⅰ．傷害様式と症状…………………………………296
    Ⅱ．病因・診断・治療………………………………298
        A．遺伝性痙性対麻痺…………………………298
        B．脊髄性筋萎縮症……………………………298
        C．脊髄空洞症…………………………………299
        D．脊髄亜急性連合変性症……………………300

　　　　E．前脊髄動脈梗塞⋯⋯⋯⋯⋯⋯⋯⋯⋯⋯⋯⋯⋯300
　　　　F．脊髄出血⋯⋯⋯⋯⋯⋯⋯⋯⋯⋯⋯⋯⋯⋯⋯⋯301
　　　　G．脊髄腫瘍⋯⋯⋯⋯⋯⋯⋯⋯⋯⋯⋯⋯⋯⋯⋯⋯301
　　　　H．外傷性脊髄損傷⋯⋯⋯⋯⋯⋯⋯⋯⋯⋯⋯⋯⋯302
　　　　I．二分脊椎⋯⋯⋯⋯⋯⋯⋯⋯⋯⋯⋯⋯⋯⋯⋯⋯303
　　　　J．脊髄炎⋯⋯⋯⋯⋯⋯⋯⋯⋯⋯⋯⋯⋯⋯⋯⋯⋯305
　　　　K．その他の脊髄疾患⋯⋯⋯⋯⋯⋯⋯⋯⋯⋯⋯⋯306
J．代表的なニューロパチー⋯⋯⋯⋯⋯⋯⋯⋯〈細川　武〉307
　　　I．ギラン・バレー症候群⋯⋯⋯⋯⋯⋯⋯⋯⋯⋯⋯307
　　　II．慢性炎症性脱髄性多発根ニューロパチー⋯⋯⋯⋯308
　　　III．糖尿病性ニューロパチー⋯⋯⋯⋯⋯⋯⋯⋯⋯⋯309
　　　IV．遺伝性ニューロパチー⋯⋯⋯⋯⋯⋯⋯⋯⋯⋯⋯310
　　　　A．シャルコー・マリー・トゥース病⋯⋯⋯⋯⋯310
　　　　B．家族性アミロイドニューロパチー⋯⋯⋯⋯⋯312
　　　V．絞扼性ニューロパチー⋯⋯⋯⋯⋯⋯⋯⋯⋯⋯⋯312
　　　VI．顔面神経麻痺⋯⋯⋯⋯⋯⋯⋯⋯⋯⋯⋯⋯⋯⋯313
K．代表的なミオパチー⋯⋯⋯⋯⋯⋯⋯⋯⋯⋯〈大熊　彩〉314
　　　I．筋ジストロフィー⋯⋯⋯⋯⋯⋯⋯⋯⋯⋯⋯⋯⋯314
　　　　A．デュシェンヌ型筋ジストロフィー⋯⋯⋯⋯⋯314
　　　　B．ベッカー型筋ジストロフィー⋯⋯⋯⋯⋯⋯⋯316
　　　　C．先天性筋ジストロフィー⋯⋯⋯⋯⋯⋯⋯⋯⋯316
　　　　D．肢体型筋ジストロフィー⋯⋯⋯⋯⋯⋯⋯⋯⋯317
　　　　E．筋強直性ジストロフィー⋯⋯⋯⋯⋯⋯⋯⋯⋯317
　　　　F．遠位型ミオパチー⋯⋯⋯⋯⋯⋯⋯⋯⋯⋯⋯⋯319
　　　　G．顔面肩甲上腕型筋ジストロフィー⋯⋯⋯⋯⋯319
　　　II．ミトコンドリア病⋯⋯⋯⋯⋯⋯⋯⋯⋯⋯⋯⋯⋯320
　　　III．多発筋炎，皮膚筋炎⋯⋯⋯⋯⋯⋯⋯⋯⋯⋯⋯⋯321
L．その他の筋疾患：神経筋接合部疾患，
　　周期性四肢麻痺⋯⋯⋯⋯⋯⋯⋯⋯⋯⋯⋯⋯〈原　元彦〉323
　　　I．重症筋無力症⋯⋯⋯⋯⋯⋯⋯⋯⋯⋯⋯⋯⋯⋯⋯323
　　　II．筋無力症様症候群（ランバート・イートン症候群）⋯⋯328
　　　III．周期性四肢麻痺⋯⋯⋯⋯⋯⋯⋯⋯⋯⋯⋯⋯⋯⋯329
M．小児神経疾患⋯⋯⋯⋯⋯⋯⋯⋯⋯⋯⋯⋯⋯〈細川　武〉333
　　　I．小児の発達⋯⋯⋯⋯⋯⋯⋯⋯⋯⋯⋯⋯⋯⋯⋯⋯333
　　　II．小児の神経疾患⋯⋯⋯⋯⋯⋯⋯⋯⋯⋯⋯⋯⋯⋯337
　　　　A．フロッピーインファント⋯⋯⋯⋯⋯⋯⋯⋯⋯337

　　　　B．脳性麻痺……………………………………339
　　　　C．知的障害（精神発達遅滞）………………340
　　　　D．二分脊椎……………………………………342
　N．機能性疾患……………………………〈細川　武〉343
　　　Ⅰ．頭痛……………………………………………343
　　　Ⅱ．てんかん………………………………………346
　　　Ⅲ．ナルコレプシー………………………………347

3 急性期と慢性期のケア　　　　　　　　　351

　A．リハビリテーション…………………〈原　元彦〉352
　　　Ⅰ．リハビリテーションとリハビリテーション医学，
　　　　　リハビリテーション科医師…………………352
　　　Ⅱ．リハビリテーションにかかわる職種と協働…353
　　　　A．リハビリテーション科医師………………355
　　　　B．主なリハビリテーション関連職種…………355
　　　Ⅲ．障害の階層，ICIDHとICF……………………356
　　　　A．国際障害分類………………………………356
　　　　B．国際生活機能分類…………………………356
　　　Ⅳ．社会福祉制度，障害者手帳…………………358
　　　Ⅴ．急性期・回復期・維持期のリハビリテーション…358
　　　Ⅵ．リハビリテーションにおける評価尺度………359
　　　　A．日常生活動作（ADL）の評価尺度…………359
　　　　B．脳卒中の評価尺度…………………………359
　　　　C．担がん患者の機能障害と能力低下の評価尺度…364
　　　　D．介護保険における評価尺度………………365

　索　引………………………………………………………367

神経内科学総論

1

I. 神経内科概論

A. 神経内科とは

はじめに

「神経内科」は,「neurology(神経学)」の日本での診療の標榜科名として1975年に初めて用いられた.当時,すでに「精神神経科」「神経科」などの標榜が「精神科」の診療の際に用いられており,それらと区別し「内科」の一つのセクションであることがわかるようにするために「内科でneurologyの診療をする科」として発足した.

「neurology」は「neuro」+「ology」すなわち「神経」に関する「学問」として,19世紀後半にパリ大学のシャルコー(Charcot JM)により体系化されたといわれている.

ここで用いる「神経」とは,基本的には中枢神経と末梢神経が含まれ,「神経学」は脳・脊髄や末梢神経が器質的あるいは機能的に障害される疾患を対象としているが,歴史的には当初より筋疾患も含まれている.「外科的」対応は脳神経外科が担当し,「内科的」対応を「神経内科」が担当している.

1 神経内科で取り扱う症候

神経内科で取り扱う症候は,脳・脊髄や末梢神経の役割と密接につながりがあり,頻回に起こっても心配のないものから,起こったら直ちに命に影響するものまであ

る．ここでは，脳・脊髄や末梢神経・筋が障害されるために出現する可逆的・非可逆的な障害に伴い出現する意識障害・記憶障害・言語障害・運動障害・嚥下障害・感覚障害・視覚障害・自律神経障害などの症候を取り扱う．また前述の症候のうち，意識障害のように，脳血管障害・脳炎のみならず，一般内科的な疾患すなわち糖代謝異常により高血糖・低血糖，肝不全や腎不全状態でも認められることから，専門に偏らず内科的疾患全般をカバーすることが「神経内科」を担うメンバーに求められている．

II 神経内科で取り扱う疾患

　神経内科で取り扱う疾患には，症候同様に脳・脊髄や末梢神経・筋が障害されるために出現する炎症・代謝・感染・外傷・腫瘍などの他に，神経内科独自の領域である脳血管障害・変性疾患・脱髄疾患・末梢神経障害・神経筋接合部疾患・筋疾患などが含まれる．

　脳血管障害は，今でこそ日本人の死因の4位であるが，結核が抗結核薬の発明により激減した後，25年間日本人の死因の1位であった疾患であり，近年でも後遺症を残しリハビリテーションを必要とする疾患としては第1位である．

　またプリオン (prion) 病のように疾患概念そのものが変遷する疾患もある．約100年前には変性疾患クロイツフェルト・ヤコブ (Creutzfeldt-Jacob) 病（以下 CJD）といわれ，約50年前には「食脳習慣により発症するクールー (Kuru) 病」の発見と病理所見の類似性からチンパンジーへの伝播が証明され伝播性海綿状脳症と呼ばれる時期があり，その後プリオン説の提唱の後，現在の「プリオン病」と命名されるに至った．

　またワトソンとクリックの「遺伝子の二重らせん構造」の発見（1953年）に伴い，変性疾患などが遺伝子レベルで解析されるようになってきている．

III 神経疾患の診断法

　伝統的な診断法は，問診による症状の分析および近代神経学の成立時に確立された神経学的診察から神経系のどの系統のどの部位が障害されているかを診断することが病巣診断である．またその部位にどのような病因でおこっているかを診断することが，病因診断である．両者から最終的に臨床診断に至る．すなわち脳血管障害なのか，腫瘍か，脳血管障害であれば脳梗塞なのか脳出血か，そのためにはどのような疾患ではどの部位に症状が起こりやすいかなどの疾患についての知識が必要である．たとえば，症状の出現の仕方は，脳腫瘍であれば，緩徐にかつ改善することなく進む（進行性）仕方で出現し，脳血管障害であれば，何時何分に症状が出現し

たかまでわかる（突発性）といった疾患の特徴を理解しておく必要がある．

　次に，最終診断と治療法を決定する目的で，検査を実施する．

　脳血管障害では，より侵襲が少なく，より情報の多い検査である頭部CT，頭部MRI，MRAが用いられ，脳実質あるいは脳血管の変化を早期にとらえ，治療方針を決定する方向にある．必要な時に脳血管撮影は実施されている．脳波検査は，てんかん・肝性脳症・CJDなどにおいて，てんかんの発作波・三相波・周期性同期性放電などを確認しつつ最終診断するのに有用であり，神経伝導速度・神経筋反復刺激・筋電図などの検査は，末梢神経疾患・神経筋接合部疾患・筋疾患において，神経伝導速度遅延の有無・waxing/waningの有無・運動単位電位の大小を評価するのに有用である．さらなる末梢神経・筋疾患の検査として神経生検・筋生検があるが，侵襲があるため負担を考慮して実施すべきである．髄液検査（脳脊髄液検査）は，髄膜炎・脳炎では原因となる病原体や指標を同定・確認するなど，神経系感染症/脱髄疾患の診断には有用である．また遺伝子診断は，従来原因不明であった変性疾患や神経・筋疾患の原因遺伝子が明らかとなり，疾患の診断の必要性から遺伝子検査を実施されることが多くなってきている．

Ⅳ　神経疾患患者の特徴

　神経系は，発達段階で時間をかけて構築がなされるため，脳の役割分担も見事になされている．他方，いったん障害されると，今まで築き上げてきた機能構築が失われてしまい，従来の機能を再び獲得するのが困難であったり，時間を要するという特徴がある．

　具体的には，脳血管障害の急性期や頭部外傷などでは，発症直後には意識障害とともに呼吸や循環障害などが出現し，生命の存続そのものが脅かされる．その際，肺炎などの合併症や褥瘡・関節拘縮の予防も重要である．急性期を脱しても，後遺症として言語障害・認知症・運動障害・感覚障害・嚥下障害・排泄の障害などが残る．これらの障害を最小限にくい止めるため，早期からリハビリテーションが開始され，社会としても障害の有無にかかわらず，社会生活が送れるような受け入れ体制が構築される方向にある．他に神経難病といわれる神経系に限局して退行変性が起こり，難治性で進行性の経過をとる疾患があり，身体面のみならず心理面も含めた社会全体のサポート体制も必要であり，徐々にではあるが改善する方向にある．

〈参考文献〉
1）酒井しづ, 深瀬泰旦. 検査を築いた人びと. 東京: 時空出版; 1988.
2）荒木淑郎, 編. 最新神経病学. 第4版. 京都: 金芳堂; 2008.

〈細川　武〉

B．神経系の構造と機能

　神経系は，受精してから22日目に神経管が形成され，前脳・脊髄の時期から前脳・中脳・菱脳（一次脳胞）が形成され，さらに腔が拡大し終脳・間脳・中脳・後脳・髄脳が形成される二次脳胞を経て，出生時には基本的な構造は完成する（図1-1）．

　完成した基本的な解剖学的構造は，中枢神経系と末梢神経系に分かれ，中枢神経系は，脳と脊髄より構成され，末梢神経系は脳神経と脊髄神経よりなる（図1-2，図1-3a）．また機能的（生理学的）には，体性神経系と自律神経系よりなる．

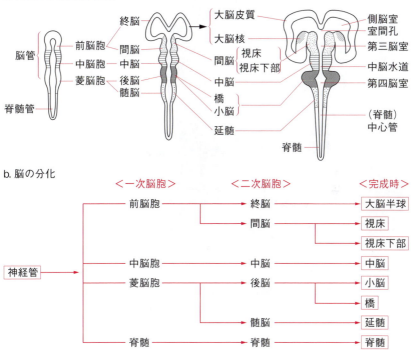

図1-1 神経系の発達（五味敏昭，岸　清，編著．コメディカルのための専門基礎分野テキスト　解剖学．第2版．東京：中外医学社；2013を著者一部改変）

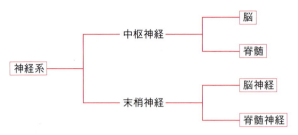

図 1-2 神経系の分類

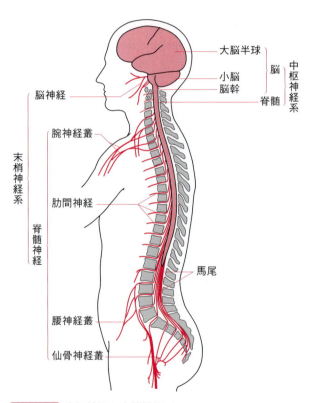

図 1-3a 中枢神経と末梢神経（五味敏昭, 岸 清, 編著. コメディカルのための専門基礎分野テキスト 解剖学. 第2版. 東京: 中外医学社; 2013）

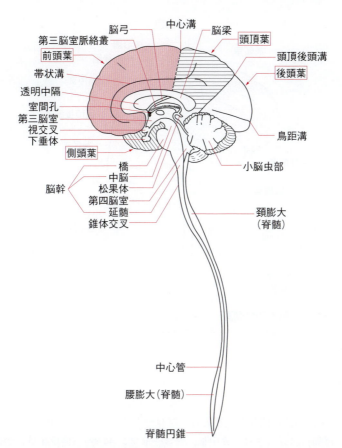

図 1-3b 中枢神経を構成する脳と脊髄（五味敏昭, 岸　清, 編著. コメディカルのための専門基礎分野テキスト　解剖学. 第 2 版. 東京: 中外医学社; 2013）

　さらに脳は，大脳・間脳・脳幹・小脳よりなり，脳幹は中脳・橋・延髄より構成される．延髄より下は脊髄となる（図 1-3b）．
　また末梢神経は，脳神経は 12 対，脊髄神経は 8 対の頚神経，12 対の胸神経，5 対の腰神経，5 対の仙骨神経，1 対の尾骨神経よりなる．

I 大脳の構造と機能（図 1-4a, b）

　大脳は，前頭葉・頭頂葉・後頭葉・側頭葉および辺縁系よりなり，前頭葉と頭頂葉の境界は中心溝で，中心溝より前が前頭葉，後が頭頂葉（頭頂後頭溝の後は後頭葉），シルビウス溝（外側溝）より下に側頭葉，後頭前切痕の後に後頭葉が位置する

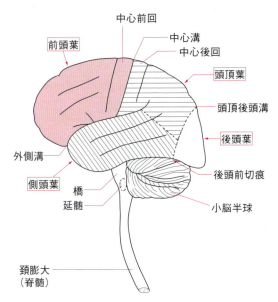

図 1-4a 大脳半球外側面（五味敏昭，岸　清，編著．コメディカルのための専門基礎分野テキスト　解剖学．第 2 版．東京：中外医学社；2013）

（図 1-4a，b）．

　皮質（灰白質）の機能については，前頭葉では，運動の想起・立案・遂行，行動の決定，思考，言語に関与し，運動野（ブロードマン 4 野）・運動前野（ブロードマン 6 野），運動言語野（ブローカ中枢，ブロードマン 44 野）（優位半球）があり，側頭葉は主に聴覚，記憶などに関与し，聴覚野，感覚言語野（ウェルニッケ中枢，ブロードマン 22 野），海馬があり，頭頂葉は感覚および情報の統合に関与し，書字・計算・手指認知・左右認知（優位半球），視空間認知（劣位半球）などの機能をつかさどり，後頭葉は視覚の認知に関与し，視覚中枢が存在し，字の読み，色の認知，物・顔などの認知をつかさどる（図 1-4b）．

　皮質下の主な灰白質としては，尾状核・被殻・淡蒼球・視床下核などよりなる大脳基底核がある（図 1-5）．

　また，近年（1996 年），サルの F5 野である腹側運動前野のニューロン群に，「自分の行動や他者の行動の際に反応して活動するニューロンであるミラーニューロン（mirror neuron）」が Rizzolatti らにより見出された．今後その機能や役割の解明が待たれる．

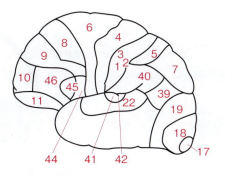

図 1-4b　ブロードマンの大脳皮質分類

外側面（44＝ブローカの運動性言語野；11＝前頭葉眼窩野；6＝運動前野；4＝第一次運動野；1, 2, 3＝第一次体性感覚野；5, 7＝体性感覚連合野；18, 19＝視覚連合野；17＝第一次視覚野；41, 42＝聴覚野；22＝ウェルニッケの言語野）
（Westmoreland BF, 他著．大西晃生, 他訳．臨床神経学の基礎．3 版．東京：MEDSI；1996）

II　間脳の構造と機能（図 1-3b）

　間脳は，大脳と脳幹の間に存在し，感情・食欲・性欲など人間の生活の基礎的営みに関与している．第三脳室・視床・視床下部・視覚路・松果体を含む第三脳室周囲の構造が含まれる．視床は，体性感覚（後腹側）・運動（外側腹側・前腹側）・意識の維持（腹側）・辺縁系（背側内側）・視覚（視床枕・外側膝状体）からの情報を統合・中継する．視床下部は，辺縁系（内側）・意識の維持（網様体）・内部環境の調節（内側）・内分泌系（脳室周囲）の情報を統合する．

III　脳幹の構造と機能（図 1-6）

　脳幹は，中脳・橋・延髄よりなり，背側にIIIからXII脳神経の核が存在し，脳神経は滑車神経を除いて腹側より出ており，皮質脊髄路・皮質延髄路は腹側を，深部感覚をつかさどる内側毛帯は延髄では腹内側から徐々に背外側方向に上行し，中脳で脊髄視床路と並走する．また脳幹は，橋を中心に意識を維持する脳幹網様体が，延髄に呼吸中枢が存在し，生命維持には重要な部位である．

IV　小脳の構造と機能（図 1-6）

　小脳は，脳幹の背部に存在する半球状の構造で，虫部・片葉・小脳皮質などよりなる．虫部は体幹の平衡機能，片葉は古小脳ともいわれ前庭機能をつかさどっており，皮質は四肢の協調運動をつかさどっている．

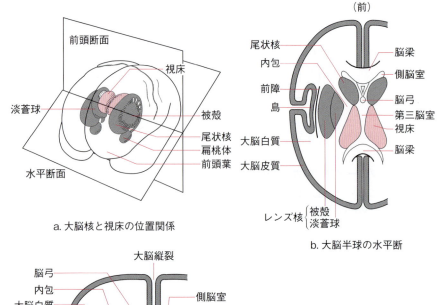

図 1-5　大脳の前額断および水平断（五味敏昭，岸　清，編著．コメディカルのための専門基礎分野テキスト　解剖学．第 2 版．東京: 中外医学社; 2013）

V 脊髄の構造と機能（図 1-7）

　脊髄は，外周に白質が，内側に灰白質がある．白質は，前索・後索・側索よりなり，灰白質は前角・後角・側角よりなる．前角には運動細胞（下位運動ニューロン）が存在し，後角には後根からの感覚（表在・深部感覚）が入る．脊髄外周は，前索を脊髄視床路（表在感覚）（反対側からの線維）が上行，側索を脊髄小脳路が上行，皮質脊髄路が下行し，後索（薄束，楔状束）を深部感覚の線維（同側からの線維）

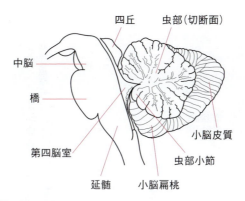

図 1-6 脳幹と小脳

(Waxman SG, 著. Correlative Neuroanatomy. 23版. 1996 を著者一部改変)

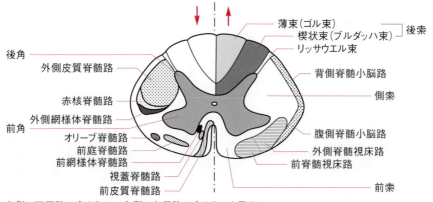

左側に下行路の主なもの，右側に上行路の主なものを示す．

図 1-7 脊髄の横断面

(水野美邦, 著. 田崎義昭, 他編. 神経病学. 3版. 東京: 医学書院: 1996 を著者一部改変)

が上行する．

VI 末梢神経の構造と機能

　末梢神経は，前述のごとく12対の脳神経，脊髄神経は，8対の頚神経，12対の胸神経，5対の腰神経，5対の仙骨神経，1対の尾骨神経よりなる（図1-3a）．
　脳神経（図1-8，表1-1）：嗅神経（Ⅰ）・視神経（Ⅱ）・動眼神経（Ⅲ）・滑車神

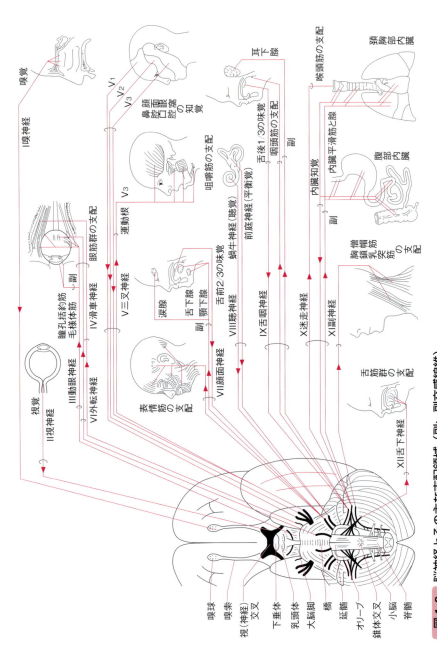

図 1-8 脳神経とその主な支配領域（副：副交感線維）
(五味敏昭，岸 清．編著．コメディカルのための専門基礎分野テキスト 解剖学．第2版．東京：中外医学社；2013)

12　第1部　神経内科学総論

経（Ⅳ）・三叉神経（Ⅴ）・外転神経（Ⅵ）・顔面神経（Ⅶ）・聴神経（Ⅷ）・舌咽神経（Ⅸ）・迷走神経（Ⅹ）・副神経（Ⅺ）・舌下神経（Ⅻ）の 12 対である．

　嗅神経・視神経はテント上，動眼神経・滑車神経は中脳，三叉神経・外転神経・顔面神経・聴神経は橋，舌咽神経・迷走神経・副神経・舌下神経は延髄からそれぞれの脳神経が出る．

　脳神経の構造と機能は表 1-1 のごとく，嗅神経は，臭いを感知し前頭蓋底部の嗅球を通り，大部分は皮質嗅覚野である鉤に終わる．視神経は，網膜で得た視覚情報を視神経孔，視神経交叉，外側膝状体，視放線経由で後頭葉にある視覚中枢に伝達する．動眼神経・滑車神経・外転神経は，中脳・橋を出て，眼窩先端部で並走し，眼窩に入り，主に眼球運動（外転神経は眼球を外方への，滑車神経は内下方視の際に下転への，動眼神経は前述以外の方向への眼球の動き）を制御し，他に動眼神経は眼瞼を挙上し，瞳孔を収縮させる．三叉神経は，橋を出て頭蓋底の三叉神経節で分かれ，上眼窩裂（V_1眼神経）・正円孔（V_2上顎神経）・卵円孔（V_3下顎神経）を通り顔面の感覚と咬筋・翼突筋を支配する．

　三叉神経の求心路は，温痛覚は同側を下行し三叉神経脊髄路核（下端は延髄）に至り対側を上行，触覚・位置覚は下行せず同側の三叉神経主知覚核（触覚）・三叉神経中脳路核（位置覚）に至りともに対側を経て，視床を経由し感覚野に至る．

　顔面神経は橋下部を出て内耳道を通り，前額・眼輪・頬・口輪の筋と味覚（舌前 2/3）を支配している．聴神経は，蝸牛神経と前庭神経からの聴覚と平衡感覚の情報を内耳道から橋を通り伝達している．舌咽・迷走神経は，延髄を出て，頸静脈孔を経て咽頭〜喉頭を支配し，物の飲み込みを担う．他に舌咽神経は，舌後 1/3 の味覚・咽頭の感覚を，迷走神経は胸腔・腹腔内臓の運動・感覚を担う．副神経は延髄を出て頸静脈孔を経て，肩の動き（挙上）や頸の動き（左右・前屈）に関与している．舌下神経は，延髄を出て舌下神経管を通り，舌の動きを支配している．

Ⅶ 脊髄神経（図 1-9）

　脊髄神経は通常感覚神経と運動神経よりなり，感覚刺激は感覚受容器で受容され末梢神経を上行し後根神経節をへて後角に入る．運動の情報は，前角細胞から前根・末梢神経・神経筋接合部をへて筋肉を収縮させる．

　感覚の情報の伝達を詳しく述べる．皮膚表面には感覚の受容器が存在し，それぞれが感知した刺激は末梢神経を介して求心性に伝えられる．深部感覚である振動覚はパチニ小体で，位置覚は筋紡錘で感知され，比較的太い神経線維により伝達され後根をへて脊髄後角に入り同側の後索を上行する．表在感覚のうち触覚はマイスネル小体などで，温度覚・痛覚は自由神経終末で感知され比較的細い神経線維により

表 1-1 脳神経

脳神経	性状	起源	機能
Ⅰ. 嗅神経	特殊内臓求心性	嗅粘膜内の嗅細胞	嗅ぐ
Ⅱ. 視神経	特殊体性求心性	網膜，視神経節細胞	みる
Ⅲ. 動眼神経	a）体性遠心性	動眼神経核（中脳）	支配筋：上・下・内直筋，下斜筋，眼瞼挙上筋
	b）内臓遠心性（副交感神経性）	ウエストファール・エーディンガー核	瞳孔括約筋，毛様体筋
	c）体性求心性	眼筋の固有知覚受容器	固有知覚
Ⅳ. 滑車神経	a）体性遠心性	滑車神経核（中脳）	上斜筋
	b）体性求心性	固有知覚受容器	固有知覚
Ⅴ. 三叉神経 第1鰓弓	a）体性求心性	半月神経筋の双極細胞	顔，鼻腔，口腔の知覚
	b）鰓原遠心性	三叉神経運動核	咀嚼筋
	c）体性求心性	咀嚼筋の固有知覚受容器	固有知覚
Ⅵ. 外転神経	a）体性遠心性	外転神経核	外直筋
	b）体性求心性	固有知覚受容器	固有知覚
Ⅶ. 顔面神経 第2鰓弓	a）鰓原遠心性	顔面神経核	顔面表情筋，広頚筋，胸骨舌骨筋，顎二腹筋
	b）内臓遠心性	上唾液核	舌下腺，顎下腺，鼻汁，涙，唾液の分泌
	c）特殊内臓求心性	膝神経節	舌の前 2/3 の味覚
	d）体性求心性	膝神経節	外耳，外耳道の一部，鼓膜外面の知覚
Ⅷ. 聴神経（前庭・蝸牛神経）	特殊体性求心性	a）前庭神経節	平衡，半月管稜，卵形・球形囊
		b）ラセン神経節	きく，コルチ器官
Ⅸ. 舌咽神経 第3鰓弓	a）鰓原遠心性	疑核	茎突咽頭筋，咽頭筋
	b）内臓遠心性（副交感神経性）	下唾液核	唾液分泌，耳下腺
	c）特殊内臓求心性	下神経節	味覚（舌の後 1/3）
	d）内臓求心性	上神経節	知覚：舌の後 1/3 と咽頭（催吐反射）
	e）体性求心性	上神経節	中耳，エウスタキ管（知覚）
Ⅹ. 迷走神経 第4鰓弓	a）鰓原遠心性	疑核	咽頭筋，喉頭筋
	b）内臓遠心性（副交感神経性）	迷走神経背側核	胸腔および腹腔内臓（運動）
	c）内臓求心性	下神経節（節状神経節）	腹腔（知覚）
	d）特殊内臓求心性		味覚：喉頭蓋
	e）体性求心性	上神経節（頚静脈神経節）	耳道，硬膜（知覚）
Ⅺ. 副神経	a）鰓原遠心性	疑核	咽頭，喉頭筋
	b）体性遠心性	前角細胞	胸鎖乳突筋，僧帽筋
Ⅻ. 舌下神経	体性遠心性	舌下神経核	舌筋

（Duus P, 著．花北順哉，訳．神経局在診断．4 版．東京：文光堂；1999 を著者一部改変）

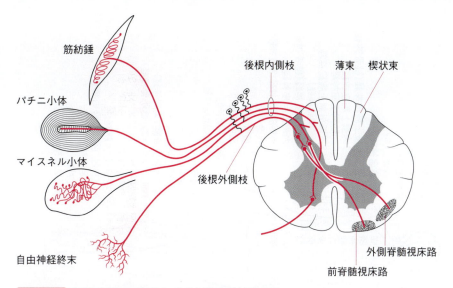

図 1-9 各種感覚受容器および求心性線維，求心路

(DeJong RN, 著. The Neurologic Examination. 4版. 1979)

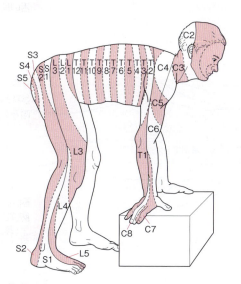

図 1-10 四つんばい姿勢における髄節性支配

I．神経内科概論—B．神経系の構造と機能

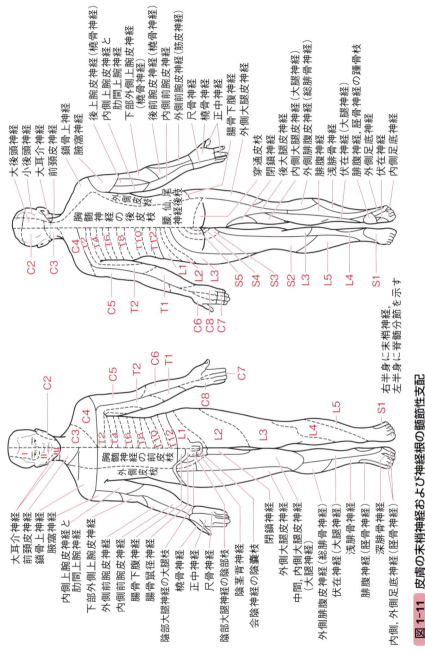

図 1-11 皮膚の末梢神経および神経根の髄節性支配

右半身に末梢神経，左半身に脊髄分節を示す

(Haymaker W, 著. Bing's Local diagnosis in neurological diseases. 15 版. 1969)

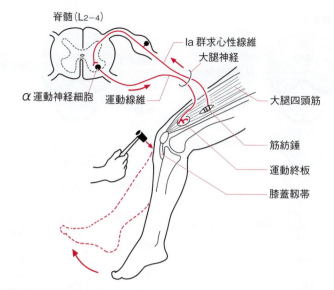

図 1-12 膝蓋腱反射(五味敏昭,岸 清,編著.コメディカルのための専門基礎分野テキスト 解剖学.第2版.東京:中外医学社; 2013)

伝達され,後根をへて脊髄後角から反対側の脊髄視床路(前述)に入り上行する.

Ⅷ 末梢神経の分布と神経根の分布

　体表面の神経の分布は,末梢神経の分布と神経根の分布とでは分布が異なる.神経根の分布は,脊髄の分節に一致しており,人類が4足歩行から進化したことをしのばせる分布であり,四つんばい姿勢になった状態では顔面から臀部までが脊髄の分節に一致して支配されていることがわかる(図 1-10, 図 1-11).

Ⅸ 反射弓(図 1-12)

　筋紡錘(腱受容器)の伸展の刺激は,脊髄後根を介して伝えられ,シナプスから前角細胞に刺激が伝わり,筋収縮が起こる.

Ⅹ 感覚のシステム

A.表在感覚(図 1-13a)

　前述したごとく,触覚(単純)・温痛覚を総称して表在感覚といい,表在感覚は脊髄後根から脊髄に入ると脊髄を横断し,反対側の前側部に至った後,脊髄視床路を

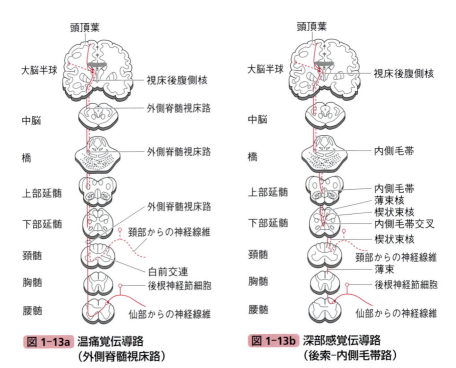

図 1-13a 温痛覚伝導路
（外側脊髄視床路）

図 1-13b 深部感覚伝導路
（後索-内側毛帯路）

（Westmoreland BF, 他著. 大西晃生, 他訳. 臨床神経学の基礎. 3 版. 東京: MEDSI; 1996）

上行し，延髄・橋・中脳を経て，視床に達する．

B．深部感覚（図 1-13b）

　他方触覚（複合）・位置覚・振動覚を伝える深部感覚は，後根から同側の脊髄後索に入り上行し，延髄に達し反対側前方に至る（毛帯交叉）．交叉後，橋を経て中脳で脊髄視床路と平行して走り，視床に達する．

XI 随意運動のシステム（図 1-14a）

　随意運動には，運動野と大脳基底核・小脳との密な線維連絡があればこそ，滑らかで正確な随意運動が可能である．
　随意運動については，アレン・ツカハラ（Allen-Tsukahara）の運動遂行モデルが提唱されている（図 1-14b）．

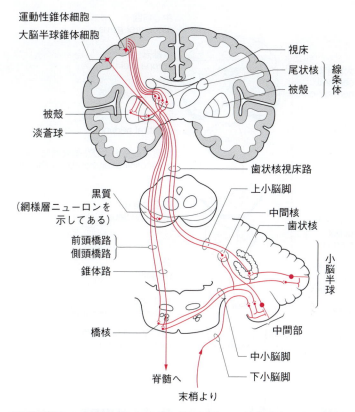

図 1-14a 随意運動に関与する大脳基底核，小脳間の主な線維連絡

（水野美邦, 著. 田崎義昭, 他編. 神経病学. 3版. 東京: 医学書院; 1996）

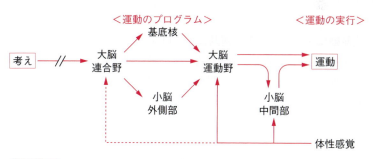

図 1-14b アレン・ツカハラの運動遂行モデル

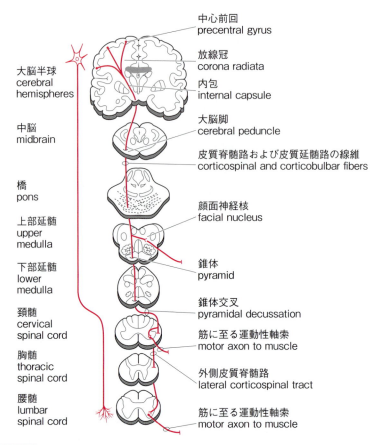

図 1-15 皮質脊髄路

(Westmoreland BF, 他著. 大西晃生, 他訳. 臨床神経学の基礎. 3 版. 東京: MEDSI; 1996)

A．上位運動ニューロンと下位運動ニューロン

　運動野は中心前回に存在し，そこに存在する神経細胞（上位運動ニューロン）からの線維（軸索）は同側を下行し，放線冠・内包を通り，中脳腹側の大脳脚・橋の錐体・延髄の錐体を経て，大部分の線維は反対側の側索に移り（錐体交叉），さらに下行し脊髄前角の神経細胞とシナプスを形成する．この経路を皮質脊髄路または錐体路という．また骨格筋は脊髄前角細胞（下位運動ニューロン）により支配される（図 1-15）．

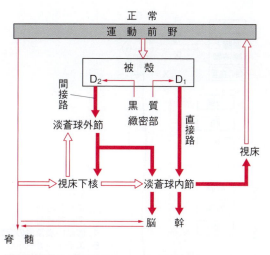

図 1-16 大脳基底核を介する運動回路
⇨：興奮性効果，➡：抑制性効果
(Obeso, Delong らによる)
(「神経症候学　G．不随意運動」を参照)

B．錐体外路系

　錐体外路系とは，錐体路系，小脳系以外の運動に関与する系の総称であり，網様体脊髄路・赤核脊髄路・前庭脊髄路などで，姿勢を保持しつつ潜在意識下での協調運動に関与する系をさす場合と，障害されると不随意運動が出現する線条体（尾状核＋被殻）・淡蒼球・視床下核・黒質などを総称する場合がある．

　近年，大脳基底核を介する運動回路が解明され，大脳基底核のそれぞれの役割が明らかになった（図 1-16）．（詳しくは「神経症候学　G．不随意運動」98 頁を参照）

C．小脳路

　随意運動における小脳の関与については，運動野の神経細胞からの線維は同側の橋まで下りてシナプスを乗り換え，反対側の小脳皮質に至る．さらに小脳（皮質など）の情報は，小脳歯状核から反対側の赤核（中脳）を経て，視床に達し最終的に運動神経細胞に終わる．これを大脳-橋-小脳-大脳回路という（図 1-14a）．

XII 自律神経系（図 1-17，表 1-2）

　意識にのぼらない調節機序として自律神経があり，自律神経には交感神経と副交

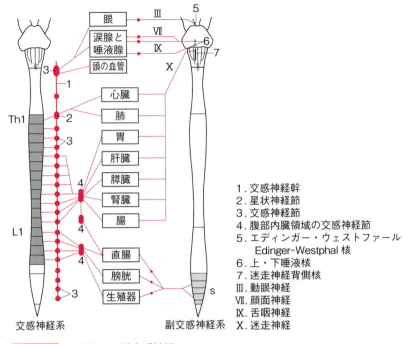

図 1-17 交感神経と副交感神経

感神経がある．交感神経と副交感神経は相補的で，瞳孔・涙腺・唾液腺・心臓・呼吸器・消化器・排泄器・生殖器・皮膚を相互に調整している．解剖学的には，交感神経系ニューロンは第1胸髄から第4腰髄の中間外側柱に存在し，さらに胸・腰髄の交感神経節でシナプスを形成し，瞳孔の散大・発汗の促進・血管の収縮・心拍の増加・気管と気管支の弛緩・消化管の蠕動と分泌の抑制・尿の貯留・射精を惹起する．

他方，副交感神経ニューロンは脳幹部（中脳・橋・延髄）および仙髄（S2-4）に存在し，脳神経や骨盤・内臓神経を経て神経節でシナプスを形成し，それぞれの機能を果たす．すなわち瞳孔については，動眼神経を経て縮瞳し，涙腺・唾液については，顔面神経を経て涙腺・唾液（顎下腺）を分泌させる．耳下腺については，舌咽神経を経て唾液（耳下腺）を分泌させる．心臓・気管（支）・消化器については，迷走神経を介し気管と気管支を収縮・分泌させ，心拍を抑制，消化管の蠕動・分泌を亢進させる．膀胱・直腸については，骨盤神経（仙髄）を介して尿・便の排出機能を高め，生殖器については内臓神経を介して勃起させる．

表 1-2　自律神経系の機能

	交感神経系の刺激	副交感神経系の刺激
瞳孔	散大	縮小
毛様体	放射状筋の収縮によりレンズは遠くをみるのに調節	輪状筋の収縮によりレンズは近くをみるのに調節
涙腺	血管収縮	血管拡張と分泌亢進
唾液腺	血管収縮と酵素の少ないムチン産生	血管収縮と酵素に富んだ水分の多い分泌亢進
消化管消化腺	分泌抑制	分泌亢進
気管および消化管平滑筋	弛緩	収縮
心洞結節	心拍数増加	心拍数減少
心房室結節および伝導系	伝導速度増加	伝導速度減少
心筋	収縮力増加	収縮力軽度減少？
末梢血管	収縮	拡張
汗腺	発汗亢進	（神経支配なし）
立毛筋	収縮	（神経支配なし）
膀胱直腸平滑筋	トーヌス低下	収縮
膀胱肛門括約筋	トーヌス上昇？	弛緩

（水野美邦，著．田崎義昭，他編．神経病学．3版．東京：医学書院；1996）

XIII 脳脊髄液系 （図 1-18）

　脳は大変脆弱な組織であり，頭蓋骨や脊椎に護られており，さらに直下に硬膜・くも膜・軟膜により保護されている．また約 1500 g の重さがあるが，脳脊髄液に保護されており，浮力により 1/30 の重さに軽減され，かつ外的な衝撃より保護されている．

　髄液は，側脳室の脈絡叢で産生され，モンロー（Monro）孔を通り第四脳室に入り，その後ルシュカ（Luschka）孔・マジャンディ（Magendie）孔を出て，一部は脊髄腔を下り最下部に達した後，再び上行し，脳幹部前面から大脳前部をめぐり矢状洞より静脈に吸収される．他の一部は小脳下面，上面，ついで大脳後部をかん流した後，やはり矢状洞より静脈に吸収される．

　髄液は，1日 500 mL 産生され，その性状および組成は，水様透明，比重 1.05，蛋白 10〜45 mg/dL（血清の 1/200），糖 50〜75 mg/dL（血清の 1/2），細胞 $5/mm^3$ 以下である．

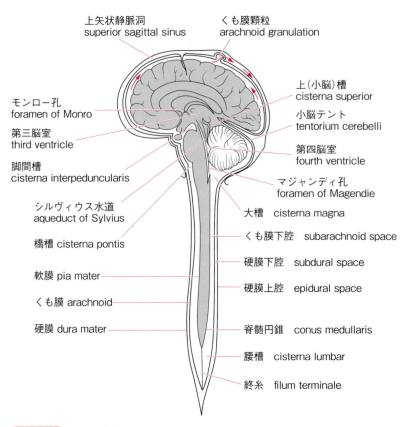

図 1-18 脳脊髄液系

XIV 脳と脊髄の血管系（図1-19a～d）

　脳は2本の内頚動脈・椎骨動脈計4本の血管により栄養されている．しかし大動脈より分岐する部位は左右で異なり，右側では無名動脈が分岐後，無名動脈から総頚動脈・椎骨動脈が分かれる．他方左側では総頚動脈は大動脈弓から直接分かれ，椎骨動脈は鎖骨下動脈から分かれる（図1-19a）．

　内頚動脈からは，前大脳動脈・中大脳動脈が分岐し，前頭葉，頭頂葉および側頭葉を栄養している．他方左右の椎骨動脈は，頭蓋へ入ると合流して脳底動脈となり脳幹・小脳を栄養し，中脳に至り左右の後大脳動脈に分岐し後頭葉を栄養している．また頭蓋底部において，脳底動脈系と内頚動脈系は吻合し，ウィリス輪を形成している（図1-19b, c）．

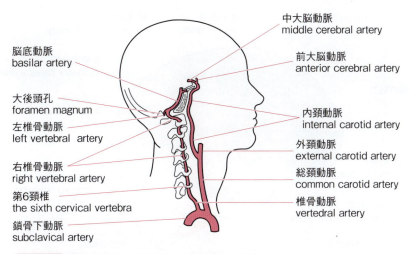

図 1-19a 頸部における頸動脈と椎骨動脈の走行

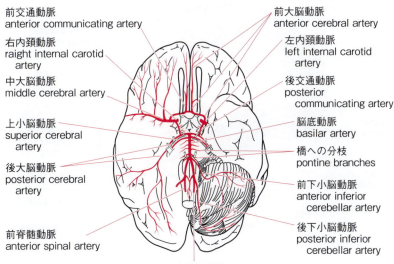

図 1-19b 脳底部側からみた椎骨動脈・脳底動脈系と内頸動脈系との吻合（Willis 動脈輪）

（篠原幸人，著．水野美邦．他編．標準神経病学．1 版．東京：医学書院；2000）

I．神経内科概論—B．神経系の構造と機能

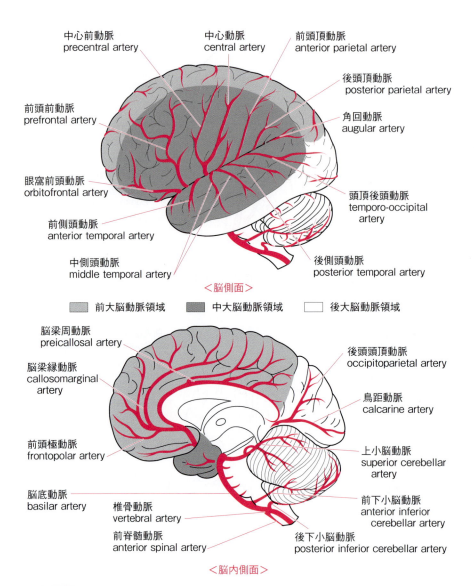

図 1-19c 前・中・後大脳動脈の走行とかん流領域

(篠原幸人, 著. 水野美邦, 他編. 標準神経病学. 1版. 東京: 医学書院; 2000)

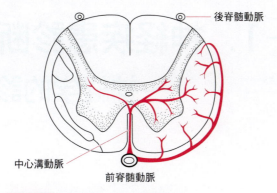

図 1-19d 脊髄の血管とかん流領域
(荒木淑郎, 著. 最新神経病学. 3版. 京都: 金芳堂; 1994)

また脊髄においては,前脊髄動脈が脊髄の前 2/3 をかん流する (図 1-19d).

〈参考文献〉
1) Westmoreland BF, 他著. 大西晃生, 他訳. 臨床神経学の基礎. 3版. 東京: MEDSI; 1996.

〈細川　武〉

II-1. 神経疾患診断学
～神経学的診察

I 診察道具（図1-20）

打腱器・ライト・筆・脱脂綿・ピン（楊枝）・小歯車・音叉・巻尺・舌圧子・眼底鏡・握力計・その他

II 神経学的診察

A．精神状態（意識状態・見当識・記憶・計算）

1．意識状態

意識清明，意識不鮮明（軽い意識の混濁，認識・思考・記憶の軽度の低下），傾眠（放置すると眠ってしまうが呼びかけ刺激に応ずる），昏迷（外界からの強い呼びかけに対して反応する），半昏睡（外界からの強い呼びかけ刺激にかろうじて反応する），昏睡（外界からの強い痛み刺激に反応しない），せん妄に分類される．国際的にはグラスゴーコーマスケール（Glasgow Coma Scale）があり，日本国内では太田らによるジャパンコーマスケール（Japan Coma Scale）も用いられている（詳細は47頁を参照）．

2．見当識

時間・場所・人についての認識を確認する．

3．記憶

遠隔記憶として生年月日・出生地を，近時記憶としては，数日前の天気・食事内容をたずねる．即時記憶として，数字の順唱，逆唱を用いて確認する．（認知症につ

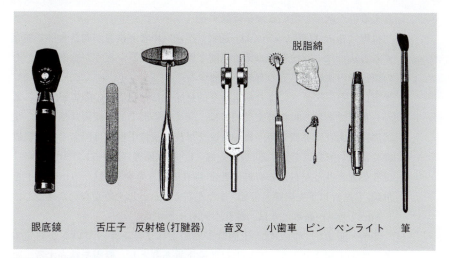

図 1-20 神経学的検査に必要な器具

（日本医師会雑誌．脳神経疾患のみかた ABC．1993）

いては 55 頁を参照）．
4．計算

以下の計算を行ってもらい，計算が可能か調べる．

$$100-7=$$
$$93-7=$$
$$86-7=$$

5．言語

構音障害，失語，嗄声の有無を確認する．

6．頭部，顔面，頸部の観察

外傷・血管雑音の有無を確認する．

7．脳神経

① 嗅覚検査（Ⅰ）：嗅覚を調べる時は，閉眼後反対側の鼻を押さえ，健側にタバコなどを近づけ，臭いの有無，および何の臭いか確認する．嗅覚が正常か減弱あるいは消失か判定する．

② 眼底検査（Ⅱ）：視神経は，唯一目でみることができる脳神経であり，眼底検査を通して視神経乳頭に脳圧亢進の徴候であるうっ血乳頭がみられるか，視力低下の徴候である視神経乳頭の蒼白化の有無を確認する．

③ 視力（Ⅱ）：視力については，明暗，色調について確認しつつ，従来通り

Ⅱ-1．神経疾患診断学〜神経学的診察

みえるのか低下しているかを確認する．

④ 視野（Ⅱ）: 視野については，通常対座法（患者と検者が向き合って検査する方法）により検者がみえる範囲を患者がみえるかどうか診察する．その際視野の狭窄や半盲の有無を確認する．

半盲は，そのタイプにより病巣診断的意味や日常生活時の障害があることから重要である．視神経交叉部では，交叉中心部であれば両耳側半盲，交叉周囲であれば鼻側半盲，視神経交叉以後と視覚中枢では同名半盲，視放線では同名四分盲を呈する（神経症候　L．視覚障害の図1-71, 130頁参照）．

⑤ 瞳孔の大きさと左右差の有無（Ⅲ）: 瞳孔の大きさを計測し，5 mm 以上を散瞳，2 mm 以下を縮瞳と評価．また左右で 1 mm 以上差がないか確認し，1 mm 以上差があるときは，瞳孔不同ありとする．

⑥ 眼裂: 眼瞼については，上眼瞼が瞳の上縁より下がっているか判定する．瞳の上縁より下がっていれば眼瞼下垂ありとし，原因を精査する．眼瞼下垂は，動眼神経麻痺・ホルネル（Horner）症候群の1症状・筋無力症などでみられる．

⑦ 対光反射（Ⅱ・Ⅲ）: 眼をペンライトで刺激し，その際瞳孔がすばやく収縮するか確認する．消失していた場合，視神経―中脳被蓋―動眼神経の経路の障害が示唆される．

⑧ 眼球運動（Ⅲ・Ⅳ・Ⅵ）: 対象物を移動させながら，眼球を左右上下に動かせて，物が2重にならないか診察する．物をみて2重になる時は，どの部位で主に2重になるか確認する．外転神経は外直筋のみを支配していることから，外転神経麻痺では，外方をみた際に複視が最も著明になる．同様に滑車神経麻痺では，支配する上斜筋の作用である内下方視が障害されるので，内下方視の際に最も著明な複視が出現する．動眼神経は眼球を内転・上転・外下転させ眼瞼を挙上することから，麻痺時はそれらの方向の動きが障害され，眼は外転位をとり散瞳・眼瞼下垂がみられる．また一側の内転障害と反対側の単眼性の眼振を認めるときは内側縦束症候群を疑う．

⑨ 調節反射と輻輳反射（Ⅱ・Ⅲ）: 近いものを鮮明にみるための瞳孔の調節反射，両側の内直筋を収縮させ両眼を内転させる輻輳反射においては，正常では縮瞳がみられる．

⑩ 角膜反射（Ⅴ・Ⅶ）: 角膜は三叉神経の支配で，綿で触られても痛みとして感じるくらい敏感な部位であり，角膜反射は角膜を綿で触れ痛みを感知した際に防御的に閉眼（顔面神経の働き）する反射である．反射が遅延あるいは消失する場合は，いずれかまたは両方の神経の経路に障害があるこ

とが示唆される．

⑪ 顔面の感覚・咀嚼筋力（Ⅴ）：顔面の感覚は，三叉神経の支配で，第1枝は前額・鼻の先端・角膜を，2枝は頬部，第3枝は下顎を受け持つ．顔面皮膚の感覚については，表在感覚については，脱脂綿（筆）と小歯車（ピン）を用いて左右差を確認する．咬筋については，歯を噛み締めて筋容量を確認し，翼突筋については口を開いて下顎の偏位の有無を確認する．下顎が右に偏位する場合は，右の翼突筋に筋力低下ありと判断する．

⑫ 顔面筋の動き（Ⅶ）：額のしわ寄せ，閉眼・鼻唇溝の状態を確認する．額のしわ寄せは，末梢性では一側の障害で額のしわ寄せができなくなるが，中枢性では両側障害でないと額のしわ寄せが不能にはならない．この理由は，前頭筋は2重支配のためである．末梢性顔面神経麻痺では，上述のごとく額のしわ寄せ不能・閉眼不能（兎眼を呈す）・口角偏位（反対側へ）・聴覚過敏・味覚障害などを呈する．

⑬ 聴力（Ⅷ）：音叉を用いて振動音が聞こえるかどうか確認する．
また前額部に音叉をあてて左右への偏位を確認するウェーバー試験では，伝音性障害では障害側へ，感音性障害では健側へ偏位する．また音叉を乳様突起にあてて，骨伝導の終わった直後に音叉を耳孔にもっていき，振動が聞こえるかどうか確認するリンネ試験では，振動が聞こえる正常ではリンネ（＋）で，中耳・外耳に障害があると振動が聞こえずリンネ（－）である．

⑭ めまい（Ⅷ）：めまいについては，回転性か非回転性か確認し，眼振の有無を確認する．

⑮ 軟口蓋の動き（Ⅸ・Ⅹ）：舌咽・迷走神経の機能は，軟口蓋の動きに関与している．口を開けて軟口蓋の動きが観察できるようにした後，患者（被検者）に「アー」と発声してもらい，カーテン徴候（一側の咽頭後壁の筋収縮が障害されると，健側に向かって筋収縮がみられる徴候）の有無を確認する．またその際，軟口蓋の挙上が両側同じように挙上するのか，一側あるいは両側の挙上が不良かを確認する．挙上が不良の際に，末梢性の麻痺である球麻痺の場合と中枢性の麻痺である偽性球麻痺（仮性球麻痺）があることを考慮する（詳細は122頁を参照）．

⑯ 咽頭反射（Ⅸ・Ⅹ）：咽頭反射は軟口蓋の動きを観察した際と同様開口した状態で，舌圧子で咽頭後壁，扁桃部に触れて刺激し，正常では咽頭筋が収縮する．一側の咽頭後壁の筋収縮障害時にも，カーテン徴候が観察される．

⑰ 胸鎖乳突筋・僧帽筋（Ⅺ）：胸鎖乳突筋の作用は，一側の収縮では首を左

右いずれかを反対側に回転させること，両側の収縮は首を前屈させることである．以上から右の胸鎖乳突筋の機能を確認する時は，左を向かせ筋力・筋容量・筋萎縮の有無を確認する．僧帽筋の作用は肩をほそめさせることであるので，そのように指示して筋力・筋容量・筋萎縮の有無を確認する．

⑱ 舌の動き（XII）：舌下神経の機能は舌を動かす機能であり，舌を真直ぐ出すように指示し，舌の偏位・筋萎縮・線維束れん縮の有無を確認する．また舌の偏位がみられる場合は，舌は病側に偏位する．

B．運動機能（筋緊張，筋力，筋萎縮，協調運動）

1．筋緊張

筋の緊張は，錐体路障害・錐体外路障害の際に亢進し，末梢神経障害の際に低下する．筋緊張亢進はさらに痙縮と固縮に分類され，前者は錐体路障害，後者は錐体外路障害の際に出現する．痙縮の有無については，折りたたみナイフ現象の有無で判定する．また固縮の有無については，歯車様固縮と鉛管様固縮の有無で判定する．歯車様固縮は関節を受動的に動かした際に，歯車様の抵抗がみられる場合に有と判断し，鉛管様固縮では，鉛管を伸展屈曲するような抵抗があるかを確認する．

2．筋力（握力含む）

握力は，筋力の1つの評価方法であり，握力計を用いて定量的に測定でき，上肢遠位の筋力・左右の筋力・筋強直症の有無の判定に有用である．筋力は5段階に分類し，5が正常で強い抵抗を与えても完全に運動でき，4は3と5の中間で，ある程度の抵抗に打ち勝って，正常可動域いっぱいに運動できる．3は抵抗を加えなければ，重力に抗して正常可動域いっぱいに運動でき，2は重力を除外すれば正常関節可動域いっぱいに運動ができる．1は筋肉の収縮が確認できるが動かすことは不可能であるが，0は筋肉の収縮が全く確認できない〔図1-21a〜fに主要な筋の筋力の診かたを示し，軽度の麻痺の際にみられるバレー（Barré）徴候も示す〕．

3．筋萎縮

筋萎縮については，筋萎縮の分布と萎縮部位の線維束れん縮の有無が重要である（詳しくは104頁参照）．

4．協調運動

小脳の機能の主な働きとして協調運動があり，診察として協調運動障害時にみられる測定異常・反復拮抗運動拙劣・運動分解・振戦などの有無を確認する．具体的には患者が自分の指を検者の指先と患者の鼻先を往復させ，目標への測定異常の有無を確認する鼻指鼻試験，両手をできるだけ速く回内・回外させる手回内・回外試

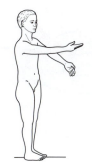

1. 上肢のバレー徴候
   （ベッドサイドの神経の診かた 15 版による）

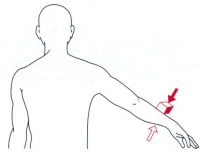

2. 三角筋（M. deltoideus）(C5, 6；腋窩神経）
   外力に抗して外側にあげられた（30°〜75°）腕を外転させる．

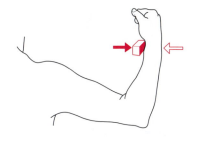

3. 上腕二頭筋（M. biceps brachii）(C5, 6；筋皮神経）回外位前腕を外力に抗して屈曲させる．

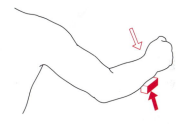

4. 上腕三頭筋（M. triceps brachii）(C6〜8；橈骨神経）肘で屈曲した腕を外力に抗して伸展させる．

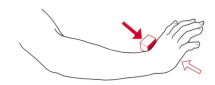

5. 長橈側手根伸筋（M. extensor carpi radialis longus）(C6〜8；橈骨神経）指を伸ばしたまま手首を外力に抗して橈側に伸展させる．

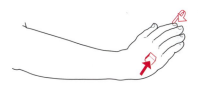

6. 尺側手根伸筋（M. extensor carpi ulnaris）(C6〜8；橈骨神経）腕関節を外力に抗して尺側へ伸展させる．

図 1-21a 筋力のみかた (1)
⇨の矢印は該筋テストのさいの運動方向を示し，➡の矢印は抗力の方向を示す．角木は抵抗の作用部位を示す．

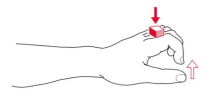 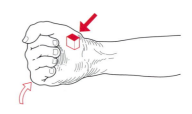

7. 指伸筋（M. extensor digitorum）(C7, 8；橈骨神経）指を外力に抗し中手指節関節部で伸展させる．

8. 橈側手根屈筋（M. flexor carpi radialis）(C6, 7；正中神経）手関節を外力に抗して橈側に屈曲させる．

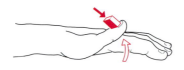 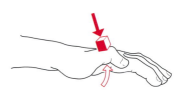

9. 長母指伸筋（M. extensor pollicis longus）(C7, 8；橈骨神経）母指を外力に抗して伸展させる．

10. 短母指伸筋（M. extensor pollicis brevis）(C7, 8；橈骨神経）母指を外力に抗して中手指節関節で伸展させる．

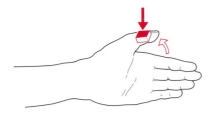 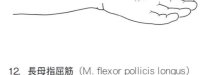

11. 長母指外転筋（M. abductor pollicis longus）(C7, 8, T1；橈骨神経）母指を掌面と直角方向に加えた外力に抗して外転させる．

12. 長母指屈筋（M. flexor pollicis longus）(C7, 8, T1；正中神経）母指末節を基節を伸ばしたまま外力に抗して屈曲させる．

図 1-21b 筋力のみかた（2）

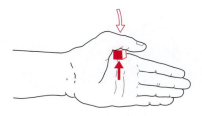
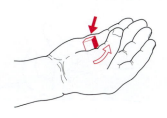

13. 短母指屈筋（M. flexor pollicis brevis）
（C7, 8, T1；正中神経）母指の基節を掌面にあてた外力に抗して屈曲させる．

14. 母指対立筋（M. opponens pollicis）（C8, T1；正中神経）母指を小指の尖端にふれるように外力に抗して掌を横切らせ，母指の爪は掌と平行にさせる．

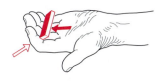
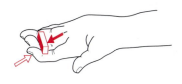

15. 浅指屈筋（M. flexor digitorum superficialis）（C7, 8, T1；正中神経）指を外力に抗し，第1次指節間関節で屈曲させる．基節は固定したまま．

16. 深指屈筋（M. flexor digitorum profundus I et II）（C7, 8, T1；正中神経）示指および中指の末節を外力に抗し屈曲させる．中節は伸展させておく．

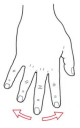
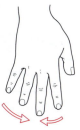

17. 背側骨間筋（Mm. interossei dorsales）
（C8, T1；尺骨神経）手掌をテーブルの上において第2，第4指を外力に抗して中線より外転させる．

18. 掌側骨間筋（Mm. interossei palmares）
（C8, T1；尺骨神経）手掌をテーブルの上において，外転した第2，第4，第5指を中線に向かって外力に抗して内転させる．

図 1-21c　筋力のみかた（3）

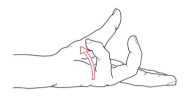
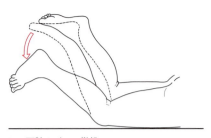

19. 小指対立筋（M. opponens digiti minimi）(C7, 8, T1；尺骨神経）指を伸ばして第5指を母指の基部へ掌を横切って移動させる．

20. 下肢のバレー徴候
（ベッドサイド神経の診かた15版による）

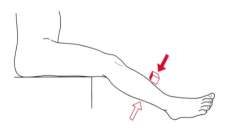
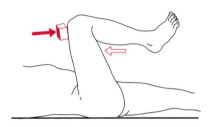

21. 大腿四頭筋（M. quadriceps femoris）(L2〜4；大腿神経）膝を下肢への外力に抗して伸展させる．

22. 腸腰筋（M. iliopsoas）(L1〜3；大腿神経）仰臥し膝をまげさせ，屈曲せる股関節（90°位）をさらに外力に抗して屈曲させる．

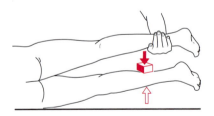
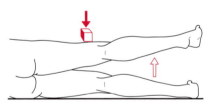

23. 内転筋（Mm. adductors）(L2〜4；閉鎖神経）側臥位で，膝を伸展した患者の下肢を外力に抗して内転させる．対側の下肢を検者が支える．

24. 中および小殿筋（M. gluteus medius et minimus），大腿筋膜張筋（M. tensor fasciae latae），(L4, 5, S1；上殿神経）外転試験：側臥位で大腿および下肢を伸展した患者の上側下肢を外力に抗して外転させる．

図 1-21d 筋力のみかた（4）

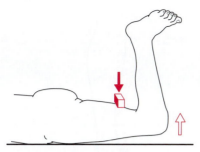

25. 大殿筋（M. gluteus maximus）(L4, 5, S1, 2；下殿神経) 患者腹位の際，膝を外力に抗して床面よりもちあげさせる．

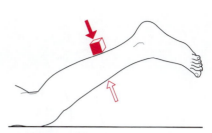

26. 膝窩筋群（hamstring group）(L4, 5, S1, 2；坐骨神経) 患者腹位の際，膝を外力に抗して屈曲させる．

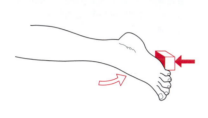

27. 腓腹筋（M. gastrocnemius）(L5, S1, 2；脛骨神経) 患者腹位の際，足を外力に抗して足底へ屈曲させる．

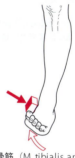

28. 前脛骨筋（M. tibialis anterior）(L4, 5,；深腓骨神経) 検者の手で足をにぎった力に抗して足を背屈かつ外反させる．

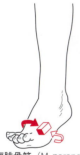

29. 長および短腓骨筋（M. peroneus longus et brevis）(L5, S1；浅腓骨神経) 検者の手で足をにぎった力に抗して足を内反させる．

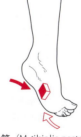

30. 後脛骨筋（M. tibialis posterior）(L5, S1；脛骨神経) 検者の手で足をにぎった力に抗して足底へ屈曲した足を外反させる．

図 1-21e 筋力のみかた（5）

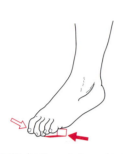
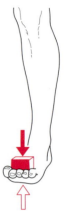

31. 長趾屈筋（M. flexor digitorum longus）（S1, 2；脛骨神経）足指関節を外力に抗して足底へ屈曲させる．

32. 長趾伸筋（M. extensor digitorum longus）（L4, 5, S1；深腓骨神経）足指を外力に抗して背屈させる．

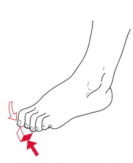
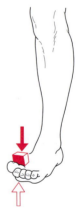

33. 長母趾屈筋（M. flexor hallucis longus）（L5, S1, 2；脛骨神経）母指を外力に抗して足底へ屈曲させる．第 2，第 3 指もまた屈曲する．

34. 長母趾伸筋（M. extensor hallucis longus）（L4, 5, S1；深腓骨神経）母指を外力に抗して背屈させる．

図 1-21f 筋力のみかた（6）

験，手を耳たぶに触れるように指示し，手の動きがどのような要素的動きになっているか確認する運動分解のための試験．指鼻試験の際に目標に近づくに従い振るえが出現する企図振戦があるか確認する（図 1-22）．上記診察に異常がみられる際は，小脳の障害が示唆される．

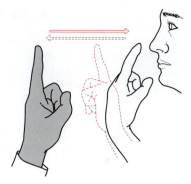

1. 鼻指鼻試験

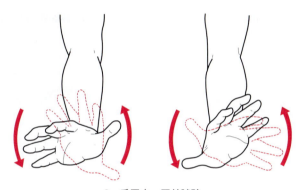

2. 手回内・回外試験

図 1-22 協調運動

(田崎義昭, 他著. ベッドサイドの神経の診かた. 15 版. 東京: 南山堂; 2000)

C. 反射（腱反射・病的反射）

1. 腱反射

腱反射は，筋の起始部を押さえてハンマーでスナップをきかせて叩打し誘発する．代表的な腱反射としては上腕二頭筋反射（反射の中枢 C_5）・上腕三頭筋反射（C_7）・橈骨反射（C_6）・膝蓋腱反射（L_4）・アキレス腱反射（S_1）があり，判定は，異常亢進・亢進・正常範囲・減弱・消失に分ける（図 1-23a）．異常亢進のときは，上位運動ニューロンの障害を，減弱あるいは消失のときは下位運動ニューロンの障害が示唆される．

2. 腹壁反射

患者を腹壁に緊張がかからないように臥床させ，腹壁を上・中・下に分けてピン

1. 上腕二頭筋反射

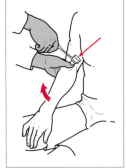

2. 上腕三頭筋反射

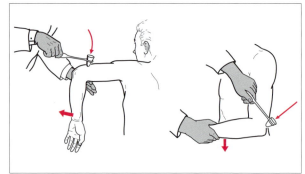

3. 橈骨反射

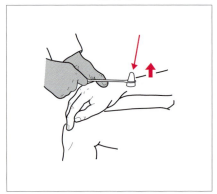

4. 膝蓋腱反射（a）

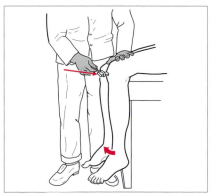

4. 膝蓋腱反射（b）

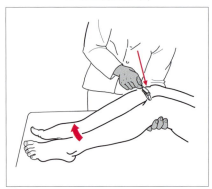

5. アキレス腱反射

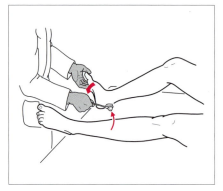

図 1-23a 腱反射

（DeMyer W. Technique of the Neurologic Examination. 2nd ed. 1974）

1. ホフマン反射	2. トレムナー反射
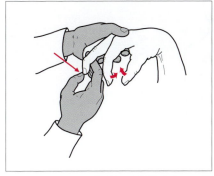	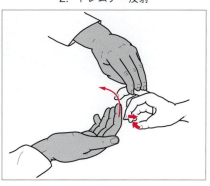

(DeMyer W. Technique of Neurologic Examination, 1974)

3. バビンスキー反射	4. チャドック反射
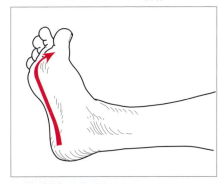	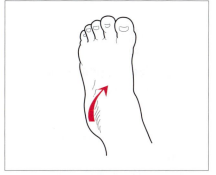

図 1-23b 主な病的反射

（楊枝）などで刺激し，腹筋の収縮の有無を確認する．腹筋の収縮の有無は，左右差があるときに異常であるので，左右差の有無を確認し，そのレベルでの反射の差の原因となる障害を検索する．

3．病的反射

病的反射は正常では出現せず，錐体路が障害されたときに出現する．上肢ではホフマン（Hoffmann）反射，トレムナー（Trömner）反射があり，両者は中指の屈曲あるいは伸展刺激により，錐体路障害では拇指が屈曲する．また下肢ではバビンスキー（Babinski）反射，チャドック（Chaddock）反射があり，両者は楊枝などで前者は足底，後者は足の外踝をこする刺激により錐体路障害に伴い母趾が背屈する（図 1-23b）．

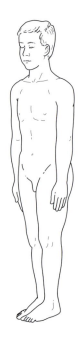

図 1-24 ロンベルク試験

(田崎義昭, 他著. ベッドサイドの神経の診かた. 15 版. 東京: 南山堂; 2000)

D. 感覚（表在感覚・深部感覚）

1．表在感覚

表在感覚には，温痛覚・触覚（light touch 単純触覚）があり，通常痛覚は小歯車またはピン（楊枝）を，触覚では筆または綿を用いて，障害の分布を確認する（詳しい分布は感覚障害，108 頁を参照）．

2．深部感覚

深部感覚には，前述のごとく位置覚・振動覚があり，位置覚は関節の位置に関する情報の正確か否かを，振動覚は音叉を骨にあてることにより振動に関する情報がどのように感知されているか確認する．

E．起立と歩行

1．起立

起立が可能かどうか，可能ならば，起立時の姿勢について観察し，頭部-体幹の軸の傾きがないか観察し，前屈姿勢などがないか観察する．開眼起立が可能な場合，閉眼によって起立保持の可否を確認する試験であるロンベルク（Romberg）試験（図

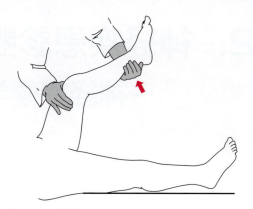

図 1-25 ケルニッヒ徴候
(田崎義昭, 他著. ベッドサイドの神経の診かた. 15 版. 東京: 南山堂; 2000)

1-24)を行い,保持できなければロンベルク徴候陽性とする.また必要に応じて片足立ちの可否も観察する.

2. 歩行

歩行については,歩幅・左右への動揺・腰のふれ・手足の振り・垂れ足などについて観察する(詳しくは歩行障害,84 頁を参照).

F. 髄膜刺激徴候

髄膜が刺激状態にあるときは,臨床的には,臥床した状態で頭部を他動的に屈曲した際に,屈曲制限を示す場合に項部硬直ありとする.また下肢を屈曲位から膝を伸展させる際,伸展制限を認める場合ケルニッヒ(Kernig)徴候陽性という(図 1-25).

G. 膀胱直腸障害

排尿・排便が障害された際の状態をさすことから,まず症状の有無を確認する.さらに仙髄レベル以上の障害に対応する感覚障害の有無(特に会陰部),肛門反射の有無を確認する.

〈参考文献〉
1) 水澤英洋, 宇川義一, 編著. 神経診察: 実際とその意義. 東京: 中外医学社; 2011.
2) 柴崎 浩, 著. 神経診断学を学ぶ人のために. 2 版. 東京: 医学書院; 2013.

〈細川 武〉

II-2. 神経疾患診断学
〜神経症候学

A. 意識障害

"意識"とは，周囲の環境と自己とを認識している状態，と定義される．医療の場では，意識があるかどうかは，正常に覚醒し外部への適切な反応が可能かどうか，で判断される．

I 意識障害の機序

覚醒には，脳幹網様体と視床下部が中心的な役割を果たしており，それぞれが互いに関連し合いながら脳全体と連絡し，中枢神経系全般の活動性を賦活している（図1-26）．この覚醒機構は生理的な睡眠にも関わっている．一方，ヒトが状況に即した正常な反応をするためには，大脳皮質全体の正常な働きが必要である．大脳皮質は，いわゆる五感の感覚神経で伝わってきたものが何であるか認知し，得られた情報を統合して，どういう反応をするかを導いているからである．

したがって，意識障害は，脳幹・視床下部の障害か，または大脳の広範な障害によって起こる．原因としては表1-3のようなものがあげられる．

脳幹から離れた部位の局所性病変でも，脳浮腫，頭蓋内圧亢進，脳ヘルニア（図1-27），などの病態を伴うと，覚醒機構を障害し，意識障害の原因になりうる．

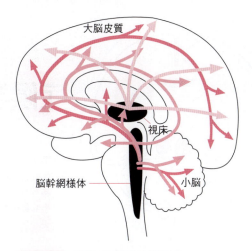

図 1-26 覚醒に関係する神経系

表 1-3 意識障害の原因

脳の局所性病変	脳出血,脳梗塞,脳腫瘍,頭部外傷	
脳のびまん性の障害	びまん性の頭蓋内疾患	くも膜下出血,脳炎・髄膜脳炎
	代謝性障害	低酸素症,高炭酸ガス血症,低血糖,高血糖,電解質異常（高 Na,低 Na,など）,肝性脳症,尿毒症,甲状腺機能低下,ビタミン欠乏
	中毒・外因	一酸化炭素中毒,アルコール中毒,薬物中毒 熱中症
一過性の意識障害	てんかん	
	失神	神経調節性失神（起立,排泄,精神緊張などによる） 心原性失神（不整脈などによる）

II 意識障害の分類・評価法

　意識障害には,覚醒度の障害（意識の明るさ）と,意識の質の障害（意識の変容）の2つの面がある.そしてそれぞれは次のように分類されている.

1．意識の明るさの程度による分類

　1）傾眠（somnolence）

　　よびかければ覚醒し,質問に答えたり,簡単な指示になら従えるが,外部からの刺激がなくなると,すぐに眠ったようになってしまう状態

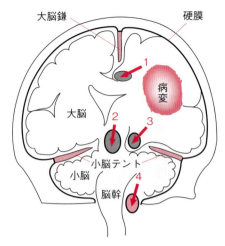

図 1-27 脳ヘルニアの発生部位

2）昏迷（stupor）
　外部からの刺激に対して，刺激を避けようとしたり，払いのけようとしたりする反応を示す状態
3）半昏睡（semicoma）
　自発運動がほとんどなく，強い刺激を与えることによってわずかに反応を示す状態
4）昏睡（coma）
　自発運動はまったくみられず，筋肉が弛緩しており，尿便失禁をきたす．強い痛み刺激を加えてもまったく反応を示さない状態

2．意識の変容の分類
1）もうろう状態（twilight state）
　一見覚醒しているようにみえることもあるが，周囲の状況を的確に把握しておらず，目的のはっきりしない行動をとってしまう状態
2）せん妄（delirium）
　軽度の覚醒の障害に，幻覚などの異常な感覚が加わり，不安，恐怖，怒りなどの情動の変化を伴った状態で，興奮し動き回るなどの行動をとる
　意識の変容は，てんかん発作後，意識障害からの覚醒途中，熱性疾患，拘禁状態などにみられる．高齢者で生じやすい傾向がある．
　意識障害をきたす疾患の急性期には，意識の明るさの程度（意識レベル）が疾患の重症度と関係する．そこで，意識レベルを客観的に表現して伝達するために，特

表 1-4 Japan Coma Scale（JCS，3-3-9 度方式）

Ⅰ．刺激しなくても覚醒している状態（1 桁で表現）	1．大体意識清明だが，今ひとつはっきりしない 2．見当識障害がある 3．自分の名前，生年月日が言えない
Ⅱ．刺激すると覚醒する状態-刺激をやめると眠り込む-（2 桁で表現） *：開眼自体が困難な場合	10．普通のよびかけで容易に開眼する 　　*合目的的な運動をする（たとえば右手を握れ，離せ，に応じる）し言葉も出るが間違いが多い 20．大きな声または体をゆさぶることにより開眼する 　　*簡単な命令（たとえば離握手）に応じる 30．痛み刺激を加えつつよびかけるとかろうじて開眼する
Ⅲ．刺激しても覚醒しない状態（3 桁で表現）	100．痛み刺激に対し，はらいのけるような動作をする 200．痛み刺激で少し手足を動かしたり，顔をしかめる 300．痛み刺激に反応しない．

注：次のような状態があればさらに記号を付記する
　　R：不穏 restlessness　　I：失禁 incontinence　　A：無動性無言 akinetic mutism, 失外套状態 apallic state

表 1-5 Glasgow Coma Scale（GCS）

E．開眼	V．言葉による応答	M．運動反応
自発的に…………4	見当識あり…………5	命令に従う…………6
音声に対して………3	会話混乱…………4	疼痛部位認識………5
疼痛に対して………2	言語混乱…………3	四肢逃避屈曲………4
開眼せず……………1	理解不明の声………2	四肢異常屈曲………3
	発語せず……………1	四肢伸展……………2
		まったく動かず……1

各項毎にスコアで表現するとともに，その総和で重症度を表現．最も軽症は 15 点，最も重症は 3 点

に救急医療の場では数量的評価法がよく用いられている．ジャパンコーマスケール（Japan Coma Scale: JCS, 3-3-9 度方式）（**表 1-4**）とグラスゴーコーマスケール（Glasgow Coma Scale: GCS）（**表 1-5**）が代表的である．

Ⅲ 意識障害の診断

　意識障害は救急の対応が必要な状態であり，診断は救急処置と並行して行う．
1．まず，呼吸，脈拍，血圧，意識レベル，体温などのバイタル・サインをみる．呼吸，血圧に問題があれば，直ちに救急処置を施す．
2．診察では，皮膚色，外傷の有無，呼気臭などに注意しつつ，呼吸パターン，眼

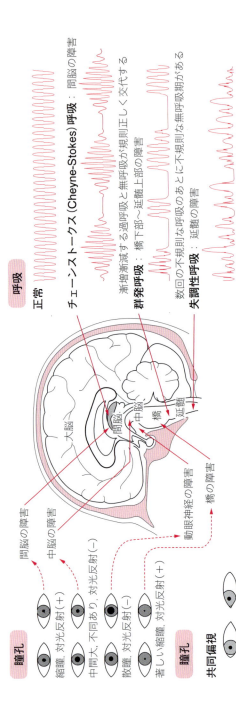

図 1-28 意識障害患者で注意すべき症状

腕落下試験
仰臥位の患者の上肢を垂直に持ち上げて急に放す．
麻痺側の方が速やかに落下し，身体にまともにあたる（実際にはあたらないように検者の手で受け止める）．

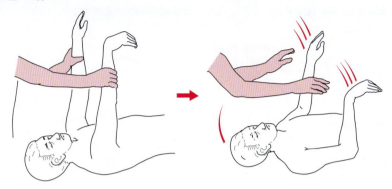

膝落下試験
仰臥位の患者の両膝を立たせて手を放す．
麻痺側はすぐに外側へ倒れるが，健常側はゆっくる伸展する．

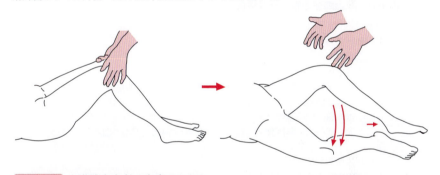

図 1-29 意識障害患者の麻痺のみかた

症状，姿勢，運動麻痺，病的反射などをみる（図 1-28）．神経学的な局所症状の有無で，原因が頭蓋内の疾患か全身的な代謝性の疾患かの見当をつける．麻痺は自発運動の左右差や，四肢を持ち上げて落下させた時の左右差，などでみる（図 1-29）．眼球頭反射，眼球前庭反射（カロリックテスト）は脳幹障害の有無をみる上で有用である（図 1-30）．

3. 並行して，発症時の状況，現在罹っている疾患などを付き添い人から聴取する．
4. 原因検索のため，血液検査などの一般検査（表 1-6），頭部の CT や MRI を施行する．特に，低酸素や低血糖など，治療の遅れが予後に大きく影響する原因

眼球頭反射（oculocephalic reflex；OCR）
（人形の目現象）
患者の頭を側方に回転させる．脳幹障害や外眼筋麻痺がなければ眼球は頭と一緒には動かず，回転と反対側に偏倚する．

眼球前庭反射（oculovestibular reflex；OVR）
（カロリックテスト）
臥位で頭を水平より30°挙上させ外耳に冷水を注入する．脳幹障害や外眼筋麻痺がなければ眼球は刺激側へ偏倚する．

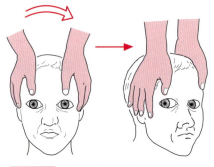
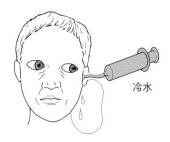

図 1-30　意識障害患者の眼球運動のみかた

表 1-6　意識障害患者の一般検査

1．血液
　　1）動脈血ガス
　　2）末梢血
　　3）血液生化学
　　　　糖，電解質（Na，K，Cl，Ca），クレアチニン，尿素窒素，アンモニア，肝機能酵素，ビタミン B_1
　　4）中毒物質の血中濃度（必要により）
　　　　アルコール，睡眠薬・向精神薬，血中 CO-Hb，アルカロイド，など
2．尿
　　1）糖，ケトン体，蛋白
　　2）中毒物質の反応（必要により）
3．心電図
4．胸部レントゲン

　　について診断を急ぐ．発熱があり髄膜炎，脳炎が疑われる時は腰椎穿刺を施行する．
5．局所性病変の存在が明らかな場合には，その進展の度合い，特に脳ヘルニアの見極めが重要である．脳の障害の程度を評価するために，脳波検査，聴性脳幹反応などを行うこともある．

IV 意識障害に関連した状態

A．特殊な意識障害

　開眼して覚醒しているようにみえるが，動いたり話したりせず，話しかけにも無反応の状態がある．意識障害の慢性期に起こってくるもので，数量的評価法にはあてはまらない．睡眠・覚醒のサイクルもみられる．間脳（視床，視床下部），脳幹の障害によるものを無動性無言（akinetic mutism），大脳皮質の広汎な障害によるものを失外套症候群（apallic syndrome）とよぶ．

B．閉じ込め症候群（locked-in syndrome）

　運動神経麻痺のため，動けず話せないが，わずかに可能な開閉眼や眼球の上下運動によって意思疎通できる状態で，意識障害ではない．脳幹の腹側の障害で起こる．

C．遷延性植物状態（persistent vegetative state）

　臨床的に随意的な活動や周囲の状況の認知はまったくできないが，生命維持にかかわる機能は温存されている状態を遷延性植物状態とよぶ．社会的な問題で使われる用語で，日本脳神経外科学会の定義では次の点をすべて満たすものとされている．無動性無言も失外套症候群も結果的にこの状態に含まれる．

　① 自力で移動ができない
　② 自力で摂食ができない
　③ 尿便失禁状態である
　④ 目で物を追うが認識はできない
　⑤ "手を握れ"，"口を開け" などの簡単な命令に応ずることもあるが，それ以上の意思の疎通はできない
　⑥ 声は出すが，意味のある発語ができない
　⑦ 以上の状態が3カ月以上持続している

D．脳　死

　脳幹を含む脳全体の機能が不可逆的に停止した状態を脳死とよぶ．このような状態では自発的な呼吸は停止しているが，人工呼吸器を使用し一定の期間心臓は動いている．しかし，脳死から回復することは決してなく，最終的に心停止に至る．
　原因が確定されて，回復不能と判断された脳障害患者において，**表1-7** のような徴候が確認されたら，わが国では脳死状態と判断される．ただし，自発呼吸の消失

表 1-7 脳死の判定基準（1985 年厚生省「脳死に関する研究班」より）

1. 深昏睡
2. 瞳孔固定，瞳孔径が左右とも 4 mm 以上
3. 脳幹反射の消失
   対光反射，角膜反射，毛様体脊髄反射，眼球頭反射，眼球前庭反射，咽頭反射，咳反射，すべて消失
4. 平坦脳波
5. 自発呼吸の消失：一定の方法で人工呼吸器をはずし，自発呼吸が起こらないことを確認する
6. 時間経過：1〜5 が満たされた後 6 時間経過して変化がないことを確認する

＜除外例＞
　6 歳未満の小児
　脳死と類似した状態になりうる症例
　　睡眠薬・鎮静薬の中毒，低体温，代謝・内分泌障害

を確認するための無呼吸テストはそれ自体が脳の障害を悪化させる危険があるので，次に述べる法的脳死判定の前には行わない．

　脳死状態が"人の死"と認められるかどうかについては，臓器移植治療との関係から議論された．日本では 1997 年に「臓器の移植に関する法律」が制定され，脳死状態の患者が，自分の臓器を提供することと脳死判定に従うことを書面で意思表示している場合に限り，脳死を人の死とすることが定められた．その際には法律に定められた手順で判定（法的脳死判定）が行われる．その後 2010 年には「改正臓器移植法」により，本人の意思が確認できない場合でも，家族の承諾によって脳死からの臓器提供が可能になった．なお，臓器の提供を前提にしない場合には，従来どおり「心臓死」をもって人の死とする．

〈森田陽子〉

B．記憶および知能の障害

I 記憶の障害

　記憶とは，ある事柄を覚え（記銘），一定期間保ち（保持），ふたたび思い出す（想起，再生）という脳の機能である．これは，見当識の形成，学習や思考など，知能の基本となる機能といえる．

A．記憶の分類
　記憶は保持の時間の長さにより次のように分類される．それぞれ関与する脳の部位や機序が異なると考えられている．
　1）短期記憶（即時記憶）: 反復しないと20，30秒で消失
　2）長期記憶: それ以上持続
　　①近時記憶: 分〜数日間持続
　　②遠隔記憶: それ以上年単位で持続
　長期記憶は，内容により次のように分類される．
　　A　陳述的記憶: 知識や出来事の記憶で，意識的に想起できる
　　　a　エピソード記憶: 特定のエピソードを"覚えている"というタイプの記憶
　　　b　意味記憶: 一般的な知識を"知っている"というタイプの記憶
　　B　手続き記憶: からだで覚えたやり方や技能の記憶で，意識的に想起できない

B．記憶の機序（図1-31）
　記憶の機序については，まだ解明されていない部分が大きい．
　解剖学的に記憶が蓄えられる部位として，短期記憶や近時記憶では，間脳や大脳辺縁系に存在する神経回路が想定されている．これには海馬，乳頭体，視床，扁桃体などが関与する．一方，遠隔記憶では，感覚毎に異なる大脳連合野の働きが重視されている．
　また生理的機序として，短期記憶は神経回路を回る電気的活動に対応し，長期記憶では，記憶の関連部位のシナプスに，物質的・形態的な変化がみられるとされている．

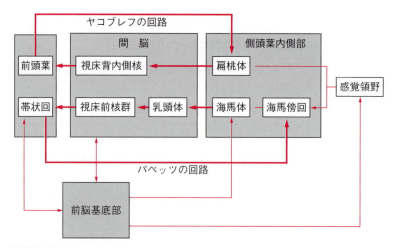

図 1-31 パペッツ（Papez）およびヤコブレフ（Yakovlev）による記憶の神経回路

〔ミシュキンとアッペンツェラー（Mishkin & Appenzeller）の模式図にパペッツとヤコブレフの回路を記入〕
記憶の神経回路として，1）パペッツの提唱した海馬-脳弓-乳頭体-視床前核-帯状回の回路と，2）ヤコブレフの提唱した扁桃体-視床背内側核-前頭葉眼窩皮質-鈎状束-側頭葉前頭皮質-扁桃体の回路が重要である．

C．記憶障害

　記憶障害は，記憶回路にかかわる部位の局所的障害，または大脳連合野の機能にかかわる脳の全般的な障害により生じる．臨床的には認知症の中心的症状としてみられるものが大部分である．

　一方，局所的障害により記憶障害のみを示す場合は健忘症といい，原因として，外傷，腫瘍，脳炎，低酸素脳症，慢性アルコール中毒（サイアミン欠乏）などがある．健忘，記銘障害，失見当，作話を伴うものをコルサコフ（Korsakoff）症候群といい，乳頭体の障害が注目されている．

D．一過性全健忘（TGA: transient global amnesia）

　これは，数時間にわたり記銘ないし記憶の保持ができなくなる状態で，次のような特徴がある．①突然発症する，②発作中，意識清明で遠隔記憶は保たれており，日常動作は通常どおり行える．ただし健忘があるため，同じことを何度も聞くなどで周囲の者が異常に気づく．③発作は数時間から1日で回復する．ただし，発作期間中の記憶は喪失したまま戻らない．

　臨床上頻度の高い症状であるが，詳しい機序は今のところ明確ではない．病巣は

表 1-8 認知症の原因

Ⅰ．変性性認知症：脳の神経細胞自体が変性をおこし，死滅していくもの
　　アルツハイマー（Alzheimer）型認知症，前頭側頭型認知症，レヴィ（Lewy）小体型認知症
　　認知症を伴うその他の神経変性疾患
　　　　皮質基底核変性症，進行性核上性麻痺，認知症を伴う運動ニューロン疾患，ハンチントン（Huntington）舞踏病，など
Ⅱ．血管性認知症：大脳に病巣が多発する血管障害
　　多発梗塞性認知症，ビンスワンガー（Binswanger）病
Ⅲ．その他の頭蓋内疾患
　　● 脳外科的疾患：脳腫瘍，頭部外傷，慢性硬膜下血腫，正常圧水頭症
　　● 神経感染症：脳炎，神経梅毒，クロイツフェルト・ヤコブ（Creutzfeldt-Jakob）病，AIDS脳症，など
　　● その他：多発性硬化症，ミトコンドリア脳筋症
Ⅳ．全身性疾患に伴う脳障害
　　● 内分泌疾患：甲状腺機能低下症
　　● 代謝性疾患：低酸素脳症，反復性低血糖，ビタミン欠乏症（ビタミン B_1, B_{12} などの欠乏）
　　　　　　　　臓器不全（肝不全，腎不全）
　　● 中毒性疾患：アルコール，向精神薬，金属，有機化合物，の中毒

両側の海馬が想定されており，原因として一過性脳虚血，てんかん発作などが考えられている．

Ⅱ 知能の障害（認知症）

知能の定義は研究者の立場により若干異なるが，一般に，1）学習，記憶する能力，2）合理的な情報処理に基づき，合目的的な行動をする能力，3）新しい事態に適応する能力，の3点を含む．

知能低下は，知能の発達が障害されて起こる精神遅滞（mental retardation）と，いったん正常に発達した知能が後天的な脳の障害により低下して起こる認知症（dementia）に区分される．知能にはもともと個人差が大きいが，通常の生活に支障をきたすほどであれば病的な低下と判断される．認知症はかつては不可逆的なものとされていたが，最近では回復可能な認知症があることから，不可逆という条件は定義からはずされている．

A．認知症の機序

認知症は，一般には大脳皮質の神経細胞が全般的に障害されることによって起こる．また，大脳白質の広範な障害で，大脳皮質間あるいは大脳深部と皮質を結ぶ神

経回路網が障害された時にも起こる．原因には表1-8のようなものがある．
　頻度が高いのはアルツハイマー型認知症，レヴィ小体型認知症，多発梗塞性認知症で，この3つで全体の8～9割を占める．

B．認知症の症状

　認知症は，物忘れが目立つ，日常できていた作業ができなくなる，つじつまの合わない言動がみられる，性格が変わった，などで気づかれることが多い．その他さまざまな症状がみられるが，認知症の症状は，脳の障害部位に関連しておこる認知機能障害と，障害された脳が反応して二次的におこる行動心理症状（BPSD: behavioral psychological syndrome of dementia）に分けて考えられる．認知機能障害は中核症状，行動心理症状は周辺症状と呼ばれることもある．

　認知機能障害には，記憶障害，見当識障害（今がいつで，ここがどこか，またそこにいる人がどういう関係の人かわからなくなる），遂行機能障害（段取りを立てて行い，組織化する，抽象化する，判断する，などができなくなる），失語・失行・失認，が含まれる．

　行動心理症状としては，自発性低下・抑うつなど不活発になることもあるが，興奮して多動になることもある．特に社会生活上問題となる症状は，"問題行動"といわれ，幻覚・妄想，迷子，徘徊，失禁，不潔行為，せん妄，昼夜逆転，暴力行為，摂食障害などがあげられる．

　原因によって経過は異なるが，重症になると周囲の事柄の認識が全くできなくなり，寝たきりの状態になる場合もある．

C．認知症の診断

　認知症と診断するためには，次の条件を満たすことが必要である．
　　①脳に器質的な障害がある．
　　②知能にかかわる多くの脳機能の障害がある．
　　③意識障害がない．
　認知症が疑われた場合，次のような点に注意して診断をすすめる．
　1）認知症に類似した症状をきたす別の状態ではないことを鑑別する
　　　意識障害，うつ病，その他の精神疾患，健忘症候群，失語症，薬剤誘発性障害，などを除外する．
　2）認知症であるかどうか，また認知症の程度を調べる
　　　認知症であるかどうかの検査法として，いろいろなスクリーニング検査法が考案されている．"長谷川式簡易知的機能検査スケール"（表1-9）やMMSE

表 1-9　長谷川式簡易知的機能検査スケール

No.	質問内容		配点	
1	お歳はいくつですか？（2年までの誤差は正解）		0	1
2	今日は何年の何月何日ですか？　何曜日ですか？ （年，月，日，曜日が正解でそれぞれ1点ずつ）	年 月 日 曜日	0 0 0 0	1 1 1 1
3	私たちがいまいるところはどこですか？ （自発的にでれば2点，5秒おいて家ですか？　病院ですか？ 施設ですか？　のなかから正しい選択をすれば1点）		0　1	2
4	これからいう3つの言葉をいってみてください．あとでまた聞きますので よく覚えておいてください． （以下の系列のいずれか1つで，採用した系列に○印をつけておく） 　1：a) 桜　b) 猫　c) 電車 　2：a) 梅　b) 犬　c) 自動車		0 0 0	1 1 1
5	100から7を順番に引いてください．（100-7は？，それからま た7を引くと？　と質問する．最初に答えが不正解の場合，打 ち切る）	(93) (86)	0 0	1 1
6	私がこれからいう数字を逆からいってください． （6-8-2，3-5-2-9を逆にいってもらう．3桁逆唱に失敗したら， 打ち切る）	2-8-6 9-2-5-3	0 0	1 1
7	先ほど覚えてもらった言葉をもう一度いってみてください． （自発的に回答があれば各2点，もし回答がない場合以下のヒントを与え 正解であれば1点） 　a) 植物　b) 動物　c) 乗り物		a: 0　1 b: 0　1 c: 0　1	2 2 2
8	これから5つの品物をみせます．それを隠しますのでなにがあったかいっ てください． （時計，鍵，タバコ，ペン，硬貨など必ず相互に無関係なもの）		0　1	2
9	知っている野菜の名前をできるだけ多くいってくだ さい．（答えた野菜の名前を右欄に記入する．途中で 詰まり，約10秒間待っても答えない場合にはそこ で打ち切る） 　0〜5＝0点，6＝1点，7＝2点， 　8＝3点，9＝4点，10＝5点		0　1 3　4	2 5

（満点は30点．20点以下を認知症，21点以上を非認知症とする）　合計得点

（mini-mental state examination）がよく用いられる．
　なかには，スクリーニング検査で認知症の範疇には至っていないが，正常より若干認知機能が低下している場合があり，軽度認知障害(MCI: mild cogni-

tive impairment）と呼ぶ．短期記憶が障害されているが日常生活は保たれている．ずっとその段階のままの場合もあるが，認知症の初期の場合もあるので，経過をみて判断する必要がある．

認知症の程度を判断するには，生活全般にわたる情報を家族など身近な人から聞き出すことが必要である．基本的日常生活動作が自立している状態は軽度，ある程度の介護が必要な状態は中等度，多くの機能が失われ常時介護を必要とする状態を重度とみなす．

3）認知症の原因を調べる

随伴する神経症状を調べる．

脳の萎縮その他の器質的病変を調べるのに，CT や MRI，必要により SPECT を施行する．

内科的疾患の診断のための一般検査を行う．

4）増悪因子がないかみつける

次のような要因はしばしば症状を悪化させる．認知症のない高齢者が一過性に認知症症状を誘発されることもある．

　環境の変化：転居，入院，家族構成の変化など
　身体的ストレス：発熱性疾患，疲労など
　精神的ストレス：親しい人との死別，人間関係や財産のトラブルなど

〈森田陽子〉

C. 高次脳機能障害: 失語・失行・失認

I 高次脳機能障害とは

A. 高次脳機能障害とは
　高次脳機能障害という用語は，脳損傷に起因する認知障害全般を意味しており，具体的には，失語，失行，失認のほかに，記憶障害，注意障害，遂行機能障害，社会的行動障害などが含まれる．なお，高次脳機能障害には，認知症と意識障害は含まない．主な高次脳機能障害と主な病巣を表1-10に示す．基本的には高次脳機能障害は意識障害を認めない状態で確定診断がなされる．また，失語，失行，失認は代表的な大脳皮質病変による症状であり，病巣の高位診断においても重要である．

B. 厚生労働省の定める高次脳機能障害と診断基準
　脳損傷による高次脳機能障害を持つ人に対しては，身体障害者福祉法による身体障害者として認定されることが少なかったため，従来は本人が必要とする支援に結びつかない状況にあった．厚生労働省は平成13（2001）年度から高次脳機能障害支援モデル事業を実施し，その結果を踏まえて行政的な観点から「高次脳機能障害診断基準」が作成された（表1-11）．厚生労働省の診断基準では，記憶障害，注意障害，遂行機能障害，社会的行動障害の4つの認知障害のために日常生活および社会生活が困難なものを「高次脳機能障害者」としている．平成18（2006）年に障害者自立支援法が施行され，高次脳機能障害を持つ人は障害者自立支援法に基づくサービスを受けることができるようになった．高次脳機能障害者は精神障害者保健福祉手帳の対象者となっている．なお，失語症は「高次脳機能障害診断基準」には含まれていないが，従来から失語症は「音声，言語，そしゃく機能障害」として身体障害者福祉法により身体障害者手帳の申請が可能である．「高次脳機能障害診断基準」では，脳損傷の原因となる病巣は，MRI，CT，脳波などにより確認されている，または，器質的病変が存在したことが確認されているものに限られる．また，原因疾患として，先天性疾患，周産期における脳損傷，発達障害や進行性疾患は除外されている（表1-12）．医師の作成する「高次脳機能障害診断書」を図1-32に示す．

表 1-10　高次脳機能障害の主な症状と病巣（1）

高次脳機能障害	主な病巣	主な症状
失語症	左半球（優位半球） 　前頭葉（Broca） 　側頭葉（Wernicke） 　その他，視床など皮質下の病変	滑らかにしゃべれない． 物の名前がでてこない． 相手の話を理解できない． 字の読み・書きができない．
注意障害	前頭葉	作業にミスが多い． 気が散りやすい．
記憶障害	側頭葉 　海馬など	物の置き場所を忘れる． 新しいことを憶えられない． 何度も同じ話や質問をする．
行動と感情の障害	前頭葉 　前頭前野，眼窩面 側頭葉 大脳辺縁系 　扁桃体など	突然に興奮したり，怒りだす． 気持ちが沈みがちである． 気持ちが動揺する．
半側空間無視 半側身体失認	右半球* （*：左半側空間無視，左半側身体失認の場合）	片側を見落としやすい． 麻痺した側の手足がないかのように振舞う．

表 1-10　高次脳機能障害の主な症状と病巣（2）

高次脳機能障害	主な病巣	主な症状
遂行機能障害	前頭葉	行き当たりばったりの行動をとる． 自分で計画を立てて行動できない．
失行 （観念運動失行・観念失行）	左半球	道具が上手に使えない． 動作がぎこちなく上手にできない．
地誌的障害	側頭葉，後頭葉 （右側または両側）	熟知しているはずの場所で迷う． 熟知しているはずの場所の見取り図が書けない．
失認 （視覚失認・相貌失認・聴覚失認）	後頭葉，側頭葉	物の色がわからない． 物の形がわからない． 人の顔がわからない． 何の音かわからない．

表 1-11　高次脳機能障害診断基準

診断基準
Ⅰ．主要症状など
　1．脳の器質的病変の原因となる事故による受傷や疾病の発症の事実が確認されている．
　2．現在，日常生活または社会生活に制約があり，その主たる原因が記憶障害，注意障害，遂行機能障害，社会的行動障害などの認知障害である．
Ⅱ．検査所見
　　MRI，CT，脳波などにより認知障害の原因と考えられる脳の器質的病変の存在が確認されているか，あるいは診断書により脳の器質的病変が存在したと確認できる．
Ⅲ．除外項目
　1．脳の器質的病変に基づく認知障害のうち，身体障害として認定可能である症状を有するが上記主要症状（Ⅰ-2）を欠く者は除外する．
　2．診断にあたり，受傷または発症以前から有する症状と検査所見は除外する．
　3．先天性疾患，周産期における脳損傷，発達障害，進行性疾患を原因とする者は除外する．
Ⅳ．診断
　1．Ⅰ～Ⅲをすべて満たした場合に高次脳機能障害と診断する．
　2．高次脳機能障害の診断は脳の器質的病変の原因となった外傷や疾病の急性期症状を脱した後において行う．
　3．神経心理学的検査の所見を参考にすることができる．

表 1-12　高次脳機能障害を引きおこす主な疾患

- 脳血管障害
  　脳出血，脳梗塞，くも膜下出血
- 頭部外傷
  　硬膜外血腫，硬膜下血腫，脳挫傷，脳内出血，びまん性軸索損傷
- 感染症
  　ウイルス性脳炎（単純ヘルペス脳炎など），結核性髄膜炎，真菌性髄膜炎，神経梅毒，エイズ（AIDS）脳症など
- 脳腫瘍
  　原発性脳腫瘍，転移性脳腫瘍
- その他の神経疾患
  　多発性硬化症などの脱髄性疾患，大脳皮質基底核変性症（CBD）などの変性疾患，正常圧水頭症など
- 膠原病，その他の全身性疾患
  　全身性エリテマトーデス（SLE），神経ベーチェット病など
- 中毒性・代謝性疾患
  　アルコール，ビタミン欠乏症，一酸化炭素（CO），低酸素性脳症など

様式1-1　**医師診断書**　（高次脳機能障害診断用：高次脳機能障害支援普及事業）

氏　名		明治・大正・昭和・平成 　年　月　日生（　歳）	男・女
住　所			

①高次脳機能障害の発症原因となった疾患名		該当するICD-10コードを◯で囲む＊ F04,　F06,　F07

②発病から現在までの病歴
（発病年月、受診歴等）

③　現在の病状、障害像等（障害を構成する主たる項目に◎で、従たる項目を○で囲む）
　　(1)　記憶障害
　　　　1　前向健忘　　2　逆向健忘
　　(2)　注意障害
　　　　1　全般性注意障害　　2　半側空間無視
　　(3)　遂行機能障害
　　　　1　目的に適った行動計画の障害　　2　目的に適った行動の実行障害
　　(4)　社会的行動障害
　　　　1　意欲・発動性の低下　2　情動コントロールの障害　3　対人関係の障害　　4　依存的行動
　　　　5　固執　　　　　　　　6　その他（　　　　　　　　　　　　　　　　　　　　　　　　　）

④　③の病状・状態像等が日常生活に与える影響の程度（該当する番号を選んで、どれか一つを○で囲む）
　1　高次脳機能障害を認めるが、日常生活及び社会生活は普通にできる。
　2　高次脳機能障害を認め、そのために日常生活又は社会生活に一定の制限を受ける。
　3　高次脳機能障害を認め、そのために日常生活に著しい制限を受けており、時に応じて援助を必要とする。
　4　高次脳機能障害を認め、そのために日常生活に著しい制限を受けており、常時援助を必要とする。
　5　高次脳機能障害を認め、そのために身のまわりのことはほとんどできない。

⑤　①の病名の受傷・発症を説明する器質的脳病変の検出に用いた画像診断、神経生理学的検査の結果：

⑥　③の病状・状態像等に関する神経心理学的検査結果
　　1　WAISスコア（PIQ　　　　　　　　VIQ　　　　　　　FIQ　　　　　　）
　　2　ミニメンタルスケールあるいは長谷川式簡易痴呆スケールスコア　　（　　　　　点）
　　3　その他

⑦　現在の福祉サービスの利用状況（社会復帰施設、小規模作業所、グループホーム、ホームヘルプ、訪問指導等）

⑧　備考　ICD-10コード＊　外傷性脳損傷、脳血管障害、低酸素脳症、脳炎、脳腫瘍などで記憶障害が主体の場合F04、注意障害・遂行機能障害が主体の場合F06、人格および行動障害が主体の場合F07に該当する

　　　　　　　　　　　　　　　　　　　　　　　　　　　　平成　　　年　　　月　　　日

　　　　　　　　　医療機関所在地
　　　　　　　　　　　名　称
　　　　　　　　　　　電話番号
　　　　　　　医師氏名（自署または記名捺印）

図 1-32　高次脳機能障害診断書

II 失語

A．概念

失語（aphasia）とは，一度修得された「聴く」，「話す」，「読む」，「書く」という言語機能の障害が後天的な大脳の病変のためにおこった状態である．言語機能を担当する大脳の中枢である言語野，言語中枢は一般に左大脳半球に存在する．言語中枢の存在する側の大脳半球を優位半球という．

B．症状

「滑らかにしゃべれない」，「なかなか名前（物の名前）がでてこない」，「何を言おうとしているのか聞き手がわからない」，「相手の話を理解できない」，「文字が読めない」，「文字が書けない」などがあげられる．

C．病変部位

失語は優位半球の障害で生じる．右利きの人（95％）の大部分と左利きの人（約5％）の半数では優位半球が左大脳半球であり，多くの人では失語は左大脳半球の障害で生じる．運動性失語またはブローカ（Broca）失語は前頭葉下部のブローカ領域（Broca's area，下前頭回弁蓋部，ブロードマンの44野，45野に相当する）を含む大脳の障害で，感覚性失語またはウェルニッケ（Wernicke）失語は側頭葉のウェルニッケ領域（Wernicke's area，上側頭回後部，ブロードマンの22野に相当する）を含む大脳の障害でおこる（図1-33）．したがって，多くの場合失語は，左のシルヴィウス裂（sylvian fissure）に沿った広い領域で，左中大脳動脈の支配領域にあたる病変でおこる．その他，皮質下の病変（視床・大脳基底核など）でも失語がおこることがある．左角回（angular gyrus）には読字に，左中前頭回には書字にかかわる中枢があるとされている．なお，右利きの人のごく一部で右半球の障害で失語を認めることがある〔交叉性失語（crossed aphasia）〕．

D．失語の評価・検査

失語症を分類する場合に，言葉を出すときに，つまったり，努力を要する場合は言語の表出困難があり，非流暢型の失語症が疑われる．言語の理解面の障害の程度は単語の理解，物品の名称や錯語の有無などでみる．復唱，書字，音読，書き取りを行うことも有用である．語の表出が困難な失語の代表が運動性失語（motor aphasia）であり，非流暢型（non-fluent）失語の代表がブローカ失語である．語の理解

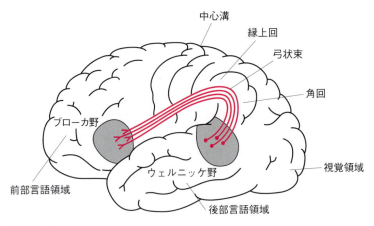

図 1-33 言語領域

言語機能は，ブローカ野を中心とする前部言語領域，ウェルニッケ野を中心とする後部言語領域，これらを連絡する弓状束，縁上回，および角回によって営まれる．

面の障害が顕著な失語が感覚性失語（sensory aphasia）であり，流暢型（fluent）失語の代表がウェルニッケ失語である．失語症では，一般に，復唱も障害されるが，運動性失語および感覚性失語のうちで，復唱が比較的保たれている場合は，それぞれ超皮質性運動性失語，超皮質性感覚性失語という．流暢型失語のうちで，理解面は比較的保たれていて，復唱が著しく困難な場合は伝導失語を疑う．失語を，流暢か非流暢か，理解の程度が比較的良好か不良であるか，復唱が比較的保たれているか否か，で分類したフローチャートを示す（図 1-34）．失語症の評価に必要な検査として，標準失語症検査（SLTA，日本高次脳機能障害学会），Western Aphasia Battery 日本語版（WAB）などが用いられている．頭部 CT や MRI など画像診断も重要である．頭部 CT や MRI 水平断でシルヴィウス裂より前に病変が位置する場合は運動失語の範疇の失語であり，シルヴィウス裂より後ろに病変が位置する場合は感覚失語の範疇に分類されることが多い（図 1-35）．

E．治療，リハビリテーション

失語のリハビリテーションについては，主に言語聴覚士が担当する．言語療法の開始時期は基本的には早期から開始されることが望ましい．脳血管障害などの場合は急性期病院から失語のリハビリテーションが開始され，亜急性期または回復期に回復期のリハビリテーション専門病院に転院して治療が継続されることが多い．具

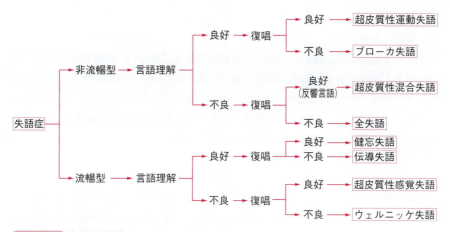

図 1-34 失語の診断フローチャート

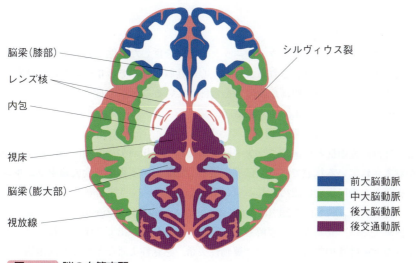

図 1-35 脳の血管支配

体的な日常生活への援助としては，ゆっくり短く話す，具体的な内容について話す，質問する場合は Yes か No で応えられるような質問をする，ジェスチャーや補助ノートを併用する，などがあげられる．

F．失語の分類
1．ブローカ失語
　ブローカ失語は非流暢性の失語で，自発語は非常に少ない．理解障害は感覚失語に比べると軽度である．復唱は障害されている．多くは右片麻痺を伴う．なお，運動性失語では，提舌や口を膨らますなどの簡単な顔面の動作が命令された状態ではできないことがあり，このような場合を口舌・顔面失行（口部・顔面失行，buccal-lingual-facial apraxia, buccofacial apraxia）という．

2．ウェルニッケ失語
　ウェルニッケ失語は流暢性の失語で，発語の困難は少なく，多弁であるが，いい間違い（錯語）が多い．理解の障害が顕著である．こちらから言うことも患者が伝えようとしていることも，お互いに理解できない，よくしゃべるが何を言っているのか全くわからない状態になる〔ジャルゴン失語（jargon aphasia）〕．復唱は障害されている．片麻痺を伴わないことが多く，場合によっては認知症との鑑別が必要なこともある．

3．全失語（total aphasia）
　全失語はブローカ失語とウェルニッケ失語が合併した状態である．左中大脳動脈の支配領域が後半に障害されるような，心原性脳塞栓やアテローム血栓性梗塞で認めることが多く，急性期は意識障害を合併していることがある．

4．伝導失語（conduction aphasia）
　発語も可能であり，語の理解もできるが，復唱（repetition）が困難な状態である．ブローカ中枢とウェルニッケ中枢が保たれており，弓状束（arcuate fasciculus）が障害されている状態である．伝導失語として発症する場合と全失語やウェルニッケ失語からの回復期に認められる場合がある．

5．健忘失語，失名詞失語（anomic aphasia, amnestic aphasia）
　健忘失語は，発語も語の理解もできるが，物品名称が出てこず，迂遠な言い方をするなどの呼称の障害が目立つ．運動性失語，感覚性失語などからの回復期に認められることがある．

6．超皮質性運動失語（transcortical motor aphasia），
　　超皮質性感覚失語（transcortical sensory aphasia）
　運動性失語および感覚性失語のうちで，復唱が比較的保たれている場合は，それぞれ超皮質性運動性失語，超皮質性感覚性失語という．

III 失行

A. 概念

　失行（apraxia）とは，運動麻痺，失調，感覚障害，不随意運動などがなく，さらに，どのような行為を行うべきか認識しているにもかかわらず，要求された行為を正しく行うことができない状態である．主な症状としては，「道具が上手に使えない」，「道具の誤った使い方がみられる」，「動作がぎこちなく上手にできない」などがあげられる．

　失行については，研究者によって分類や概念が異なることがある．古典的な Liepmann による失行の分類は，肢節運動失行（limb-kinetic apraxia），観念運動失行（ideomotor apraxia），観念失行（ideational apraxia）を主とするものであるが，現在では，肢節運動失行については，錐体路徴候による巧緻性の障害であるとして失行として捉えない立場がある．観念運動失行と観念失行は多くの場合，脳血管障害で認められるが，アルツハイマー型認知症や大脳基底核変性症などの変性疾患でも認めることがある．また，構成失行（構成障害）と着衣失行（着衣障害）などは失行という用語でまとめられるが，他の障害との関連から失行と区別されることが多い．

B. 観念運動失行と観念失行

1. 症状

　観念運動失行では，道具を使用しない簡単な動作，ジェスチャーが命令された状態ではできない．観念失行では，道具を使用した動作がうまくできない．

2. 病変部位

　観念運動失行と観念失行は基本的に左半球の病変でみられる．したがって，多くの場合，失語を伴う．道具の使用やジェスチャーに関係した中枢は左頭頂葉の縁上回（supramarginal gyrus）を含む領域にあると考えられている．観念運動失行は左半球頭頂葉，特に下頭頂小葉を含む病変，観念失行は左頭頂葉後方，左角回を含む領域から後頭葉にかけての病変で認められる．

C. 肢節運動失行

　肢節運動失行では，上肢の粗大な運動，手の巧緻性の障害を認め，上肢・手の運動にぎごちなさや拙劣さを認める．運動前野の障害と考えられている．錐体路徴候による巧緻性の障害であるとして失行として捉えない立場がある．

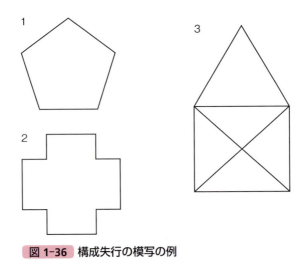

図 1-36 構成失行の模写の例

D．その他
1．構成失行（構成障害，constructional apraxia，constructional disorder）
　構成失行（構成障害）では，図形や積木の模写（図 1-36）・複製を行う際に，2次元または3次元の図形・形の構成障害のために，物の模写や模倣ができないことである．病巣は右または左の頭頂・後頭葉とされている．左側に病巣がある場合は，大まかな形態の構成は可能だが細部の描写が不良で，見本を提示すると著明な改善を認める．右側に病巣がある場合は空間的な認識の障害のため，大まかな形態の描写が不良で，見本を提示しても改善を認めないとされる．図形の模写では，見本から離れたところに模写できずに，見本の上をなぞるような closing-in 現象がみられることがある．

2．着衣失行（着衣障害，dressing apraxia，dressing disorder）
　他の運動や動作，行為は保たれているが，着衣を適切にできない，たとえば，裏返して着ようとしたり，左右をさかさまにしたり，きちんと着られないような場合，着衣失行（着衣障害）という．着衣失行は右側の頭頂葉の障害で認められる．

3．口舌・顔面失行（口部顔面失行，buccofacial apraxia，facial apraxia，buccal-lingual-facial apraxia）
　口舌・顔面失行とは，提舌や口を膨らますなどの簡単な顔面の動作が命令された状態ではできないような場合をいう．日常において口頭の指示がない場合には口部の動作に支障はない．運動性失語に伴ってみられることがある．

E. 失行の評価, リハビリテーション

失行の包括的な評価バッテリーとして標準高次動作性検査（SPTA, 日本高次脳機能障害学会）がある. 失行のリハビリテーションに定型的な手法はないが, 一定のパターン, 手順を教える, 指示を与える, 繰り返し練習など, があげられる. 観念運動失行と観念失行では左半球の障害で生じるため, 失語, 右片麻痺の合併が多いことも問題になる.

IV 失認

A. 概念

失認（agnosia）とは, ある感覚（視覚・聴覚・触覚）を介して対象物を認知することができない障害であり, 意識障害, 感覚障害, 知能や記憶の障害, 失語などでは説明できない病態である. 聴覚失認, 視覚失認, 触覚失認がある.

B. 主な症状

「物の色がわからない」,「物の形がわからない」,「字の形や絵がわからない」,「人の顔がわからない」,「物の音（動物の鳴き声や乗り物の音など）が何の音かわからない」,「急に音痴になった」などがあげられる.

C. 分類

1. 聴覚失認

聴覚失認（auditory agnosia）とは, 臨床的には, 聴覚は保たれており音は聞こえるが何の音かを認識できない状態である. 聴覚失認は左右の側頭葉の病変でおこるとされる.

2. 視覚失認

視覚失認（visual agnosia）とは, 視力, 視野が保たれているにもかかわらず, 物をみて, それが何であるかを認識することできないが, 触ってみると, それが何であるかがわかる〔視覚性物体失認（visual object agnosia）〕. 視覚失認は統覚型視覚失認と連合型視覚失認に分けることができる. 統覚型視覚失認では形態の認知が障害されているため, 視覚的に提示された物体の形態を把握することができない. 連合型視覚失認では形態のおおよその把握は可能であるが, 視覚的に提示された物体が何であるかを認識することはできない. 視覚失認は両側の後頭葉の病変で認められる. その他, 視覚性の認知機能障害に関連する病態として, バリント症候群（Bálint syndrome）は精神性注視麻痺, 視覚性運動失調, 視覚性注意障害を3主徴

とし，両側の頭頂後頭葉の広範な病変でおこる．

3．相貌失認

相貌失認（prosopagnosia）とは，熟知しているはずの人の顔を視覚的には認識できないが，声を聞けば誰であるかが認識できるような状態である．両側の側頭葉から後頭葉内側面にある紡錘回（fusiform gyrus）の障害で生じる．右側の障害が優位であるという報告もある．

4．触覚失認

触覚失認（tactile agnosia）では，触ったものの形態はわかるが，それが何であるかを認識することができない．なお，立体覚障害と触覚失認は区別される．

V 半側空間無視

A．概念

半側空間無視（半側空間失認，unilateral spatial agnosia, hemispatial agnosia, hemispatial neglect）は半側の刺激に気付かない，あるいは反応しない状態であり，通常は左側の半側空間無視（左半側空間無視）として認められる．視野障害による半盲により生じた症状ではないことを確認する必要がある．発症から急性期にみられる症状で徐々に1カ月程度で改善することが多いが，長く残ることもある．リハビリテーションの阻害因子の1つであり，長く残る場合は無視側の障害物にぶつかる，無視側からの刺激（話しかけなど）に応えないなど，日常生活上の不具合を生じることがある．なお，視空間認識失認（visual spatial agnosia）の一型として分類されることもある．

B．症状

「片側を見落としやすい」，「片側にあるものにぶつかりやすい」，「字や絵を書くとき片側に偏る」などがあげられる．

C．病変部位

通常は右大脳半球の障害であり，主に頭頂葉後部（下頭頂小葉）の障害で左半側空間無視を認める．時に，左大脳半球の障害で右半側空間無視を認めることがある．

D．評価，リハビリテーション

半側空間無視の評価には構成失行の検査で用いたような図形の模写（図1-36），線分二等分試験（図1-37），Albertの線分抹消試験（図1-38），行動性無視検査

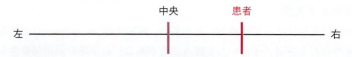

図 1-37 線分二等分試験(半側空間無視)
- 線分の中央に印をつけると右に変位する.
- 図形の模写で左側を省略したり,うまく描けない.

視野障害と区別する必要がある.

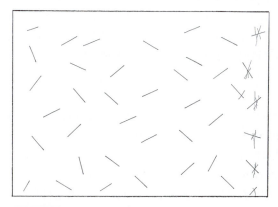

図 1-38 抹消法
Albert 法を用いて 40 本の短い線分を,すべて印をつけて抹消させたところ,右端の 7 本の線分だけが 2 重 3 重抹消され,大部分が無視された(図版の大きさは B4 判).

(BIT: behavioral inattention test)などを用いる.リハビリテーションに活用できるものとしては,無視に対する病識,自覚を促すこと,患者の注意を無視側である左側に向けること,左側に注意を促すような視覚やアラームによる刺激を与えること,などがあげられる.プリズム眼鏡の使用なども試みられている.日常生活における援助としては,無視のない側から話しかける,無視のない側にナースコールや食事など必要な物品を置く,無視側には障害物を置かない,などがあげられる.車いすを使用している場合には,無視側の左側のフットレストのあげ忘れのために転倒したりすることがあり,事故につながることがある.

Ⅵ 身体失認

身体失認は身体の部位が認識できないものである.

A．左半側身体失認

左半側空間無視に伴って認めることが多い．病態失認（anosognosa，この場合は，左片麻痺の存在を認識できない）を伴うことがある．右半球の頭頂部を含む病変による．

B．手指失認

手指失認（finger agnosia）は左縁上回の障害で，手の指を認知する機能の障害がみられる．手指失認と左右識別障害，失書，失計算が加わった状態をゲルストマン症候群（Gerstmann syndrome）という．ゲルストマン症候群の病巣は左頭頂後頭葉の移行部，とくに左角回とされている．ゲルストマン症候群の病態と独立性について，本症候群と構成失行や失語との関連，病態や病巣についての議論がある．

Ⅶ 病態失認

病態失認（anosognosia）とは，明らかに存在する病態を認識できないもので，片麻痺（通常は左片麻痺）の存在，皮質盲の存在を否認することがある．具体的には，左半側空間無視に伴う左片麻痺の否認，両側後大脳動脈の閉塞による皮質盲の否認〔アントン症候群（Anton syndrome）〕がよく知られている．リハビリテーションについては，左半側空間無視で病態失認を伴う場合に，患者自身が左上下肢を意図せず乱雑に扱うことがあり，麻痺側の関節などの障害をおこすこともあるので注意を要する．

Ⅷ その他の高次脳機能障害

A．遂行機能障害

遂行機能（executive function）とは，目的のある一連の行動を有効に行うために必要な計画，実行，監視能力などを含む，複雑な認知機能であり，具体的にはプランニングと問題解決能力のことを指す．したがって，遂行機能障害のため，行動の開始・維持・修正が困難，自発性の低下，認知・行動の転換障害が生じるため，行動を計画し，実行することが困難になる．症状として，「行き当たりばったりの行動をとる」，「ひとつひとつ指示しないと何もできない」，「自分で計画を立てられない」などがあげられる．病変部位は前頭葉の障害でみられる．遂行機能障害は前頭葉機能障害の同義ではないが，前頭葉機能の中核を担っている．主な，前頭葉機能の評価・検査法として Wisconsin Card Sorting Test（WCST），Trail Making Test, Stroop Test, Tower of London Test, Tinker toy test，などがある．遂行機能の評

価・検査法として Frontal Assessment Battery at bedside (FAB), Behavioural Assessment Battery of the Dysexecutive syndrome (BADS), などがあげられる.

B. 注意障害

特定の対象や課題に注意を集中し続けることができない状態である. 注意は高次脳機能の中でも基本的な機能であり, 他の高次脳機能の障害を判定する際にも注意障害の有無について留意する必要がある. 症状として,「仕事や作業にミスが多い」,「気が散りやすい」,「何か1つのことを始めると他のことに気が回らない」,「いくつかのことを同時に行うと混乱してしまう」,「ぼんやりしていて, 言動にまとまりがなく, 話題が移りやすい」などがあげられる. 病変部位は脳の比較的広範な障害でおこると考えられている.

C. 社会的行動障害, 行動と感情・情動の障害

脳の損傷のため行動や感情・情動の障害をきたすことがある. 症状として,「ほって置くと何もしない」,「突然に興奮したり, 怒り出す」,「他人に対して攻撃する」,「気持ちが沈みがちで, ふさぎこむ」,「気持ちが動揺する」,「不安になる」,「急に泣いたり, 怒ったりする」,「他人とうまく交流できない」, などがあげられる. 病変部位として, 前頭葉と側頭葉の病変, 特に前頭葉の前頭前野 (前頭連合野), 扁桃体を含む側頭葉の障害が重要である. これらの病変部位の多くは大脳辺縁系に含まれる部位でもある.

D. 地誌的障害

地理や場所に関する認知の障害である. 症状として,「熟知しているはずの場所 (近所・自宅など) で道に迷う」,「熟知しているはずの場所 (近所・自宅など) の地図や見取り図が書けない」,「熟知しているはずの場所 (近所など) の風景や建物をみてもどこだかわからない」, などがあげられる. 地誌的障害について, 地図上の位置を認識できないもの, 道順を認識できないものに分けることもある. 病変部位は, 両側側頭葉から後頭葉の障害, その他, 右海馬傍回を含む病変でもおこるとされている.

E. 記憶障害 (53頁参照)

〈参考文献〉
1）厚生労働省社会・援護局障害保健福祉部，国立障害者リハビリテーションセンター．高次脳機能障害者支援の手引き（改訂第2版）．平成20年11月（国立障害者リハビリテーションセンターホームページ　http://www.rehab.go.jp/ri/brain_fukyu/index.shtml）
2）本田哲三，編．高次脳機能障害のリハビリテーション．第2版．東京：医学書院; 2010．
3）柴崎　浩，著．神経診断学を学ぶ人のために．第2版．東京：医学書院; 2013．
4）田崎義昭，斎藤佳雄，著．坂井文彦，改訂．ベッドサイドの神経の診かた．第17版．東京：南山堂; 2010．

〈原　元彦〉

D. 運動障害

運動の障害には，運動ニューロンの障害による運動麻痺と錐体外路障害による不随意運動，筋強剛，失調などが包括される．本項では運動麻痺について述べる．

I 運動麻痺の性質

運動麻痺の診察・評価にあたっては，麻痺の性状から，1) 中枢性の運動麻痺，上位運動ニューロン（錐体路）の障害であるか，2) 末梢神経障害，主に下位運動ニューロンの障害であるかを鑑別すること，麻痺の部位と麻痺の性状，さらには感覚障害の有無などを考えて病巣の高位診断を行うことを常に心がける必要がある（筋緊張，反射については前項を参照すること）．表1-13 に上位運動ニューロンと下位運動ニューロンの障害による運動麻痺の特徴を，表1-14 に錐体路徴候をまとめた．なお，筋トーヌス（筋緊張）が亢進している運動麻痺を痙性麻痺，筋トーヌスが低下している運動麻痺を弛緩性麻痺という．また，麻痺の程度から，完全に麻痺して動かない場合を完全麻痺，その他を不全麻痺という．なお，中枢性の運動麻痺，上位運動ニューロンの障害（錐体路障害）であっても発症直後や急性期，具体的には脊髄ショック（spinal shock）や脳血管障害急性期では筋緊張が低下していたり，反射

表 1-13 上位運動ニューロンと下位運動ニューロンの鑑別

	麻痺の種類 臨床所見	中枢性 （皮質脊髄路）	末梢性 （脊髄前角細胞以下）
鑑別に有用な事項	筋のトーヌス	はじめ弛緩性，のち痙性亢進	弛緩性 減弱または（−）
	深部反射	亢進	減弱または（−）
	病的反射	（＋）	（−）
	足間代	（＋）	（−）
	筋萎縮	はじめはなし．長期では廃用性萎縮（＋）． （1日 −3％ずつ筋萎縮）	（＋）
	線維束れん縮	（−）	（＋）のことあり
	障害される筋群	多くの筋群．一筋のことはない	一筋のこともある
両者におこる事項	筋力低下	（＋）	（＋）
	巧緻運動の障害	（＋）	（＋）

表 1-14 錐体路徴候

1. 筋萎縮を伴わない痙性麻痺
2. 腱反射の亢進
3. バビンスキー（Babinski）反射の出現
4. 腹壁皮膚反射（表在反射）の消失

その他：手指の巧緻運動（discrete movement）の障害など

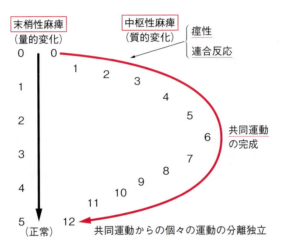

図 1-39 末梢性麻痺と中枢性麻痺の回復過程（上田）

末梢性麻痺の回復が徒手筋力テストの基準でいう筋力 0 から 5（正常）への量的変化にすぎないのに対し，中枢性麻痺の回復は質的変化である．片麻痺における運動機能回復の過程は，まず完全麻痺（12 段階法の grade 0）からはじまって，回復初期には質的に異常な諸種の現象が出現して（grade 1〜），それが頂点に達し（grade 6），やがてしだいにそれが弱まって（grade 7〜10），質的に正常な状態にもどる（grade 12：ほぼ完全な回復）．末梢性麻痺でも回復の途中で止まるものがあると同様に，中枢性麻痺でも途中の grade にとどまるものが少なくない．

が低下ないし消失する場合，病的反射が出現しないことがあるが，通常は数カ月程度の時間的経過とともに，痙性麻痺の病像である錐体路徴候が明らかになることが多い．中枢性の運動麻痺の回復過程に着目したブルンストローム（Brunnstrom）と上田の評価法をそれぞれ，図 1-39 と表 1-15 にまとめた．表 1-16 に筋トーヌスの異常をまとめ，表 1-17 に錐体路障害と錐体外路障害を運動障害の立場からまとめた．

表 1-15 中枢性運動麻痺の評価: Brunnstrom stage

上肢の例
　　Stage Ⅰ: 随意運動なし（弛緩期）
　　Stage Ⅱ: 基本的共同運動またはその要素の最初の出現．痙縮発現期．
　　Stage Ⅲ: 基本的共同運動またはその要素を随意的に起こしうる．
　　　　　　痙縮は最大．
　　Stage Ⅳ: 痙縮は減少，基本的共同運動から逸脱した運動が出始める．
　　　　　　1．手を腰の後ろに動かせる
　　　　　　2．上肢前方水平位
　　　　　　3．肘 90 度屈曲位，前腕回内，回外
　　Stage Ⅴ: 基本的共同運動から独立した運動がほとんど可能．痙縮はさらに減少
　　　　　　1．上肢水平位
　　　　　　2．上肢屈曲して頭上まで上げられる
　　　　　　3．肘伸展位で前腕回内，回外
　　Stage Ⅵ: 分離運動，協調運動がほとんど正常．痙縮はほとんど消失．

表 1-16 筋トーヌス（tonus, tone of muscle）

緊張低下 hypotonus	正常 normal	亢進 痙縮　spasticity 筋の強剛　rigidity
筋トーヌスの低下 抵抗をほとんど感じない 小脳障害などで出現する		筋トーヌスの亢進 痙縮と筋強剛がある 痙縮は伸展の始めに抵抗が強く途中で急に弱くなる〔折りたたみナイフ現象（Clasp knife phenomenon）〕 痙攣は錐体路が障害された場合に出現する 強剛は抵抗はほぼ一定または歯車様に抵抗を生じる．錐体外路障害である．

表 1-17 錐体路障害と錐体外路障害

特　徴	錐体路性障害	錐体外路性障害
筋緊張亢進	spasticity （clasp-knife phenomenon）	rigidity （歯車様または鉛管様）
不随意運動	（−）	（＋）
腱反射	亢進	正常
バビンスキー徴候	（＋）	（−）
運動麻痺	（＋）	（−）

症候については典型的な場合である．

II 運動麻痺の種類と出現部位

麻痺の出現する部位から，運動麻痺は，四肢麻痺，片麻痺，対麻痺，単麻痺に分

表 1-18

四肢麻痺	tetraplegia or quadriplegia	：	両側上下肢の麻痺
片麻痺	hemiplegia	：	一側の上下肢の麻痺
対麻痺	paraplegia	：	両下肢の麻痺
単麻痺	monoplegia	：	一肢のみの麻痺

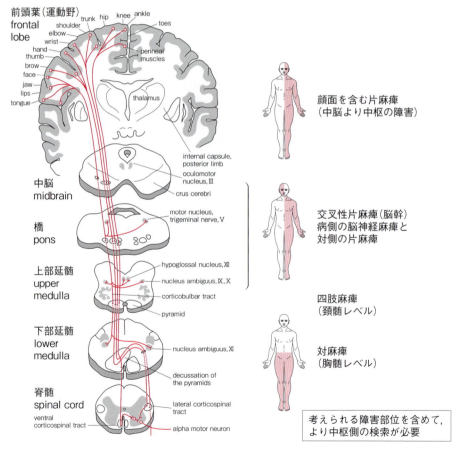

図 1-40 麻痺の分布と典型的な障害部位（上位運動ニューロン）

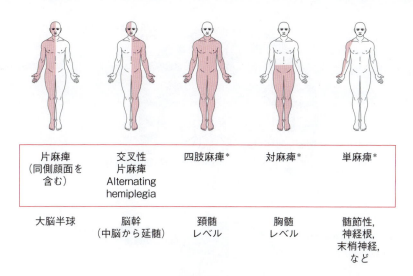

図 1-41 運動麻痺の種類と対応する病巣の例

＊：所見に合わないときは，考えられるより上位に病変がある

類される（表 1-18）．図 1-40 と 1-41 に運動麻痺のおこる部位を示した．片麻痺の場合，麻痺側と同側の顔面の筋力低下があり，麻痺側と同側の顔面と半身の感覚障害を伴っている場合，病巣は麻痺側と反対側の大脳半球，通常は大脳皮質を含む病巣である．交叉性片麻痺は病側の脳神経麻痺と対側の片麻痺を呈するもので，病巣は脳幹であり，病巣は脳神経麻痺を生じた側にある．また，顔面で筋力低下がある場合は，上部の顔面筋（前頭筋）は大脳皮質の両側性の支配を受けているため，中枢性の麻痺では障害を受けないとされている．顔面神経核より末梢の障害では前頭筋も含めて病巣側の顔面の筋力低下が認められる（図 1-42）．四肢麻痺と対麻痺は脊髄で障害部位を考えるのであれば，四肢麻痺は頚髄の C4 より中枢側に病変があり，対麻痺は胸髄で Th10 より中枢側に病変がある．なお，麻痺の高位診断を行う場合に，考えられる病巣部位に画像診断などで病変を確認できなかった場合は，さらに中枢側に病変がないか，検索する必要がある．対麻痺の病巣として第一に胸髄レベルの病変を疑うことは正しいが，もし胸髄に病巣がみつからなかった場合に，さらに高位，たとえば，両側の運動野で頭頂部が障害される病変で対麻痺を呈することは説明が可能である（図 1-43）．単麻痺は一肢の麻痺で，神経叢や複数の神経，神経根，髄節の障害であることが多いが，感覚障害を伴っていない場合は大脳皮質運動野の限局した病変の可能性がある．

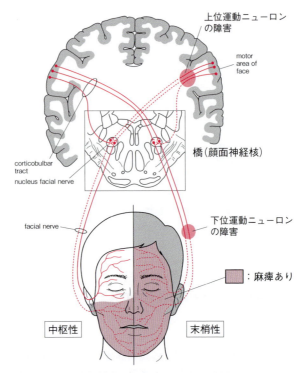

図 1-42 末梢性顔面神経麻痺と中枢性の顔面麻痺
中枢性では，両側性支配の前頭筋（frontal muscle）が保たれるため前頭筋の筋力低下が目立たない．●は障害部位を示す

　末梢神経障害による運動麻痺と神経筋接合部疾患および筋疾患による筋力低下の鑑別のポイントは，末梢神経障害による場合は一般に感覚障害を伴うこと，筋力低下の分布が末梢神経障害では遠位筋優位で，神経筋接合部疾患および筋疾患による筋力低下では一般に体幹に近い肢帯筋，近位筋優位であることがあげられる．例外として，筋強直性ジストロフィーの筋力低下は遠位優位であること，ギラン・バレー症候群の下肢近位筋の筋力低下で発症することを覚えておくとよい．図1-44に末梢神経障害，神経筋接合部，筋疾患で生じる筋力低下の特徴をまとめた．感覚障害や筋萎縮の有無，筋力低下の分布部位にも注意する必要がある．たとえば，重症筋無力症では一般に眼瞼下垂や複視を伴う．筋疾患は一般に全身の筋を侵すが，疾患によっては選択的に侵される筋があり，相対的に筋力低下や筋萎縮が特定の筋に目立つことがあり，これを筋の選択性（muscle selectivity）という．具体的な筋の選択性の一例として，顔面肩甲上腕型筋ジストロフィーでは，顔面筋，上肢肢帯

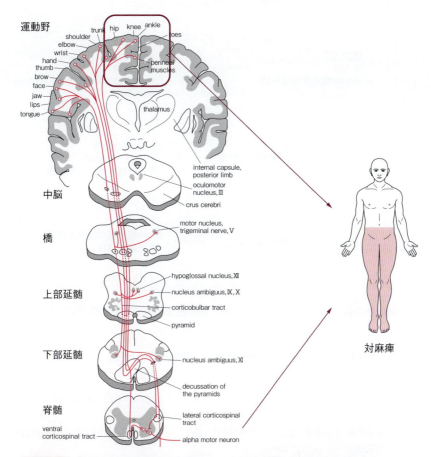

図 1-43 考えられる障害部位を含めて，より中枢側の検索が必要な例

筋，上腕の萎縮と筋力低下が目立つ，rimmed vacuole を伴う遠位型ミオパチーでは前脛骨筋の筋力低下が目立つこと，などがあげられる．

III 痙縮

　痙縮については，上位運動ニューロン症候群として，筋トーヌスの増加，腱反射の亢進，緊張性伸張反射（tonic stretch reflex）の速度依存性増加を認める．そのため，疼痛，関節の拘縮や変形，姿勢の異常などが生じ，歩行やADL，介護などに支障が生じる．痙縮の尺度として，Modified Ashworth Scale（MAS）などが用いられる（表 1-19）．痙縮の治療法として，腱延長術などの手術療法，フェノールブロッ

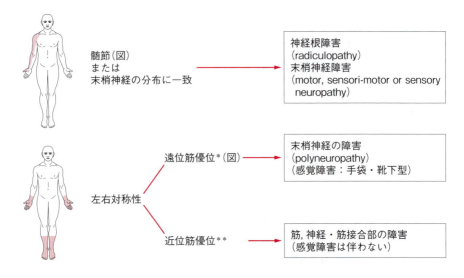

例外：*myotonic dystrophy，**ギラン・バレー症候群

図 1-44 下位運動ニューロン，筋，神経・筋接合部の障害と筋力低下の分布

表 1-19 Modified Ashworth Scale（MAS）（痙縮の評価尺度）

0	筋緊張の亢進はない．
1	軽度の筋緊張亢進がある．引っ掛かりとその消失，または屈曲・伸展の最終域でわずかな抵抗がある．
1+	軽度の筋緊張亢進がある．明らかな引っ掛かりがあり，それに続くわずかな抵抗を可動域の 1/2 以下で認める．
2	よりはっきりとした筋緊張亢進を全可動域で認める．しかし，運動は容易に可能．
3	かなりの筋緊張亢進がある．他動運動は困難．
4	患部は硬直し，屈曲・伸展は困難．

（Bohannon RW, et al. Phys Ther. 1987; 67: 206-7）

クなどの治療が行われてきたが，近年では，ボツリヌス毒素（Botulism toxin: BoNT）の局所筋肉内投与（筋肉内注射），バクロフェン髄腔内投与が施行されている．ボツリヌス毒素は神経筋接合部で神経終末に作用し，アセチルコリンの放出を抑制し，アセチルコリンを介した筋収縮が阻害されるため筋のれん縮および緊張を改善する．ボツリヌス毒素の効果は，可逆的であり，投与された筋において投与後数日から 1 週間程度で発現し，数カ月程度持続する．

〈参考文献〉
1) 柴崎 浩, 著. 神経診断学を学ぶ人のために. 第2版. 東京: 医学書院; 2013.
2) 田崎義昭, 斎藤佳雄, 著. 坂井文彦, 改訂. ベッドサイドの神経の診かた. 第17版. 東京: 南山堂; 2010.

〈原　元彦〉

E．歩行の障害

歩行障害は運動障害や筋力低下のみにより出現するものでなく，失調，深部感覚障害などでも出現する．表1-20に主な歩行障害をまとめた．

I 歩行障害のみかた

A．立位での診察

立位での診察のポイントを表1-21にまとめた．順に，1) 両足で普通に立たせる．2) 両足を揃えて立たせる．3) 両足を揃えて，閉眼で立たせる〔ロンベルグ（Romberg）試験（図1-24，42頁）〕．4) 開眼で片足で立たせる．この際，患者が転倒しないように十分な配慮が必要である．

押し試験（push test）では，実際には引くことが多いが，姿勢保持反応の障害をみる．突進現象には，前方突進現象，後方突進現象（retropulsion），側方突進現象

表1-20　歩行障害の分類

痙性歩行（spastic gait）
　はさみ足歩行（scissor gait）
　痙性片麻痺性歩行（hemiplegic spastic gait）
　痙性失調性歩行（小脳性痙性歩行）
動揺性歩行（waddling gait）
鶏歩（鶏状歩行）（steppage gait, equine gait）
失調性歩行
　脊髄性失調性歩行（spinal ataxic gait, tabetic gait, gait of sensory ataxia）
　小脳性失調性歩行（cerebellar ataxic gait）
　迷路性歩行（labyrinthin gait）
パーキンソン歩行（Parkinsonian gait）
　小刻み歩行（marche à petits pas）
　すくみ足歩行（frozen gait）
歩行失行（前頭葉性歩行）（apraxia of gait, frontal lobe disorder of gait）
不随意運動に伴う歩行障害
ヒステリー性歩行（hysterical gait）
跛行（limp）
　間欠性跛行（intermittent claudication）

表 1-21 起立・歩行の診察: 立位での観察

- 立位の観察
  - 両足で普通に立たせる．
  - 両足を揃えて立たせる．
  - 両足を揃えて，閉眼で立たせる（ロンベルグ試験）．
  - 開眼で片足で立たせる．
- 押し試験（push test）：実際には引くことが多い
  - 姿勢保持反応の障害をみる．
  - 突進現象：
    - 前方突進現象，後方突進現象（retropulsion），側方突進現象
- 片足立ち（one foot standing）
- 蹲踞，しゃがみ試験（squatting）
- 登はん性起立（ガワーズ徴候）

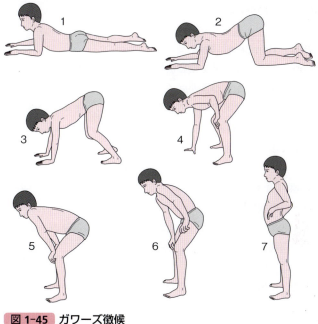

図 1-45 ガワーズ徴候

がある．片足立ち（one foot standing）は麻痺や失調があるとできない．また，片足立ちは，高齢者では神経障害がなくてもできないことがある．

蹲踞，しゃがみ試験（squatting）は踵を接地した状態から踵をあげさせる．登はん性起立〔ガワーズ（Gowers）徴候〕は図 1-45 に示した．いずれも，下肢帯筋の

表 1-22 歩行の診察

- 普通の歩行の観察
    自然に数メートル（5 歩以上）歩いてもらう．
    歩行時の姿勢，足の運び方，安定性，歩行時の上肢の振り，方向転換（on turning）不随意運動の有無などに注意する．
- 継ぎ足歩行（tandem gait）
    歩行運動失調，平衡障害，舞踏運動などがあるとできない．
- 爪先歩き（toe walking, gait on toe）
    下腿三頭筋の筋力低下があると，できない．
- 踵歩き（heel walking, gait on heel）
    前脛骨筋の筋力低下があると，できない．

筋力低下があるとできない．したがって，多発筋炎，ミオパチー，筋ジストロフィーなどでみられることが多い．

B．ロンベルグ（Romberg）徴候

平衡障害のある患者では，足を横に広げて起立時の支持面積を広くすると立てるが，両足を揃えて立つとふらつきが強くてよろけてしまう．閉眼させて視覚入力を遮断すると下肢の深部感覚障害のある患者や迷路性の平衡障害のある患者では倒れかかってしまったり，足を踏み出してしまったりする．このような現象は Romberg 徴候陽性とよばれる（図 1-24, 42 頁）．

C．歩行の診察（表 1-22）

1）普通の歩行の観察
自然に数メートル歩いてもらう．歩行時の姿勢，足の運び方，安定性，歩行時の上肢の振り，方向転換（on turning）不随意運動の有無などに注意する．

2）継ぎ足歩行（tandem gait）
歩行運動失調，平衡障害，舞踏運動などがあるとできない．

3）爪先歩き（toe walking, gait on toe）
下腿三頭筋の筋力低下があると，できない．

4）踵歩き（heel walking, gait on heel）
前脛骨筋の筋力低下があると，できない．

> **表 1-23 歩行周期**
>
> - 一歩（step）
>   一側の踵が接地して，次に反対側の踵が接地するまでをいう．この間の距離を歩幅（step length）という．
> - 重複歩（stride）
>   一側の踵が接地して，次に同じ踵が接地するまでをいう．
> - 歩行周期（walking cycle）
>   一側の踵が接地して，次に同じ踵が接地するまでの一連の動作をいう．
>
> 立脚相は一歩行周期の 60％，遊脚相は 40％となる．
> 脚が体重を支持する時，立脚相と有脚相の移行期に両足支持期があり，一歩行周期に 10％ずつ 2 回あるため，合計 20％となる．

D．歩行周期

1）一歩（step）
一側の踵が接地して，次に反対側の踵が接地するまでをいう．この間の距離を歩幅（step length）という．

2）重複歩（stride）
一側の踵が接地して，次に同じ踵が接地するまでをいう．

3）歩行周期（walking cycle）
一側の踵が接地して，次に同じ踵が接地するまでの一連の動作を歩行周期という（表 1-23）．立脚相は一歩行周期の 60％，遊脚相は 40％となる．脚が体重を支持する時，立脚相と有脚相の移行期に両足支持期があり，一歩行周期に 10％ずつ 2 回あるため，合計 20％となる．

II 主な歩行障害

代表的な歩行障害について簡単に説明する．

A．痙性歩行

下肢の痙性麻痺，すなわち上位運動ニューロン性運動障害のある場合の歩行異常である．痙性対麻痺でみられるはさみ足歩行，痙性片麻痺でみられる痙性片麻痺歩行，痙性対麻痺に平衡障害の加わった小脳性痙性歩行に大別される．

1．はさみ足歩行
痙性対麻痺のため，下肢の伸筋と大腿内転筋の緊張が強く，内反尖足も著明である．両下肢を交叉させながら尖足で歩く．

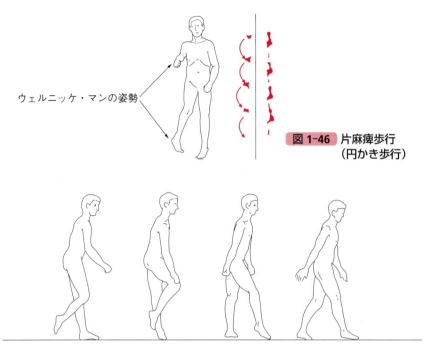

図 1-46 片麻痺歩行（円かき歩行）

図 1-47 鶏歩（steppage gait）（下垂足歩行）

2．痙性片麻痺歩行（図 1-46）
　起立時にはウェルニッケ・マン（Wernicke-Mann）の肢位（患側上肢は屈曲，下肢は伸展パターン）をとる．麻痺側の下肢をまわしながら歩く（circumduction）．

B．鶏歩（図 1-47）
　足と足趾の背屈筋（前脛骨筋，長・短腓骨筋）の麻痺の際にみられる．麻痺側の足が下垂〔下垂足，たれ足（drop foot）〕して背屈できないため，その側の大腿を高く挙上して歩く．片側性のものも両側性のものもある．罹患側の踵歩きができない．原因疾患として，末梢神経障害（Charcot-Marie-Tooth 病など），脊髄性筋萎縮症，遠位型ミオパチー，などがあげられる．

C．中臀筋歩行，動揺歩行（waddling gait），Trendelenburg gait
　下肢近位筋の筋力低下による．一足一足歩くごとに支え足側に上体を傾けるため，体幹を左右に揺すりながら歩く．中臀筋の筋力低下のため正常の場合では足を上げた側の骨盤が挙上するところを，足を挙上した側の骨盤が反対に沈下する．こ

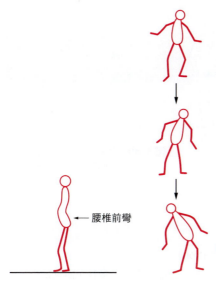

図 1-48 中臀筋歩行，動揺歩行
立脚時に遊脚側の骨盤が低下する．

の現象は Trendelenburg 現象といわれている（図 1-48）．原因疾患として，多発筋炎，進行性筋ジストロフィー，などがあげられる

D．失調性歩行
1．小脳失調性歩行
　両脚を広げて（wide-based）両手でバランスを取るように歩く．片足立ち，継ぎ足歩行は困難である．ロンベルグ徴候は陰性である．
2．脊髄性失調歩行
　下肢を大きく踏み出してばたんばたんと足底を床に叩きつけるように歩く．視覚による補正が困難な場合（暗所，閉眼など）ではさらに歩行しづらい．ロンベルグ徴候は陽性，洗面現象がみられる．脊髄後索障害，深部感覚障害を伴う末梢神経障害でみられる．

E．前庭迷路性歩行
　片側性迷路障害では歩行時に病変側に寄っていってしまう〔バビンスキー・ワイル（Babinski-Weil）試験における星型歩行である〕．

F．歩行失行
　前頭葉性失調による歩行障害といわれている．前頭葉の障害時に足を前に出そう

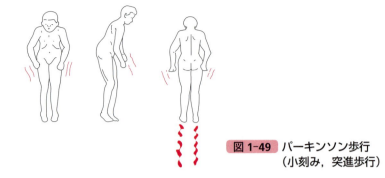

図 1-49 パーキンソン歩行
（小刻み，突進歩行）

としても，なかなか前に出せない．

G．間欠性跛行（intermittent claudication）
　歩き出しは異常がないが，ある一定の長い距離を歩くと歩行が困難になって歩けなくなる．しばらく休むと，また歩けるようになるが，同様のエピソードを繰り返す．
1．動脈性間欠性跛行
　下肢の動脈閉塞，狭窄による虚血性の筋肉痛が生じる．他覚的な感覚障害や錐体路徴候は伴わない．
2．その他
2-1）脊髄性間欠性跛行
　脊髄の動静脈灌流異常による．痙性対麻痺が顕性化する．脊髄動静脈奇形などによる．痛みを伴わない．
2-2）馬尾性間欠性跛行
　腰椎部での脊椎管狭窄による．下肢の疼痛を伴う感覚障害を認める．

H．パーキンソン病，パーキンソニズムでみられる歩行障害
1．パーキンソン（Parkinson）歩行（図1-49）
　前傾前屈姿勢，歩幅の小さい小刻み歩行で，歩き出しが遅い．爪先から床をこするように歩く（shuffling gait）．段々，加速していき，小走りになる（突進または加速 festination）．歩行時の上肢の振り（arm swing）が減少する．
2．すくみ足（frozen gait）
　足がなかなか踏み出せなくなるような状態で歩くことができなくなってしまう．歩き始め（start hesitation）や方向転換時，障害物がある場合に生じやすい．この

ような時に足元に横棒を置くと，患者は容易にこれを跨いで歩き出すことができる（kinésie paradoxale）．

3．小刻み歩行（marche à petits pas）

　両下肢をやや外転気味にして伸展して，むしろ足を広げて（wide-based）足底をほとんど床から上げることなく，少しずつ前方にすり動かして歩く．多発性脳梗塞によって生じた偽性球麻痺（仮性球麻痺）患者にみられる歩行異常である．

〈参考文献〉
1）柴崎　浩，著．神経診断学を学ぶ人のために．第2版．東京：医学書院；2013．
2）田崎義昭，斎藤佳雄，著．坂井文彦，改訂．ベッドサイドの神経の診かた．第17版．東京：南山堂；2010．
3）水野美邦，編．神経内科ハンドブック．第4版．東京：医学書院；2010．

〈原　元彦〉

F. 失調

　運動失調とは，運動麻痺がないにもかかわらず，四肢，体幹の動作の障害を呈することである．そのために運動の正確さの障害，共同筋と拮抗筋の協調の障害，共同筋と拮抗筋のスムーズな運動の転換の障害，体の一側への偏倚などが生じた状態をいう．なお，運動失調（ataxia）は語源からは，a-taxia: a "without", taxis "order" である．運動失調は，責任病巣から，1）小脳性: cerebellar ataxia，2）感覚性: sensory ataxia（脊髄性・深部感覚障害），3）前庭性; vestibular ataxia，4）大脳性〔主に前頭葉性（frontal lobe ataxia）など〕の4つに分類される．

I 小脳性運動失調

　小脳障害では，協調運動障害（incoordination）が生じ，動作の滑らかさが消失し，動作の正確度が失われる．四肢の運動障害のみならず，話し方（speech），眼振（nystagmus）や眼球運動（eye movement）の障害を呈する．

　小脳は解剖学的に，小脳半球，小脳虫部，片葉小節に分けられる．小脳半球の障害（hemispheric syndrome）と小脳虫部の障害と片葉小節の障害（midline syndrome）では臨床症状も異なる（表1-24）．表1-25に小脳性運動失調の原因となりうる疾患をまとめた．

表1-24 小脳の障害部位による臨床所見と疾患

部位	臨床所見	疾患
Midline syndrome 　片葉小節 　　（Flocculonodular lobe） 　小脳虫部 　　（Vermis）	眼振，異常眼球運動，歩行失調	髄芽腫（medulloblastoma） アルコール性など
Hemispheric syndrome 　小脳半球 　　（Cerebellar hemisphere）	四肢の運動失調	腫瘍，血管障害 多発性硬化症など
Diffuse cerebellar dysfunction 　全小脳 　　（Pancerebellar）	上記の全て	傍腫瘍症候群 薬剤（フェニトインなど） 小脳変性症など

表 1-25　小脳性運動失調の原因となる疾患

- 脳腫瘍
    原発性脳腫瘍，転移性脳腫瘍など
- 血管障害
    小脳出血，小脳梗塞，脳血管奇形（AVM），海綿状血管腫など
- 外傷
    後頭蓋窩硬膜下血腫など
- 先天性疾患
    キアリ（Chiari）奇形，ダンディ・ウォーカー（Dandy-Walker）奇形，脳性麻痺など
- 感染・炎症性疾患，脱髄性疾患
    急性小脳炎（acute cerebellitis），多発性硬化症（multiple sclerosis；MS），急性散在性脳脊髄炎（ADEM），フィッシャー（Fisher）症候群，opsoclonus-myoclonus 症候群，脳幹脳炎，小脳部の脳膿瘍，結核腫など
- 代謝性疾患
    ウェルニッケ（Wernicke）脳症（ビタミン B_1 欠乏症），甲状腺機能低下症，肝性脳症，ミトコンドリア脳筋症，先天性代謝異常症など
- 変性疾患
    脊髄小脳変性症（孤発性，遺伝性）など
- 中毒性，薬剤性
    アルコール，有機水銀，ベンゼン，トルエン，リチウム，フェニトイン，プリミドンなど

A．小脳の機能解剖

1．小脳半球（cerebellar hemisphere）

　系統発生学的には新小脳（neocerebellum）といわれる．同側の上下肢の協調運動（coordination）に関連した機能を持つ．障害のある場合，同側の四肢の運動失調，筋トーヌスの低下，跳ね返り現象を呈する．構音障害や眼振も出現する．

2．小脳虫部（vermis）

　系統発生学的に新小脳についで新しい旧小脳（paleocerebellum）に分類される．上部虫部（superior vermis）と下部虫部（inferior vermis）に分ける．

2-1）上部虫部（superior vermis）

　上部虫部は小脳前葉（anterior lobe）の主体である．機能的には歩行に関連する．障害された場合は歩行障害が主で，下肢の運動失調がある．

2-2）下部虫部（inferior vermis）

　下部虫部は体幹の運動や平衡機能に関連する．障害された場合，平衡障害が強く，起立・歩行障害が著明であるが，四肢には明らかな失調を認めない．

3．片葉小節（flocculonodular lobe）

　系統発生学的に最も古く，古小脳（anchicerebellum）である．機能的には前庭核

と連絡しており，前庭小脳ともいわれる．障害された場合は体幹失調，起立・歩行障害，平衡障害，眼振，異常眼球運動などを呈する．

B．四肢の運動失調

四肢の運動失調〔肢節運動失調（limb ataxia）〕では，1）測定障害（dysmetria），2）共同運動障害（dysynergia），運動分解（decomposition），3）変換運動障害（dysdiadochokinesis），4）振戦（tremor），5）時間測定異常（dyschronometria）がみられる．

筋力低下や痙性など錐体路障害を伴う場合や筋強剛（筋固縮）など錐体外路障害を伴う場合は慎重に判断する必要がある．

C．四肢の失調の診察

1．回内-回外試験

上肢の回内-回外運動（rapid alternating movements: RAMs）を行わせると円滑にできなかったり，リズムに不整を認める．必ず，患者の左右の双方を比較して診察する．

2．指-鼻-指試験（finger-nose-finger test）

患者の示指を自分の鼻と検者の指の間を行き来させる．この間，検者の指の位置をかえてみる．指が目的物に近づくほど振戦が著明になるものを企図振戦（intension tremor）といい，小脳性振戦の特徴である．必ず，患者の左右の双方を比較して診察する．

3．膝-踵試験（knee-heel test, heel to shin test）

仰臥位で行う．一方の踵を他側の膝につけ，その後，踵を向こう脛の上を滑らせ，足首まで運ばせる．小脳障害では踵を膝の上に正確に付けることができず，脛の上を滑らせる時も，踵を脛に沿って真っ直ぐに円滑に動かすことができない．必ず，患者の左右の双方を比較して診察する．

4．筋トーヌスの低下（hypotonus）

小脳が障害されると同側の上下肢の筋のトーヌスは低下する．

4-1）shoulder shaking test

患者の肩に手を当てて，その上体を左右に揺さぶる．筋トーヌスの低下している側の上肢は健側より大きくふれる（pendulousness の亢進）．

4-2）スチュアーチ・ホームズ（Stewart-Holmes）rebound phenomenon, rebound 現象，跳ね返り現象

患者の上肢を肘関節で屈曲させ，患者に自分の胸に向かって腕を力いっぱい引く

ように命じる．この際に検者は手首を軽く握り，被検者に対抗するようにする．検者が急に手を離すと小脳障害では胸を打ってしまう．反射的に拮抗筋を収縮させて上肢を止めることが小脳障害ではできない．

D．小脳障害でみられる立位・座位・歩行の異常
1．体幹失調（truncal ataxia）
　小脳性の体幹失調がある時には，立位保持で両足をひろげ（wide-based），両腕を外転して平衡を保とうとする．座位・立位でも首や上半身の動揺（oscillation）がみられる．
2．開脚歩行（wide based gait）
　歩行時には常に足を大きく開き（wide-based），酔っ払いのような歩き方をする．
3．継ぎ足歩行・片足立ち（tandem gait, one-foot standing）
　継ぎ足歩行・片足立ちのいずれも，踏みはずす，あるいは，できない．いずれも小脳障害以外の病態，たとえば，運動麻痺など，高齢者などでも生じうる．
4．小脳障害で認められるその他の異常
4-1) 話し方（speech）の異常
　小脳失調では発語は爆発的〔爆発言語（explosive speech）〕や，不明瞭または緩慢（slurred speech）であったり，途切れ途切れになる〔断綴言語（scanning speech）〕．
4-2) 眼振（nystagmus），眼球運動の障害
　小脳疾患では眼振，緩徐眼球運動などを呈することがある．眼球運動も距離測定障害を認める．異常眼球運動を呈することもある．

II 感覚性運動失調（sensory ataxia）

A．感覚性運動失調
　深部感覚の伝導路が通る脊髄後索の病変と末梢神経障害による深部感覚（deep sensation）〔固有感覚（proprioceptive sensation）〕の障害のため，生じた運動失調である．感覚性失調，感覚失調ともいう．ロンベルグ徴候が陽性である．表1-26に原因となりうる疾患をまとめた．

B．ロンベルグ徴候（Romberg sign）
　両足をそろえ，つま先を閉じ，体が動揺しないか，しばらく観察し（5～10秒），続いて閉眼させる．閉眼により身体の動揺が著明となり，倒れれば陽性とする．元来は位置覚の検査である．前庭障害でも陽性となる．

表 1-26 感覚性運動失調の原因となる疾患

1. 脊髄腫瘍
2. 変形性頚椎症
3. 後脊髄動脈症候群
4. 脊髄空洞症
5. 感染および炎症性疾患：脊髄梅毒特に脊髄癆，フォア・アラジュアニン（Foix-Alajouanine）症候群，膠原病，急性横断性脊髄炎，神経ベーチェット（Behçet病），サルコイドーシス
6. 多発性硬化症
7. 代謝性疾患：亜急性脊髄連合変性症（ビタミン B_{12} 欠乏），癌性ミエロパチー
8. 中毒性疾患：SMON（キノホルム），弱毒有機リン，triorthocresylphosphate（TOCP）
9. 変性疾患：フリードライヒ（Friedreich）病，ルシー・レヴィ（Roussy-Lévy）症候群，Bing's posterior column degeneration
10. 末梢神経疾患：失調型多発根神経炎，デジュリン・ソッタス（Dejerine-Sottas）病，シャルコー・マリー・トゥース（Charcot-Marie-Tooth）病の一部，hereditary sensory radiculoneuropathy

C. 体性感覚神経の伝導路

深部感覚（関節位置覚と振動覚）に関わる後索から内側毛帯に至る伝導路と温痛覚（温度覚と痛覚）を伝える脊髄視床路がある．

1. 深部感覚

深部感覚は脊髄の入った側と同側の後索を上行し，脳幹と脊髄の移行部で対側に交叉する．

2. 表在感覚

温痛覚は脊髄に入った後，1〜2髄節上で反対側に交叉し，脊髄視床路を上行する．触覚は上記の2つの伝導路の特徴をあわせ持つ．

D. 脊髄障害のため感覚性運動失調（sensory ataxia）を呈する疾患

脊髄後索の病変による深部感覚の障害でおこる．ロンベルク徴候が陽性であり，失調は下肢に優位で歩行障害が強く，閉眼で失調は増強する．なお，温痛覚が正常ならば脊髄後索性の失調であり，温痛覚に異常があれば後根以下の末梢神経障害による障害が示唆される．

1. 脊髄癆（tabes dorsalis）

神経梅毒の一病型である．下肢から腰部の電撃様疼痛（lightning pain），膝蓋腱反射消失〔ウェストファル（Westphal's）徴候〕，アーガイル ロバートソン瞳孔（Argyll-Robertson pupil）を3徴（trias）とする．臨床的には深部感覚障害を認め，アーガイル ロバートソン瞳孔においては，縮瞳および対光反射の消失を認め，輻輳

表 1-27 末梢神経障害による感覚性運動失調を呈する疾患

- 遺伝性ニューロパチー
  遺伝性運動感覚性ニューロパチー（HMSN）：シャルコー・マリー・トゥース病など，ポルフィリン症，家族性アミロイドニューロパチーなど
- 代謝性ニューロパチー
  糖尿病性，ビタミン欠乏性など
- 中毒性または薬剤性ニューロパチー
  アルコール，SMONなど．抗がん剤
- その他
  がん性または傍腫瘍性ニューロパチー，ギラン・バレー（Guillain-Barré）症候群（AIDP）の一部，慢性炎症性脱髄性多発根神経炎（CIDP）の一部，ジフテリア感覚性ニューロパチーなど

末梢神経障害のうち，特に感覚神経が障害される病態．特に大径有髄末梢神経線維が障害される病態では感覚性運動失調がみられる．
四肢末梢に表在感覚障害を認める．

反射は保たれる．

2．その他
　脊髄腫瘍，多発性硬化症，後脊髄動脈症候群，など．

E．末梢神経障害により感覚性運動失調を呈する疾患

　末梢神経障害のうち，特に感覚神経が障害される病態．特に大径有髄末梢神経線維が障害される病態では感覚性運動失調がみられる（表1-27）．通常は，四肢末梢の表在感覚障害も深部感覚障害とともに認める．

F．前庭障害による運動失調（vestibular ataxia）

　前庭性失調ともいわれる．座位，起立，歩行時の平衡障害が特徴的であり，回転性めまいや眼振を認める．ロンベルグ徴候は陽性で，閉眼で患側に倒れる．四肢の運動失調（limb ataxia）を認めない．感覚障害，特に深部感覚の障害を認めない．原因となりうる疾患として，前庭神経炎，メニエル症候群などがあげられる．脳幹の限局した血管障害で神経核が障害される場合も含まれる〔延髄外側症候群（ワレンベルグ（Wallenberg）症候群）など〕．

〈原　元彦〉

G. 不随意運動

　不随意運動とは，本人の意図に反して不随意に身体の一部ないしは全体が動く運動の総称であり，大別すると，規則的（律動的）と不規則的（非律動的）に分けられる．規則的（律動的）なものに，振戦（代表的なものにパーキンソン病），口蓋ミオクローヌスがあり，不規則的（非律動的）なものとしてはチック，ミオクローヌス，舞踏運動，アテトーゼ，ジストニア，バリスムがある（図 1-50）．

Ⅰ 不随意運動が出現する仕組み

　大脳基底核が関与する病態と関与しない病態がある．
　1）大脳基底核には，尾状核・被殻・淡蒼球・視床下核・黒質が含まれる（図 1-51）．近年大脳基底核を介する運動回路が解明され，大脳基底核のそれぞれの役割が明らかになってきている．アレキサンダー・クラッチャー（Alexander-Crutcher）のモデルを示す（図 1-52A）．基本的な考え方は，線条体（尾状核＋被殻）から淡

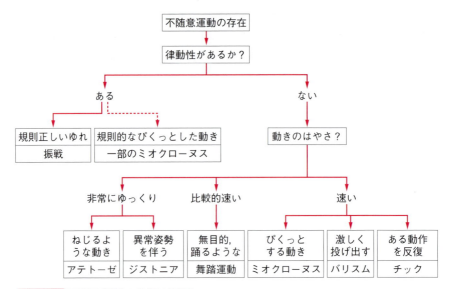

図 1-50 不随意運動の分類の手順

（荻野　裕．内科．2014; 113: 837-40）

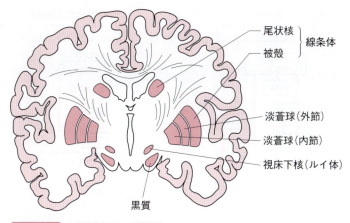

図 1-51 大脳基底核の諸構造

蒼球内節にいたる回路がストレートにつながる「直接路」と線条体から淡蒼球外節・視床下核を経て淡蒼球内節につながる「間接路」がある．線条体からの入力は，「直接路」では抑制系ニューロンが単シナプス性に投射することから抑制性調節を，「間接路」では抑制性シナプス 2 つと興奮性シナプスを介し，促進性調節を担っていると考えられている．近年ではこれらの回路に加えて大脳皮質から視床下核に向かう「ハイパー直接路」が存在し，興奮に関与していることが明らかにされてきている．

2）大脳基底核が関与しない仕組みとしては，大脳皮質や脊髄の発火が関与して生ずる仕組みがある．

II 不随意運動の特徴・出現部位

A．規則的

1）振戦（tremor）

規則的な不随意運動としては振戦があり，手指などが左右に振える．パーキンソン病でみられるように 3〜6 Hz/秒とやや遅いものと，甲状腺機能亢進症や極度の緊張の際にみられる約 10 Hz のより速いものとがある．必ずしも神経疾患ばかりではないので注意を要する．

2）ミオクローヌスの一部

持続の短い筋収縮が規則的にみられるものとしては，口蓋ミオクローヌスがあり，責任病巣としてはギラン・モラレ（Guillain-Mollaret）の三角が想定されている．ミオクローヌスの例外的なタイプとして記憶にとどめておく必要がある．

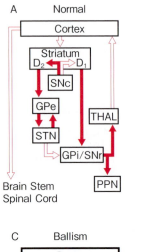
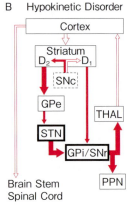
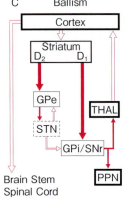
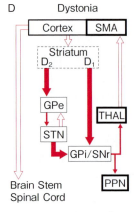

図 1-52 基底核運動回路(橋本隆男. 神経進歩. 2000; 44: 914-21[5]/Alexander GE, et al. Trends Neurosci. 1990; 13: 266-71[4]/DeLong, 1990より改変)

正常(A), 寡動(B), バリスム(C), ジストニア(D).
白矢印は興奮性入力, 赤矢印は抑制性入力を示し, 活動性の亢進, 低下を矢と線の太さで表す.
Cortex: 大脳皮質, GPe: 淡蒼球外節, GPi: 淡蒼球内節, PPN: 脚橋核, RET: 視床網様核, SMA: 補足運動野, SNc: 黒質緻密質, SNr: 黒質網様質, STN: 視床下核, Striatum: 線条体, THAL: 視床.

B. 不規則

1. 速い不随意運動

1) チック (tic)

顔面, 頸部, 肩などにみられる短く速い, 不規則に繰り返される常同的な不随意運動で, 顔面チックやジル ド ラ トゥレット (Gilles de La Tourette) 症候群など

においてみられる．

2）ミオクローヌス（myoclonus）
　持続の短い不規則な筋収縮が顔面や四肢にみられ，大脳皮質，脊髄からのインパルスによって惹起されることが確認されてきており，クロイツフェルト・ヤコブ（Creutzfeldt-Jacob）病などにおいて観察される．

3）バリスム（ballism）
　かなり大きく・速い投げるような動きが，上・下肢の起始部にみられる不随意運動であり，視床下核の障害時，特に脳梗塞時に出現する．

2．比較的速い不随意運動
1）舞踏運動（chorea）
　舞踏運動はギリシャ語の「踊る」ことを意味する言葉に由来する．代表的な疾患としてはハンチントン舞踏病にみられ，尾状核の障害（変性萎縮）により出現すると考えられ，踊るようなすばやい不随意運動である．他に小児に発症する小舞踏病などもある．

3．遅い不随意運動
1）アテトーゼ（athetosis）
　アテトーゼは，ギリシャ語の「固定不能」「変化しやすい」ことを意味する言葉に由来する．ねじれるよう不随意運動で，手指が過伸展しながら手がゆっくり動き，線条体，淡蒼球，時に視床の障害で出現する不随意運動である．

2）ジストニア（dystonia）
　ジストニアは，筋緊張の高まりにより持続性の筋収縮が四肢や体幹におこるゆっくりした不随意運動で，ウィルソン（Wilson）病などのレンズ核（淡蒼球＋被殻）の障害で出現すると考えられるが，痙性斜頚など局所に限定して出現するタイプもある．

Ⅲ 病態（図1-52）

　速い不随意運動であるバリスムは，間接路の視床下核（STN）の破壊（梗塞あるいは出血）によって抑制が低下，直接路は機能が保たれており，視床の脱抑制から皮質の運動命令は増強し，バリスムが出現する（図1-52C）．

　遅い不随意運動であるジストニアでは，持続性の非相反性筋収縮による捻じれた異常姿勢をとる特徴がある．線条体の障害により間接路の淡蒼球外節への出力亢進，直接路の淡蒼球内節への出力も亢進，視床の脱抑制による機能亢進の結果と理解されている（図1-52D）．

　舞踏運動では，線条体の尾状核の障害により，淡蒼球外節の活動が亢進するなど

間接路が亢進，直接路は変わらず，視床は脱抑制となり運動過多となると考えられる．

またアテトーゼでは，責任病巣は線条体，淡蒼球，時に視床もあげられる．特定されていないが淡蒼球内節の活動低下，脱抑制による視床の活動亢進と考えられる．

IV 鑑別と検査

振戦の原因としては，パーキンソン病やパーキンソン症候群にみられる大脳基底核が関与する場合と甲状腺機能亢進症や緊張など大脳基底核が関与しないものがある．前者としては胃薬（スルピリドなど）の中にパーキンソン症候群を惹起する薬剤もあり振戦を認める方に内服薬を確認することも必要である．また甲状腺機能亢進症を疑う場合，脈拍の増加，甲状腺の腫大，眼球突出，検査では Free T3, Free T4, 甲状腺刺激ホルモン（thyroid-stimulating hormone: TSH）も同時に測定して確認する必要がある．

舞踏様運動としては，尾状核が萎縮するハンチントン舞踏病や感染時に観察される小舞踏病などがある．

バリスムの原因としては，脳血管障害，特に脳梗塞が最も多い．可能な範囲で頭部 CT, 頭部 MRI を早期に実施する必要がある．

ミオクローヌスについては，クロイツフェルト・ヤコブ病などでおこるので，感染性も考慮しつつ病態解明の検査（jerk-locked back averaging 法など）を実施する．

ジストニアの原因として，最も有名な疾患はウィルソン（Wilson SAK）によって見出された肝レンズ核変性症である．銅代謝に関与するセルロプラスミン（ceruroplasmin）低値，カイザー・フライシャー（Kayser-Fleischer）角膜輪を確認する必要がある．他に瀬川によって発見された遺伝性ジストニー（瀬川病）や脳性麻痺などがある

アテトーゼの原因にはジストニアとの移行があり，脳性麻痺，脳血管障害（視床），前述のウィルソン病などが含まれる．血管障害が疑われる場合は，可能な範囲で頭部 CT, 頭部 MRI を早期に実施する必要がある．

〈引用文献〉
1) 荻野　裕．ふるえ，不随意運動．内科．2014; 113: 837-40.
2) 田崎義昭，他編．大脳基底核と錐体外路症状．神経病学．2 版．東京: 医学書院; 1984. p.126.
3) 瀬川文徳，黒岩義之．不随意運動: 分類と最近の進歩．内科学誌．2000; 89: 608-16.

4) Alexander GE, Crutcher MD. Functional architecture of basal ganglia circuits. Trends Neurosci. 1990; 13: 266-71.
5) 橋本隆男. 大脳基底核の生理. 神経進歩. 2000; 44: 914-21.

〈細川　武〉

H. 筋萎縮

　筋萎縮（muscle atrophy）のみかたについては，神経診察，筋病理所見，筋力など複数の立場があるが．本項では神経診察上の，筋の萎縮，肥大（hypertrophy），把握痛（muscle tenderness）や攣縮（スパスム，spasm），線維束収縮（fasciculation）について概説する．筋病理所見は「2. 神経疾患各論 K. 代表的なミオパチー（314〜322頁）」を参照していただきたい．補足として，サルコペニア（sarcopenia）について概説する．

　筋疾患（ミオパチー，myopathy）と末梢神経障害では発症早期から筋萎縮を生じる．その点では，筋疾患，特に筋ジストロフィーと下位運動ニューロンの障害の特徴のひとつと捉えることができる（表1-13，75頁）．一方で，生理的な加齢や不使用（not-use, disused）による廃用症候群で筋萎縮が生じうる．なお，筋力と筋肉のボリューム（量）は必ずしも関連しないこと，基本的に上位運動ニューロンの障害では発症早期には筋萎縮を認めないことを理解して診察・評価を行う．筋肉の重量は，成人で体重の約40％とされている．加齢による筋肉の量の変化は，40歳から年に0.5％ずつ減少し始めるとされている．加齢による筋力低下は50歳ころまで維持され，その後は10年間に15％ずつ減少するといわれている．

I 筋萎縮

　診察，リハビリテーション評価や検査実施にあたってのポイントは，筋萎縮の分布である．一般に筋萎縮の原因としてミオパチーの場合は近位筋優位の，末梢神経障害，特に多発神経炎（polyneuropathy）である場合は遠位筋優位の筋萎縮がみられる．それぞれの特徴を表1-28にまとめた．なお，末梢神経障害では，単神経炎（mononeulopathy）の場合，一般に固有の神経支配に一致した感覚障害を伴っていること，多発神経炎の場合は手袋靴下型で通常は下肢に強い感覚障害を伴っていることが多い．筋ジストロフィーの場合はびまん性の筋萎縮の分布をとるが，障害されやすい筋の分布に特徴がある（muscle selectivity）．顔面肩甲上腕型筋ジストロフィーでは，上肢で体幹に近い上肢帯の筋と上腕の筋萎縮が目立ち，翼状肩甲（winging scapula）を呈することが多い．空胞変性を伴う遠位型ミオパチー（distal myopathy with rimmed vacule: DMRV, Nonaka disease）では前脛骨筋，三好型筋ジストロフィーでは下腿三頭筋，筋緊張性ジストロフィーと封入体筋炎では小手

表 1-28 筋萎縮の分布からみた病態と疾患の特徴

A．筋萎縮がびまん性に分布
 筋原性
  筋ジストロフィー（病型と病期による）
 神経原性
  運動ニューロン疾患（筋萎縮性側索硬化症：ALS，など）（病型と病期による）

B．筋萎縮が近位筋に優位
 筋原性疾患が多い
  多発筋炎，皮膚筋炎，筋ジストロフィー（肢帯型筋ジストロフィーなど）など
 神経原性疾患
  糖尿病性筋萎縮症（diabetic amyotrophy）など

C．筋萎縮が遠位筋に優位
 神経原性疾患が多い
  運動ニューロン疾患，遺伝性ニューロパチー（シャルコー・マリー・トゥース病など）
  急性炎症性脱髄性ポリニューロパチー（AIDP），慢性炎症性脱髄性ポリニューロパチー（CIDP），末梢神経障害を伴う疾患（糖尿病性末梢神経障害など）
 筋原性疾患
  遠位型ミオパチー，遠位型ジストロフィー（三好型など），筋緊張性ジストロフィー，封入体筋炎など

D．筋萎縮が特定の分布をとる場合
 1）単神経炎：手根管症候群（正中神経の絞扼性ニューロパチー）など
 2）筋疾患で特定の筋が侵されやすい疾患
  顔面肩甲上腕型筋ジストロフィー（上肢帯の筋と上腕，顔面）
  空胞変性を伴う遠位型ミオパチー（前脛骨筋）
  三好型筋ジストロフィー（下腿三頭筋）

筋の筋力低下や萎縮が目立つことがある．顔面筋の罹患を伴うミオパチーでは，筋緊張性ジストロフィーでは，咬筋などの萎縮に伴う斧状顔貌（hatchet face）などがあげられる．筋萎縮の診察の立場から，神経筋疾患の診察のポイントを図 1-53，図 1-44（82頁）にまとめた．

II 筋の仮性肥大

下腿三頭筋の筋の仮性肥大（pseudohypertrophy）は，特にデュシェンヌ（Duchenne）型筋ジストロフィーの幼児期の特徴として有名であるが，その他の筋ジストロフィーでも同部の仮性肥大を認めることもある．先天性筋ジストロフィーのうち，本邦に多い福山型先天性筋ジストロフィーでは，顔面筋，特に頬の仮性肥大を認めることがある．仮性肥大の成因として正常の筋線維が増加しているのではなく，間質の増生や脂肪化などが加わっている．したがって，仮性肥大を認める筋の筋力は増強していることはなく，むしろ低下していることが多い．

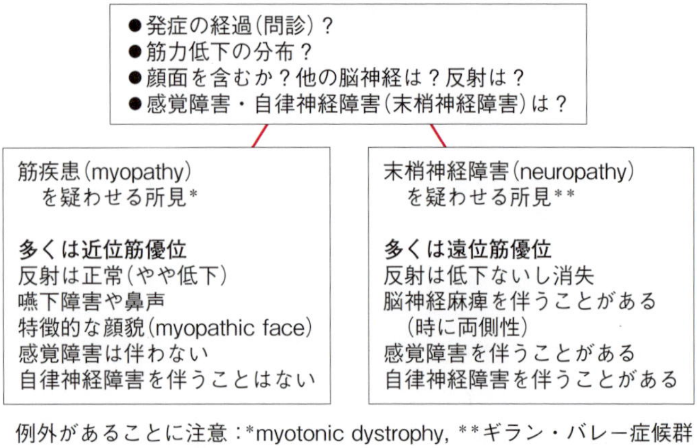

```
●発症の経過（問診）？
●筋力低下の分布？
●顔面を含むか？他の脳神経は？反射は？
●感覚障害・自律神経障害（末梢神経障害）は？
```

筋疾患（myopathy）を疑わせる所見*	末梢神経障害（neuropathy）を疑わせる所見**
多くは近位筋優位 反射は正常（やや低下） 嚥下障害や鼻声 特徴的な顔貌（myopathic face） 感覚障害は伴わない 自律神経障害を伴うことはない	多くは遠位筋優位 反射は低下ないし消失 脳神経麻痺を伴うことがある 　（時に両側性） 感覚障害を伴うことがある 自律神経障害を伴うことがある

例外があることに注意：*myotonic dystrophy，**ギラン・バレー症候群

図 1-53 神経・筋疾患（neuromuscular disorders）の診察のポイント

III その他の筋の随伴症状

A．筋膨隆現象，マウンディング現象（mounding phenomenon）

甲状腺機能低下症に伴うミオパチーで認めることがある．打鍵器で筋腹を叩くと筋腹が数秒間にわたり盛り上がるような現象である．

B．ミオトニア

筋緊張性ジストロフィーで認められる．叩打性ミオトニア（percussion myotonia），把握性ミオトニア（grip myotonia）があげられる．

C．筋線維束収縮

筋線維束収縮（fasciculation）は末梢神経軸索または前角細胞の障害でみられる．下位運動ニューロン障害の特徴的所見である．筋が自発的に素早く収縮するのが皮膚の上から肉眼でみることができる．生理的に，疲労などで健常人でも認めることがある（benign fasciculation）．ただし，数カ月以上にわたり，複数の筋または高頻度に認められる病的な意義の高い筋線維束収縮は運動ニューロン疾患で認めることが多い．

D. 筋のスパスム，筋痙攣

健常人でも認められる，いわゆる，こむら返りであるが，数カ月以上にわたり，多数の筋または高頻度に認められる場合は病的な意義があることがある．

E. 筋の圧痛，把握痛

多発筋炎，皮膚筋炎などでは，近位筋の圧痛，把握痛を認めることがある．

IV サルコペニア

年齢と関連する筋肉量の低下が，サルコペニア（sarcopenia）として提唱されて以来，加齢に伴って生じる骨格筋量と骨格筋力の低下を示す用語として用いられているが，明確な定義や診断基準はなされていない．加齢と関連するサルコペニアは，よくみられる一般的なものであるが，日常生活動作の妨げや転倒につながるなど，身体的および経済的な負担の大きなもののひとつである．成因は，加齢，廃用など以外にも複合的な要因によるものとされている．

〈参考文献〉
1）水野美邦，編．神経内科ハンドブック　鑑別診断と治療．第4版．東京：医学書院；2010．
2）柴崎　浩，著．神経診断学を学ぶ人のために．第2版．東京：医学書院；2013．
3）田崎義昭，斎藤佳雄，著．坂井文彦，改訂．ベッドサイドの神経の診かた．第17版．東京：南山堂；2010．
4）埜中征哉，著．臨床のための筋病理．第4版．東京：日本医事新報社；2011．

〈原　元彦〉

I. 感覚障害

　感覚は特殊感覚（special sensation: 視覚，聴覚，嗅覚，平衡感覚が含まれる），内臓感覚（visceral sensation: 自律神経による内臓感覚，内臓痛），体性感覚（somatic sensation）に分けられる．体性感覚は，表在感覚（superficial sensation），深部感覚（deep sensation）に分けられる．本項では，表在感覚と深部感覚について，診察と評価の観点から概説する．また，複合感覚，特に消去（extinction）について述べる．

1 表在感覚と深部感覚

　表在感覚は，皮膚および粘膜の痛覚（pain），温覚（warm sensation），冷覚（cold sensation），触覚（touch, tactile sensation）などがこれに属する．深部感覚は，骨膜，関節，筋肉などから伝えられるもので，関節位置覚（joint position sense），振動覚（vibratory sense）がある．体性感覚と深部感覚の求心性線維，末梢神経の分布，髄節性支配に関する知識は感覚障害の診察・評価と患者の病態，疾患の把握に必要である（図1-9，1-10，1-11，1-13a, b，15〜18頁を参照）．感覚障害のみかたは，患者の主観に頼ることになるので，患者の意識状態や，知能，精神状態もかかわってくる．患者の協力を得ることが必須であり，短時間に要領よく行う必要がある．大まかに，左右差があるか，近位と遠位で違いがあるか，などを定性的にみていく方法や，正常を10とした場合に，与えた刺激が0から10のどれに相当するかを答えてもらう方法などがある．診察時に患者に不安感や暗示を与えることなどが感覚障害の診察に影響することもおこりうるので注意する．

2 感覚の異常

　感覚の異常は，感覚が正常より鈍い場合は感覚鈍麻（hypesthesia），感覚が感知できない場合は感覚消失（anesthesia），正常より過大に感知する場合は感覚過敏（hyperesthesia）と表現する．自発的に生じる感覚の異常を異常感覚（dysesthesia）といい，外部から与えられた刺激と異なった感覚を生じる場合は錯感覚（paresthesia）という．

III 感覚の診察法

痛覚の検査には，つまようじなどの先のとがったもの，ピン車など，温度覚の検査にはお湯や氷水を入れた試験管を，触覚の検査にはティッシュペーパーなどを用いる．振動覚の検査では骨の上に音叉を当てて，振動覚の有無や振動の持続時間を検査する．関節位置覚の検査では，検査する関節を他動的に伸展・屈曲させることになるが，関節を他動的に動かす際に，患者が関節の動きを触覚・圧覚で代償することがないように関節の側面を持って動かす．関節位置覚に障害がある場合に，感覚性運動失調により，手指の偽性アテトーゼ（pseudoathetosis），ロンベルグ徴候陽性，洗面現象（basin phenomenon）などを認めることがある．手指の偽性アテトーゼとは，閉眼して指をそろえた状態で上肢を手掌を下に向けて前方に挙上させたときに，指先の関節位置覚が不良な場合に，あたかも指先でピアノを弾くような，不規則なアテトーゼに似た姿勢の異常をとることをいう．洗面現象は脊髄癆で認められる所見として知られている．洗面現象は，生活場面において，洗面台で顔を洗う時に通常は起立した状態で閉眼してうつむくことになるが，関節位置覚の障害があると閉眼すると立位が維持できないので，倒れかかってしまう現象であり，診察で行うロンベルグ徴候と同様の現象である．

IV 感覚障害の症候

A．病巣診断

大脳皮質-視床-脳幹-脊髄-神経根-神経叢-末梢神経で分けて考えるのがよい．

1．大脳皮質の感覚野から視床，中脳にいたる伝導路の感覚障害

大脳皮質の感覚野（中心後回）から視床に至る伝導路の障害では，一般に病巣とは反対側の顔面を含む全感覚障害である．また，中脳から視床までの障害でも，同様に病巣とは反対側の顔面を含む全感覚障害を示す（図1-54）．なお，視床に限局した障害で病巣の反対側の口周辺と手掌に限局した感覚障害を認めることがあり，手口感覚症候群（cheiro-oral syndrome）という．

2．延髄，橋下部の障害

延髄，橋下部の障害では感覚解離を示し，病巣側顔面と反対側四肢の感覚障害を認める交叉性感覚障害を呈することがある〔ワレンベルグ（Wallenberg）症候群，114頁を参照〕．

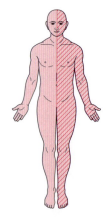

図 1-54 中心後回から中脳までの伝導路の感覚障害
病巣と反対側の半側の全感覚障害.

3. 脊髄・神経根レベルの感覚障害: 髄節性感覚障害

脊髄ないし神経根レベルの障害の場合は髄節性支配を念頭に感覚障害を診察・評価する. 髄節性支配では, 代表的な keypoint, 例えば, C4 (keypoint: 肩峰), C7 (keypoint: 第Ⅲ指), Th4 (keypoint: 乳頭部), Th10 (keypoint: 臍), L2 (keypoint: 大腿前面), L5 (keypoint: 拇趾), S4, 5 (keypoint: 肛囲) などを理解しておく (図 1-55, 1-56). Standard neurological classification of spinal cord injury (いわゆる ASIA の評価シート) による脊髄障害のレベルの評価の際にも有用である.

4. 末梢神経障害による感覚障害

神経叢, 末梢神経の障害による感覚障害のみかたは, 障害されている末梢神経それぞれの固有感覚支配領域を念頭に診察・評価する.

一般に, 多発ニューロパチー (polyneuropathy) では手袋靴下型 (glove and stocking) の感覚障害の分布をとる. 多発単神経炎 (multiple mononeuropathy または mononeuropathy multiplex) では, 複数の単神経炎が組み合わさった病態であり, 斑状 (patchy) の感覚障害の分布をとる (図 1-57). 単神経炎 (単ニューロパチー, mononeuropathy) では単一の神経が侵される. 一般に, 末梢神経障害の場合は, 感覚障害に加えて, 障害されている神経に支配されている筋群の筋力低下と, 障害されている神経が反射弓を構成している腱反射の低下ないし消失を伴う.

4-1) 異常感覚性大腿痛

大腿外側皮神経の絞扼性ニューロパチーである. 異常感覚性大腿痛 (meralgia

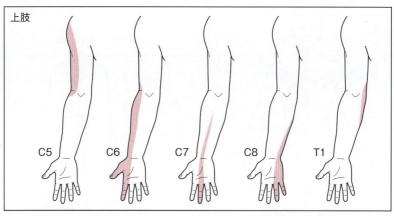

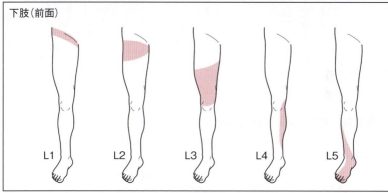

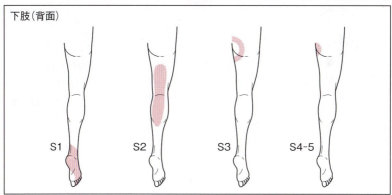

図 1-55 感覚障害と髄節性支配

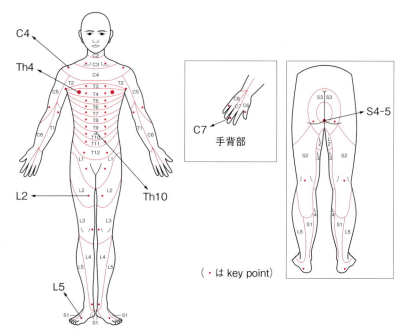

図 1-56 髄節性支配の keypoint

(Standard neurological classification of spinal cord injury による)

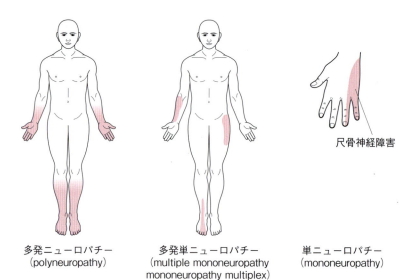

図 1-57 感覚障害の分類

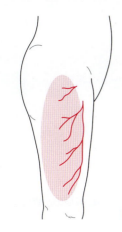

図 1-58 異常感覚性大腿神経痛の感覚障害

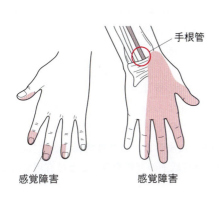
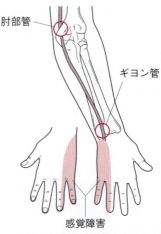

手根管症候群
(正中神経)

肘部管症候群，ギヨン管症候群

図 1-59 正中神経と尺骨神経の感覚障害

paresthetica）では大腿外側皮神経の支配に一致した大腿外側部の感覚障害を訴える（図1-58）．なお，異常感覚性大腿痛では運動麻痺は認めない．ロート・ベルンハルト（Roth-Bernhardt）症候群ということがある．

4-2）正中神経の絞扼性ニューロパチー

手根管症候群（carpal tunnel syndrome: CTS）では正中神経が障害されるため，一般にⅠからⅢ指の感覚障害を認める（図1-59）．

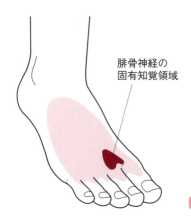

図 1-60　腓骨神経麻痺の感覚障害

4-3）尺骨神経の絞扼性ニューロパチー

肘部の肘部管（cubital tunnel），および手根骨部のギヨン（Guyon）管（ulnar tunnel）における絞扼性ニューロパチーにより尺骨神経が障害された場合には，Ⅳ指尺側とⅤ指の感覚障害を訴えることがある（図 1-59）．

4-4）腓骨神経麻痺

腓骨神経麻痺は，通常，腓骨頚部の外側面での腓骨神経の圧迫により生じ，足の背屈障害と外転の脱力（垂れ足，下垂足）を呈するが，下腿の前外側面および足の背部，または第一と第二中足の間の領域に感覚低下が生じる（図 1-60）．ベッド柵や手術体位などで腓骨頚部の圧迫などが生じた場合に，腓骨神経麻痺が生じることがあるので，第一と第二中足の間の領域の感覚低下の有無をみることは有用である．

4-5）ティネル徴候

末梢神経が絞扼性に障害されている場合に，同部の叩打で末梢部位への放散痛を訴えることがあり，これをティネル（Tinel）徴候という．

B．解離性感覚障害

解離性感覚障害（sensory dissociation）とは，ある種の感覚だけが障害され，一部の感覚は正常に保たれることをいう．ワレンベルグ症候群（延髄外側症候群），前脊髄動脈症候群，ブラウン-セカール症候群，脊髄空洞症などでは解離性感覚障害を認める．

1．解離性感覚障害をきたす疾患

1-1）ワレンベルグ症候群（延髄外側症候群）

ワレンベルグ（Wallenberg）症候群（延髄外側症候群）では，外側脊髄視床路と

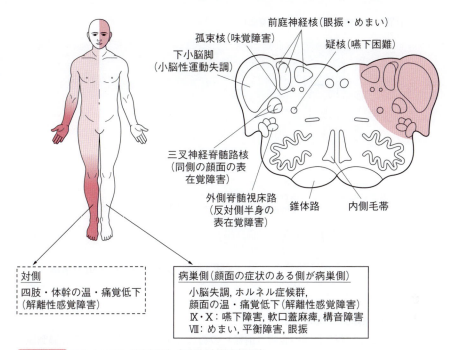

図 1-61 ワレンベルグ症候群（延髄外側症候群）

　三叉神経脊髄路核が障害されるが内側毛帯と前脊髄視床路は保たれるため，病側の顔面の温痛覚と病巣の反対側半身の温痛覚が障害されるが，触覚と深部感覚は保たれる．ワレンベルグ症候群（延髄外側症候群）は椎骨動脈，後下小脳動脈（PICA）の閉塞により，病巣側の小脳失調，ホルネル（Horner）症候群，顔面の温・痛覚低下（解離性感覚障害），脳神経Ⅸ，Ⅹ（嚥下障害，軟口蓋麻痺，構音障害），Ⅷ（平衡機能障害，眼振），病巣側対側の四肢の温・痛覚低下（解離性感覚障害）を認める（図 1-61）．なお，運動麻痺（片麻痺）はワレンベルグ症候群（延髄外側症候群）では認めない．

1-2）ブラウン-セカール症候群

　ブラウン-セカール（Brown-Séquard）症候群は脊髄の半側が障害された場合にみられる．臨床的に典型例にあたることは少ないが，脊髄伝導路の理解には欠かせない．障害側では障害部位下に深部感覚の障害があり，その上部には狭い全感覚消失帯がある（図 1-62）．反対側では感覚解離を認め，温度痛覚は消失するが触覚は保たれている．障害側に運動障害がおこり，脊髄の前角障害による麻痺と錐体路障害による痙性麻痺，腱反射亢進，病的反射陽性を示す（詳細は 296 頁を参照）．

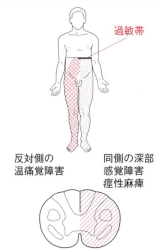

図 1-62 ブラウン-セカール症候群

1-3）前脊髄動脈症候群

　前脊髄動脈は1本で脊髄の腹側（前側）の約2/3を灌流している．前脊髄動脈の閉塞や脊髄の腹側（前側）が障害された場合に，後索の機能，すなわち深部感覚は障害されないが，脊髄の腹側に位置する表在感覚，脊髄前角（二次運動ニューロン）と側索（錐体路）の機能が障害される（図1-63）（詳細は297頁を参照）．

　一方で，後索の血管支配は後脊髄動脈であり，左右2本の血管で後索を灌流しているので，多発塞栓症などの要因で両側の後脊髄動脈が閉塞する場合以外は生じにくい．しかし，脊髄癆のように脊髄後索の機能が障害される疾患や硬膜脊髄腫瘍が脊髄を後方から圧迫する場合には，表在感覚は保たれるが深部感覚が障害される解離性感覚障害を認める（図1-63）（詳細は297頁を参照）．

1-4）脊髄空洞症（syringomyelia）

　脊髄の髄内病変で病変が脊髄中心灰白質，中心管周囲に限局している場合に，髄節支配に一致して温痛覚のみが消失し，触覚と深部感覚が保たれる解離性感覚障害を認めることがある．このような状態を髄節性の解離性感覚障害とよび，脊髄空洞症は，髄節性の解離性感覚障害を認める疾患である．脊髄空洞症は下部頸髄，上部胸髄におこることが多いので，両側性の上肢，体幹上部の髄節性の解離性感覚障害を認める（図1-64）．感覚障害の分布から，宙吊り型感覚障害（forme suspension）ということがある（詳細は299頁を参照）．

前脊髄動脈症候群

前脊髄動脈が灌流する脊髄側索・前角・前索を障害する．錐体路と表在感覚は障害されるが，脊髄後索は障害されないので，深部感覚は障害されない．

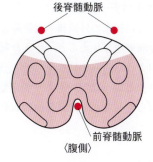

後索障害

深部感覚が障害されるが表在感覚は障害されない．脊髄癆など．

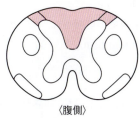

図 1-63 脊髄における障害部位による症候の差異

宙づり型障害

温痛覚障害

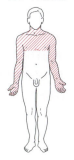

感覚障害の分布と脊髄障害部位

図 1-64 解離性感覚障害の例

脊髄空洞症

C．ヒペルパチーと視床痛

　視床，特に視床の外側核の血管障害のあと，しばらくしてから，病巣側と反対の半身に疼痛刺激を与えると，与えた刺激の強度以上の不快な激痛を訴える場合がある．このような痛みをヒペルパチー（hyperpathia）という．いわゆる，「風にあたっても痛い」という状況である．視床痛（thalmic pain）とは，視床の血管障害のあと，しばらくしてから，自発的に病巣側と反対の半身に激しい痛みを訴えることをいう．

D．幻肢痛

　外傷や手術で，切断され，失った手足の欠損部位の痛みを訴えることがあり，幻肢痛（phantom pain）という．

E．消去

　消去（extinction）は立体感覚，皮膚書字覚，二点識別覚などと同様に複合感覚〔combined sensation，皮質感覚（cortical sensation）〕に分類されている．複合感覚の障害は大脳皮質の障害による．ここでは，消去現象（extinction phenomenon, cortical extinction），特に tactile extinction について述べる．

　消去とは，一側に与えられた感覚刺激は左右いずれも知覚できるが，両側同時刺激では片側しか検出できない症状である．両側の同じ箇所に与えた刺激（たとえば，両側のⅢ指の末梢を軽く触るなどの刺激）のうち，左右のいずれか片側しか認知できない．原則として，両側の同時刺激を行った際に，大脳半球の病巣の対側の刺激が消去される．脳卒中の評価に用いられる NIH Stroke Scale（NIHSS）には，「消去現象と注意障害（無視）」に関する項目があり，体性感覚による2点同時刺激を評価する．

〈参考文献〉
1）Standard neurological classification of spinal cord injury. http://www.asia-spinalinjury.org/elearning/isncsci_exam_sheet_r4.pdf
2）柴崎　浩，著．神経診断学を学ぶ人のために．第2版．東京：医学書院；2013．
3）田崎義昭，斎藤佳雄，著．坂井文彦，改訂．ベッドサイドの神経の診かた．第17版．東京：南山堂；2010．
4）Brazis PW, et al. Localization in Clinical Neurology. 6th ed. Philadelphia: Lippincott Williams & Wilkins; 2011.

〈原　元彦〉

J. 言語障害

　言語に関連する障害は，1）大脳の言語中枢の障害による失語（aphasia），2）発声の障害（dysphonia），3）話し言葉の呂律が回っていない状態，発音が不明瞭であったり，音節が不規則になったりする状態である構音障害（dysarthria）が主なものである．構音障害は発声，構音にかかわる筋，末梢神経などの障害で生じることが多く，嚥下障害を伴うことがある．構音障害と嚥下障害の両方が認められる場合を球症状，球麻痺（bulbar palsy）という．本項では，構音障害について概説し，球麻痺・偽性球麻痺（仮性球麻痺）についても簡単に述べる．なお，失語は大脳皮質の言語中枢の障害であり，大脳皮質の局所症状である（失語の項目，63 頁を参照）．

I 喉頭，咽頭，舌の運動にかかわる筋群と神経支配

　発声・構音・嚥下にかかわる，喉頭，咽頭，軟口蓋，舌の運動にかかわる筋群の神経支配は脳神経の舌咽神経（Ⅸ），迷走神経（Ⅹ），舌下神経（Ⅻ）であり，基本的には，これらの脳神経の運動核は大脳皮質から皮質延髄路で両側性の支配を受けている（図 1-65）．

II 構音障害の分類

　表 1-29 に構音障害の分類を示した．

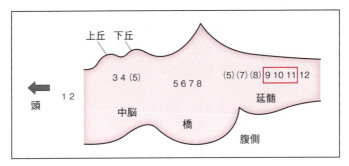

図 1-65 脳幹と脳神経，その核の位置

数字は脳神経を示す．
（Goldberg S，木下，高宮，訳．Clinical Neuroanatomy, Made ridiculously simple. 1990.）

表 1-29 構音障害の分類

1. 運動性（麻痺性）構音障害
   構音器官の筋，神経系の障害による．
   　i）脳神経麻痺，球筋の障害（球麻痺に伴うもの）
   　ii）錐体路，皮質延髄路の障害（片麻痺，または偽性球麻痺に伴うもの）
   　iii）小脳失調性構音障害
   　iv）その他：Parkinsonian speech, spasmodic dysarthria，など
2. 器質性構音障害
   構音器官の形態異常や欠損に伴う．
   　口蓋裂，口唇・舌の術後など
3. 機能性構音障害
   構音器官には障害は認めないが，誤った発声が身に着いた状態．
   　吃音，心因性など

A．運動性構音障害

　構音器官の運動に関わる筋，神経系の障害による．球麻痺に伴う場合，片麻痺に伴う場合，偽性球麻痺に伴う場合がある．

B．小脳失調性構音障害

　爆発性言語（explosive speech），断綴（だんてつ）性言語（scanning speech），不明瞭言語（slurred speech）はいずれも，小脳失調性構音障害（ataxic speech）でみられる．爆発性言語は各音節の間が，途切れてまのびしたり，急に大きくなったりするような発音不良であり，断綴性言語は各音節の間が途切れる，不明瞭言語は言葉の区切りが不鮮明な発語とされているが，区別が困難な場合がある．

C．その他

1. パーキンソニズム（Parkinsonism）に伴う構音障害（parkinsonian speech）
   小声で不明瞭で抑揚のない単調な話し方になる．歩行時の突進現象に類似した印象があるので，oral festination ともいわれる．
2. 鼻声（nasal voice）
   筋疾患，末梢神経障害（軟口蓋麻痺）では開鼻音になり，力のない，鼻に声がぬけたような話し方になる．
3. 嗄声（hoarseness）
   声帯麻痺，反回神経麻痺で生じる．
4. spasmodic dysphonia（痙縮性発声障害）
   局所性のジストニアによる．

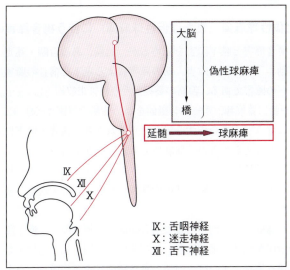

	球麻痺	偽性球麻痺
障害部位	延髄, 脳神経 (IX, X, XII), 球筋	延髄の上位ニューロン（核上性, 皮質延髄路の両側性障害）
咽頭反射 軟口蓋麻痺	低下 左右差が目立つことがある	亢進する場合がある
舌の萎縮, Fasciculation その他	伴うことがある 鼻声	伴わない 強制泣き, 強制笑いなど, 前頭葉症状を伴うことがある 下顎反射の亢進

図 1-66 球麻痺と偽性球麻痺の鑑別

表 1-30 球麻痺 bulbar palsy と偽性球麻痺 pseudobulbar palsy のまとめ

- 球麻痺
  延髄にある舌咽, 迷走, 舌下神経核や核の下位運動ニューロンの障害, 筋の障害による嚥下と構音の障害である.
- 偽性球麻痺
  両側性に上位運動ニューロンが核上性に障害されたため, 生じた嚥下と構音の障害である.
  大脳半球の両側性の病変をきたす疾患, 多発性脳梗塞や多発性硬化症などによる.
  認知症や前頭葉症状（強制泣き, 強制笑い, 強制把握や感情失禁など）を伴うことがある.

＊: 筋萎縮性側索硬化症（ALS）では, 球麻痺と偽性球麻痺の両方の症状を認めることになる.

Ⅲ 球麻痺と偽性球麻痺（または仮性球麻痺）に伴う構音障害の鑑別

　球麻痺では構音障害と嚥下障害を認めるが，延髄にある舌咽・迷走・舌下神経核や核の下位運動ニューロンの障害，筋の障害による嚥下と構音の障害である．下位運動ニューロンの障害である，舌筋の萎縮，舌の線維束収縮（fasciculation）を認める場合，鼻声や軟口蓋麻痺，カーテン徴候を認める場合（図 1-69，127 頁を参照），反回神経麻痺に伴う嗄声を合併する場合は，それぞれ，構音・嚥下にかかわる末梢神経・筋の障害と考えられるので球麻痺である可能性が高い．

　偽性球麻痺は，両側性に上位運動ニューロンが障害されたため，核上性に生じた嚥下と構音の障害である．大脳半球の両側性の病変をきたす疾患，多発性脳梗塞や多発性硬化症などによる．

　球麻痺と偽性球麻痺の鑑別が困難な場合がある．構音障害，嚥下障害がある場合に，認知症や前頭葉症状（強制泣き，強制笑い，強制把握や感情失禁，下顎反射の亢進など）を伴う場合，または，両側の錐体路徴候を示す所見，たとえばバビンスキー反射陽性などを認める場合は，偽性球麻痺の可能性が高くなる．球麻痺と偽性球麻痺の鑑別のポイントを図 1-66 と表 1-30 にまとめた．なお，筋萎縮性側索硬化症（ALS）は，上位運動ニューロンと下位運動ニューロンの双方が障害される疾患であり，球麻痺と偽性球麻痺の特徴を兼ね備えているということになる．

〈参考文献〉
1) 千野直一, 編. 現代リハビリテーション医学. 第 3 版. 東京: 金原出版; 2009.
2) 水野美邦, 編. 神経内科ハンドブック―鑑別診断と治療. 第 4 版. 東京: 医学書院; 2010.
3) 柴崎　浩, 著. 神経診断学を学ぶ人のために. 第 2 版. 東京: 医学書院; 2013.
4) 田崎義昭, 斎藤佳雄, 著. 坂井文彦, 改訂. ベッドサイドの神経の診かた. 第 17 版. 東京: 南山堂; 2010.

〈原　元彦〉

K．嚥下障害

　嚥下は，食物の摂取という生存に欠かせない機能である．それ故に，一度この機能が障害されると，生存がおびやかされることから，大変重要な機能である．

　嚥下運動は，通常3相，広義には5期により構成される．通常用いる3相は口腔相，咽頭相，食道相であり，広義の5期では，先行期，準備期，口腔期，咽頭期，食道期である．

　広義の5期とは，最初の段階で食物を認知・理解し，口腔に取り込み摂食を開始すべく行動（先行期）し，次に食物を捕食・咀嚼（準備期）の後，食塊を口腔から咽頭に送り込む（口腔期），さらに喉頭を経て（咽頭期）食道に送り（食道期），蠕動運動により胃に送り込む過程である．

　ここでは嚥下の3相（図1-67）についてさらに詳しく述べる．相を用いる場合は，食塊がある場所に重点をおいた表現である．口腔相は，液体や咀嚼された食塊が口腔から咽頭腔に送られる過程である．咽頭相では，軟口蓋が咽頭後壁と接触し，鼻腔と咽頭腔の間を閉鎖させ（鼻咽腔閉鎖），食塊が咽頭から喉頭に押し下げられ，さらに喉頭蓋が反転し喉頭口を閉鎖しつつ，食塊を押し下げ食道に送り込む．食道相では，食塊が食道に入ると，その部分が弛緩して食塊を通過させ，食塊通過後は再び収縮して食塊を下に押し下げ，胃に送り込む．

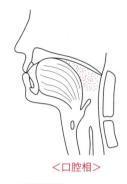 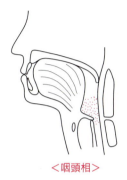 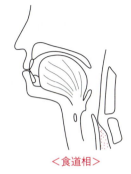

<口腔相>　　　<咽頭相>　　　<食道相>

図1-67 嚥下運動

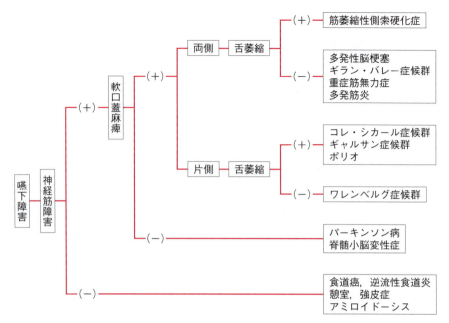

図 1-68 嚥下障害の病態

I 病態

上記の運動が障害される状態を嚥下障害といい，ここでは狭義の嚥下障害について病態をさらに述べる．

咽頭は，「神経系の構造と機能」や「神経学的診察」で述べたように，下位運動ニューロンとしては舌咽・迷走神経，上位運動ニューロンとしては両側の大脳運動野が，軟口蓋の動きに関与している．

病態は，神経症候・神経筋障害を伴う場合と伴わない場合に大別される（図1-68）．

A．神経症候・神経筋障害を伴う

1．神経筋障害を伴い，軟口蓋に運動障害を認める
 1）偽性球麻痺（仮性球麻痺）：両側のIX～XII脳神経の核上性麻痺（上位運動ニューロンの障害）で，多くは両側大脳半球に病巣があり，両側性の上下肢の麻痺・構音障害を伴う．
 2）球麻痺：両側のIX～XII脳神経の核下性麻痺（下位運動ニューロンの障害）で，

感染後に球麻痺・顔面神経麻痺・四肢の弛緩性麻痺を認めれば，ギラン・バレー（Guillain-Barré）症候群である．軟口蓋の麻痺のほか，舌の萎縮と線維束れん縮，上下肢の筋萎縮と線維束れん縮，四肢の腱反射の亢進とバビンスキー（Babinski）徴候を認めれば，筋萎縮性側索硬化症である．

3）片側のⅨ～Ⅻ脳神経の核下性麻痺（下位運動ニューロンの障害）のみであれば，コレ・シカール（Collet-Sicard）症候群，脳神経Ⅰ～Ⅷの核下性の麻痺も生じていればギャルサン（Garcin）症候群で，頭蓋底の腫瘍などが示唆される．

4）片側のⅨ～Ⅹ脳神経の核下性麻痺の他に，同側の顔面と反対側の上下肢の温痛覚障害があれば，ワレンベルク（Wallenberg）症候群が示唆される．

5）咽頭の神経筋接合部の障害では，夕方など繰り返すことの多い時期に悪化するようであれば，筋無力症が示唆される．

2．神経症候・神経筋障害を伴うが，軟口蓋に運動麻痺を認めない

筋固縮があればパーキンソン病，小脳症状があれば脊髄小脳変性症が示唆される．

B．神経症候・神経筋障害を伴わない
 1）咽頭の感染・腫瘍
 2）食道の炎症・腫瘍・機能障害（アカラジア）・硬化（強皮症）

Ⅱ 病因

嚥下障害の原因は多岐にわたるが，口腔咽頭期と食道期別に器質的な原因と機能的な原因に分けて検討する（表1-31）．

A．口腔・咽頭相の障害

口腔咽頭期の器質的原因としては，炎症・腫瘍・腫瘍摘出術後・巨大舌など・Zenker憩室・頚椎疾患の圧迫などがある．

口腔咽頭期の運動障害性の原因としては，偽性球麻痺（脳血管障害など），球麻痺（ギラン・バレー症候群・脳神経炎・舌下神経麻痺・筋萎縮性側索硬化症・球脊髄萎縮症・ワレンベルグ症候群など），神経筋接合部および筋疾患（重症筋無力症，眼・咽頭筋ジストロフィーなど）

B．食道相の障害

食道相の器質的原因としては，炎症（逆流性食道炎）・腫瘍（食道癌，噴門部胃癌）・異物・狭窄（瘢痕狭窄）・形態異常（食道憩室など）．

運動障害性の原因としては，食道痙攣・アカラジア・強皮症など．

表 1-31 嚥下障害をきたす疾患

1. 口腔咽頭性嚥下困難
   a．機能的障害（神経筋障害）
      中枢神経
         脳血管障害，パーキンソン病，ウィルソン病，多発性硬化症，進行性球麻痺，筋萎縮性側索硬化症，延髄灰白髄炎，脳幹部腫瘍，脊髄癆，先天性中枢神経障害，神経変性疾患
      末梢神経
         末梢神経障害（ジフテリア，ボツリヌス，糖尿病）
      神経末端
         重症筋無力症
      筋
         筋ジストロフィ，筋炎，代謝性ミオパチー（甲状腺中毒症，粘液水腫，ステロイドミオパチー），アミロイドーシス，全身性エリテマトーデス
      その他
         上部食道括約筋の機能障害，心因性
   b．器質的障害（構造的異常）
      腫瘍
         咽頭癌，舌癌，口腔癌，口唇癌
      炎症
         口内炎，咽頭炎，膿瘍，結核
      その他
         ツェンカー憩室，先天性ウェブ，プラマー・ヴィンソン症候群，口腔咽頭外科的切除，放射線，化学物質，外部圧迫（甲状腺腫，頚椎過骨症，頚部リンパ節腫脹など）
2. 食道性嚥下困難
   a．機能的障害（運動障害）
      アカラシア，びまん性食道痙攣，強皮症
   b．器質的障害（構造的異常）
      腫瘍
         食道癌，食道肉腫，噴門部胃癌
      炎症
         逆流性食道炎，瘢痕狭窄
      その他
         シャツキー輪（下部食道輪），食道ウェブ，食道憩室，食道裂孔ヘルニア，食道異物外部圧迫（大動脈瘤，右側大動脈弓，縦隔腫瘍，頚椎変形性関節症など）

(矢崎義雄，編．内科学．10 版，東京：朝倉書店；2013)

III 検査と診断：「神経系の構造と機能」や「神経学的診察」参照

A．軟口蓋の動きのみかた
①軟口蓋の高さに左右差はないか

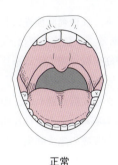
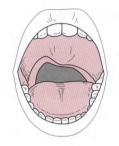

　　　　正常　　　　　　　左軟口蓋麻痺　　　**図 1-69**　軟口蓋麻痺

まず口を開けてもらい，安静時の軟口蓋の状態をみる．軟口蓋の麻痺があるサイドは，高さが不十分となり，低くなる．

②軟口蓋の動きに左右差はないか

次に「アー」といった時の軟口蓋の動きに左右差があるかどうかを確認する．軟口蓋の麻痺があるサイドは，挙上は不十分で低くなる（図 1-69）．

同時に咽頭後壁が健側に引かれる「カーテン徴候」がみられるかを確認する．上咽頭収縮筋が障害されると，咽頭後壁が健側に引かれる．

B．軟口蓋以外のみかた

診察時，発声では嗄声の有無，顔面では眼瞼下垂の有無を，頸部の診察では頸部・甲状腺などに腫大の有無，皮膚の診察では皮膚硬化の有無などを診察する．

さらに神経所見では，他の脳神経の異常の有無を確認．さらに必要に応じて頭部 CT および頭部 MRI，胸部 CT，筋の反復刺激および筋電図，食道造影などを実施する．

IV 鑑別

嚥下障害の鑑別では，第一に歩行動作などで錐体外路症候・小脳症候がないか確認し，神経症候があれば，前者であればパーキンソン病を，後者であれば脊髄小脳変性症を考慮する．次に軟口蓋の麻痺の有無を確認する．両側性の障害か，片側性の障害かを判断する．

1）両側性の軟口蓋障害の原因として，両側性脳血管障害，筋萎縮性側索硬化症，重症筋無力症，多発筋炎などがある．脳血管障害を疑ったら，病巣の広がりを明らかにするために，頭部 CT，MRI の検査など画像診断が重要である．筋萎縮性側索硬化症は，筋電図検査が重要であり，筋生検や神経生検が必要

な場合もある．重症筋無力症では，テンシロンテスト，反復刺激検査において漸減現象 waning（ウェニング）の証明が必要である．多発筋炎では，CK などの血液酵素活性，筋電図での筋原性所見および筋生検で細胞浸潤を伴う筋病変所見を確かめる．

2）片側性軟口蓋麻痺で，突然発症の場合はワレンベルク症候群が疑われ，頭部 MRI 画像が有用である．徐々に発症するⅨ～Ⅻ脳神経麻痺，あるいは片側の脳神経の広範な障害では，ギャルサン症候群などの頭蓋底の悪性腫瘍が疑われ，頭部 MRI の画像診断が有用である．

3）軟口蓋麻痺ははっきりしないが，神経症候がある場合，錐体外路徴候がある場合はパーキンソン病，小脳症状がある場合は脊髄小脳変性症を疑い精査する．

4）神経症候を伴わない場合，食道癌，逆流性食道炎，憩室，強皮症，アミロイドーシスを疑い，食道造影・内視鏡を実施する．

〈参考文献〉
1）濱口勝彦，著．嚥下障害．PO 神経内科．東京：朝倉書店；1995．
2）藤原一郎，編．よくわかる嚥下障害．3 版．東京：永井書店；2012．
3）日本嚥下障害臨床研究会，編．嚥下障害の臨床．2 版．東京：医歯薬出版；2008．

〈細川　武〉

L. 視覚障害

我々は，非常に多くの視覚情報を得ながら生活しており，いったん障害されると一歩も動けなくなることを経験することからも，視覚の重要性は容易に推測できる．「目がよく見えない」という訴えには，視覚に関する系の障害と眼球運動に関する系の障害が含まれるが，ここでは，視覚に関係する視力と視野の障害を主に述べる．

I 視覚路の解剖

「物が見える仕組み」を考える．物体の情報は，角膜・前房・ぶどう膜・水晶体・硝子体を通り，網膜に投射される（図 1-70）．網膜上の視細胞の情報は双極細胞・水平細胞を経てから神経節細胞に，さらに視神経・視神経交叉・視索・外側膝状体・視放線を経て後頭葉視覚中枢（第17野）において物体の情報として認識される（図1-71）．

II 視力障害

視覚障害には，視力障害と視野障害に大別される．視力障害は，角膜の病変〜視

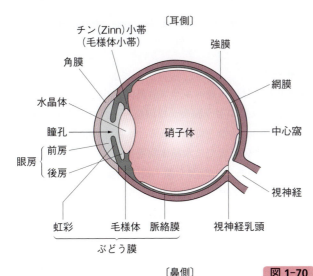

図 1-70 眼球の水平断面図

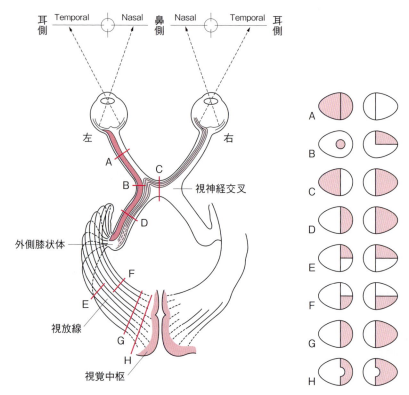

図 1-71 視神経の障害部位と視野異常

(Ropper AH, Samuels MA. Principles of Neurology. 9th ed. New York: McGraw Hill; 2009)

神経の病変でみられる（図 1-72）.

　前眼部病変は，角膜病変としては，単純ヘルペス角膜炎・外傷などによる角膜混濁があり，ぶどう膜病変としては，ぶどう膜炎が原田病・サルコイドーシス（sarcoidosis）・ベーチェット（Behçet）病などでみられる．水晶体の屈折異常では，近視・遠視・乱視・老視，中間透光体障害では水晶体病変としては白内障，硝子体病変では硝子体混濁，硝子体出血がある．ぶどう膜・網膜病変ではぶどう膜炎（前述）・網膜剝離・網膜出血・糖尿病性網膜症・緑内障・加齢黄斑変性・網膜色素変性症，視神経病変では視神経炎・球後視神経炎などがある．

Ⅲ 視野障害

　視覚路に障害を認めれば，それに対応した視野障害を呈する．図 1-71 に視覚路

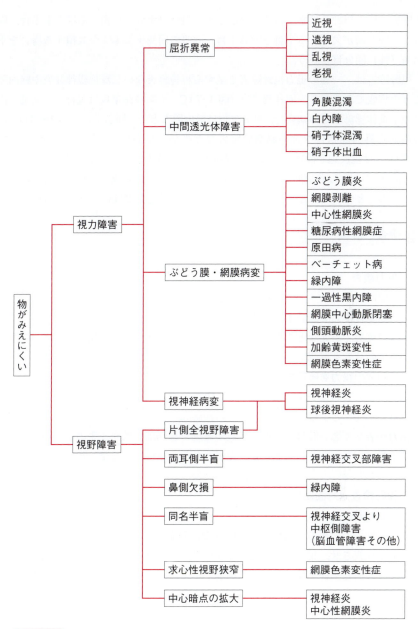

図 1-72 視覚障害の鑑別

の障害部位と視野の異常との関係を示した．視野の半分が欠損する場合を半盲，両眼とも同じ側が欠損する半盲を同名半盲，両眼の同側下部1/4が欠損する場合を下同名（性）四分盲という．

　視野障害は，一側の視力視野障害を呈する視神経炎ないし球後視神経炎や緑内障などの病変でみられる．両耳側半盲（図1-71C）や両鼻側半盲は視神経交叉部の内外の下垂体腫瘍などの病変で，鼻側欠損は緑内障などで，同名半盲（図1-71D）は視索から外側膝状体などの脳血管障害などの病変において，同名四分盲（図1-71E・F）は視放線が障害される脳血管障害などの病変，中心視野が保たれる同名半盲（図1-71H）は黄斑回避を伴う同名半盲といい，後頭葉視覚中枢が障害される脳血管障害などでみられる．求心性視野狭窄は，網膜色素変性症などでみられる．

IV 検査と評価

A．視力検査
　ここではベッドサイドでの診察方法を述べる．
1．近距離の視力を確認する方法
　通常の姿勢で新聞などを用いる．大きな見出しの字，普通の見出しの字，記事の細かな字の読みを確認する．
2．遠距離の視力を確認する方法
　正式の視力表の検査を念頭において，距離と明るさを検討したうえで，少し離した位置で新聞などで確認する．
　視力が著しく悪い時は，眼前の指数が確認できれば指数弁，手の動きが確認できれば手動弁，光がわかれば光覚弁，光がわからなければ光覚なしとする．

B．視野検査（対面法）
1．周辺視野
　ある程度以上の視力が保持されていることを確認したうえで行う．まず患者に検者の鼻を注視させ，視線を外へ動かきないように注意して始める．対面法では，検者も患者と同じ条件を維持しつつ，検者が正常対照となって患者の視野が正常か異常かを判定する．まずお互いの間隔を約1mとし，そのちょうど中間に検者の手を置く．実施する際は，対側の眼を遮蔽し，検側の眼について検者自身が患者の鼻を注視したままみえる範囲で，両手を左右外側に広げ，右か左か，あるいは左右同時に示指を動かして，どちらが動いたかを患者に答えさせる．視野の上下についても同様に確認する．もし検者にはみえるのに，患者にはみえない時は視野の異常を疑

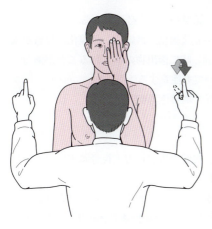

図 1-73 視野の診察（対座法）
（水澤英洋, 宇川義一, 編. 神経診察: 実際とその意義. 東京: 中外医学社; 2011）

う．異常には半盲のほかに四分盲のあることも考慮して慎重に検査を進める必要がある（図 1-73）．

２．中心視野

 原則として上記の対面法とほぼ同じ要領で正面を注視させ，1 眼づつ検査を行う．通常白い視標（直径 1 cm）を用い，約 1 m 離れたところで外側から内側へ．指標がみえるかどうか確かめながら，少しずつ移動させる．中心暗点は生理的にも視野の中心より外方約 15 度の位置で小範囲に認められる．これが異常に拡大していると思われるときには，精密な視野検査が必要である．いずれにしろ対面法で視野の異常が示唆されたときは，Goldman の視野計を用い，定量的な視野計測法を行う必要がある．

C．眼底

 検眼鏡を用いて検査する．患者に両眼を開いたまま遠方正面をみつめるように指示し，患者の右眼をみる時は，検者の右眼で検眼鏡をのぞき，視神経乳頭を探しつつ，回転盤をまわして焦点を合わせる．
 眼底検査として行うべき内容は次のようなものである．
 ①乳頭（境界の鮮明度，色調，腫脹の程度），②動脈，静脈の走行と直径，③網膜（出血，白斑，小動脈瘤，色素沈着，滲出物）
 視神経乳頭の全体または側頭部半分が蒼白にみえるときは視神経萎縮で，球後視神経炎が考えられる．乳頭が発赤を伴い，境界が不鮮明な場合は，視神経炎と乳頭浮腫が考えられるが，乳頭の腫脹度が 2 ジオプトリー以内で，視力障害　眼痛，羞明を訴えれば視神経炎と考えられる．乳頭浮腫の原因は，視神経乳頭炎の他，頭蓋

内圧亢進などによるうっ血乳頭があることを記憶しておく必要がある．

　高血圧，動脈硬化があるときは，網膜動脈の狭細化，銅線化，銀線化，静脈が太く蛇行，動静脈の交叉現象，網膜の出血，白斑，時に滲出物のみられることがある．糖尿病では，小動脈瘤，網膜剥離などについても注意する．

　網膜色素沈着は網膜の周辺部に多くみられ，網膜色素変性症が考えられる．

V 鑑別

　物がみえにくいと訴える患者をみたとき，視覚障害（視力・視野障害）においての鑑別診断の進め方を図1-72に示した．

　視力障害では，レンズによる矯正が可能かどうかをまず確かめる．矯正可能であれば屈折異常，矯正不能であれば視覚系の器質的疾患（中間透光体障害，ぶどう膜・網膜病変，視神経病変）と考え，次に前眼部透光体障害か視神経障害かの鑑別を行う．

　前眼部透光体障害では，角膜混濁，白内障，硝子体混濁・出血，ぶどう膜炎などがあり，網膜病変では，網膜剥離，中心性網膜炎，糖尿病性網膜症，原田病，ベーチェット病，緑内障などの眼科疾患が主体になることが多いが，さらに，一過性黒内障，網膜中心動脈閉塞，側頭動脈炎などの血管性病変，加齢黄斑変性や網膜色素変性症も考慮する必要がある．

　矯正不能な高度の視力障害，特に片側の中心視野障害であれば視神経炎が考えられ，原因として多発性硬化症が疑われる．求心性視野狭窄は，視神経炎の他，網膜色素変性症，各種中毒，ヒステリーなどでみられる．不規則な視野障害，たとえば，上半分とか，不規則な下半分というような所見は，視神経の部分障害によってみられる．軽度な視神経炎では，色覚異常を訴えることがあり，高度な場合には片眼あるいは両眼の全視野障害を呈する．視神経から後頭葉の視覚中枢までの経路の病巣において，各種の視野障害（図1-71）がみられる．両耳側半盲は視神経交叉部の障害で，下垂体腫瘍が疑われる．鼻側の視野欠損であれば緑内障が疑われる．上または下四分盲は，視放線が側頭葉と頭頂葉にそれぞれ分かれた部位の障害でみられる．同名半盲は，視神経交叉部から外側膝状体までの視索の障害，視放線全体の障害，あるいは後頭葉視覚中枢の障害でみられる．

〈引用文献〉
1）濱口勝彦，著．視障害．PO神経内科．東京：朝倉書店；1995．

〈細川　武〉

M. 自律神経障害

　ヒトの神経系には，運動・感覚を司る体性神経系（運動神経・感覚神経）以外に，内臓器官（心臓・血管・消化管・膀胱など）や腺腔（唾液腺・汗腺）の機能を司る自律神経系が存在する．自律神経は，互いに拮抗する役割を持つ交感神経と副交感神経から成り，その二重支配によって諸器官を内的かつ持続的に調節して生体機能のバランス（ホメオスタシス）を保つ（表1-2）．

　たとえば，交感神経は興奮時に働くため，心血管系に対しては，心拍数増加・血管収縮に働いて血圧を上昇させる方向に働くが，逆に消化管運動は低下させる．一方，副交感神経は安静時に働き，心血管系に対しては心拍数の減少・血管の拡張をさせることで血圧が低下する方向に働くが，食後では消化管運動を亢進させる．また瞳孔においては，交感神経が優位に働く時は，瞳孔散大筋の収縮と瞳孔収縮筋の弛緩がおきることで散瞳するが，副交感神経が優位に働く時は，瞳孔散大筋の弛緩と瞳孔収縮筋が収縮することで縮瞳する．このように交感神経と副交感神経は一方が強く働く際は，もう一方の自律神経機能が低下するといった，さながらシーソーのような関係にある．

I 自律神経の支配について

　自律神経の支配中枢は高位中枢と下位中枢に2分される．高位中枢は大脳辺縁系，視床下部，脳幹網様体と一部の大脳皮質で形成される中枢自律神経網（central autonomic network: CAN）であり，主に交感神経機能に対して抑制性統御を行っている．交感神経の下位中枢は第1～3胸髄の中間質外側核に存在し，副交感神経の下位中枢は三叉神経，顔面神経，舌咽神経，迷走神経の脳神経諸核と仙髄側角に存在する（図1-17）．

　自律神経系は，各々，受容器から求心路を介して中枢（視床下部，脳幹とくに延髄，腰仙髄）へインパルスを送り，反射性に遠心路ニューロンを介して効果器における活動性を調整している．自律神経求心路は，平滑筋，心筋，腺，粘膜，皮膚などに存在する感覚受容器から中枢神経にインパルスを伝え，その多くには舌咽神経，迷走神経，三叉神経，内臓神経が関与している．自律神経遠心路は中枢神経から神経節に至るまでの節前ニューロンと神経節細胞から効果器に至る節後ニューロンに大別され，中枢神経を介した調整を効果器へ伝える．求心路には主に副交感神

経からの入力が関与しているが，遠心路は交感神経と副交感神経による効果器への二重支配となっており，自律神経節がその起始部となる．

　交感神経の節後ニューロンの細胞体は交感神経節に存在し，節前ニューロンの細胞体は脊髄側角や脳の内部の諸核に存在する．解剖学的には節前ニューロンの自律神経線維（節前線維）は有髄線維であり，節後ニューロンの自律神経線維（節後線維）は無髄線維である．一方，生理学的には節前ニューロンから節後ニューロンへの伝達物質はアセチルコリンであり，自律神経節（節後ニューロンの起始核）のニコチン受容体に結合して，節後ニューロンを賦活する．節後ニューロンから効果器の間の伝達物質はノルアドレナリンである．ただし汗腺支配に限り，交感神経も副交感神経も節後ニューロンの伝達物質はアセチルコリンである．これら節後ニューロンの神経伝達物質は，内臓諸器官の細胞膜表面に分布する受容体に結合して，臓器反応を引き起こす．ノルアドレナリンに関しては，結合する受容体がα受容体とβ受容体に分かれ，それぞれ異なる反応を示す．

II 自律神経障害による症候

代表的な症状には以下がある．
 1）循環器症状：起立時のめまい，気分不快，嘔気，冷汗，顔面蒼白，失神など
 2）泌尿器症状：排尿障害
 3）性機能症状：勃起不全（インポテンス）
 4）疼痛・そう痒：鈍くて持続性の痛み，痒み
 5）発汗障害：うつ熱，皮膚紅潮，局所性の疼痛，湿疹など
 6）消化管症状：口渇，便秘など
表1-32に代表的な自律神経障害を呈する疾患を示す．

A．循環器症状

　正常状態においては，心血管系自律神経系は交感神経のβ_1機能（心収縮力の増強，心拍数の増加），α_1機能（末梢血管収縮の増強）によって血圧上昇に働く．一方，副交感神経は心拍数の低下，心収縮力の低下，末梢血管の拡張のように交感神経に対して相反性に作用する．精神的緊張などにより交感神経優位の状態になれば，心拍数増加・血圧上昇となり，リラックスなどの安静状態となれば副交感神経優位の状態となり，心拍数や血圧は安定化する．

　これらの血圧・脈拍の調整は，①頸動脈洞・大動脈弓に存在する圧受容器を介した血圧・脈拍の変化を行う動脈圧受容器反射，②大静脈・心房・心室・肺動静脈に存在する圧受容器を介した交感神経活動とレニンおよびバソプレッシンの分泌調整

表 1-32 ロウ（Low），ギレルモ（Guillermo）らによる自律神経障害の分類

自律神経疾患の分類

1. 中枢および末梢神経の障害を伴わない自律神経疾患
   純粋自律神経不全症
2. 中枢神経疾患を伴う自律神経疾患
   〔多系統萎縮症，パーキンソン（Parkinson）病，遺伝性脊髄小脳変性症，進行性核上性麻痺，大脳基底核変性症〕
3. 多系統変性を伴わない自律神経疾患
   大脳皮質由来（複雑部分発作など）
   大脳辺縁系・傍辺縁系障害（自律神経発作など）
   視床下部障害
   〔ウェルニッケ（Wernicke）脳症，悪性症候群，セロトニン症候群，致死性家族性不眠症，休温調節障害，性機能不全，食思不振，血圧・心拍および腸管機能異常，ホルネル（Horner）症候群など〕
   脳幹・小脳障害
   〔後頭蓋窩腫瘍，延髄空洞症・アーノルド・キアリ（Arnold-Chiari）奇形，血圧調節障害，不整脈，失神，圧受容器反射障害，中枢性睡眠時無呼吸，ホルネル症候群など〕
4. 脊髄障害を伴う自律神経疾患
   〔外傷性四肢麻痺，脊髄空洞症，亜急性連合性脊髄変性症，多発性硬化症，筋萎縮性側索硬化症，破傷風，スティッフ・パーソン（Stiff-Person）症候群，脊髄腫瘍など〕
5. 自律神経障害を伴うニューロパチー
   急性自律神経ニューロパチー
   〔急性汎自律神経異常症，傍腫瘍性自律神経ニューロパチー，コリン作動性ニューロパチー，ギラン・バレー（Guillain-Barré）症候群，ボツリヌス中毒，ポルフィリア，薬剤性ニューロパチー，中毒性ニューロパチーなど〕
   慢性自律神経ニューロパチー
   〔小径線維ニューロパチー，純粋コリン作動性ニューロパチー，純粋アドレナリン作動性ニューロパチー，交感神経・副交感神経障害性ニューロパチー，アミロイドニューロパチー，糖尿病性ニューロパチー，慢性汎自律神経ニューロパチー，傍腫瘍性自律神経ニューロパチー，自律神経障害を伴う感覚性ニューロパチー，感染症に伴う自律神経ニューロパチー，免疫介在性自律神経ニューロパチー，代謝性（尿毒症）ニューロパチー，低栄養，加齢など〕
6. 起立性不耐症
   （迷走神経反射性失神・神経調性失神，長期臥床，僧帽弁閉鎖不全を伴う自律神経不全症，体位性頻脈症候群，長期間の体重減少，性行為後の失神など）
7. 発作性・間欠性の四肢における自律神経不全症
   〔発作性多汗症，レイノー（Raynaud）症候群，肢端紅痛症など〕
8. 薬剤性自律神経調節障害
   〔抗コリン薬・三環系抗うつ薬・抗ヒスタミン薬，血管収縮薬，血管拡張薬，利尿薬，β遮断薬など〕

(Low PA, editor. Clinical Autonomic Disorders. 2nd ed. Philadelphia: Lippincott-Raven; 1997. p.4 より改変)

を行う心肺圧受容器反射，③心臓に存在する機械受容器（メカノレセプター）を介した心臓過剰収縮に対する交感神経抑制と副交感神経（迷走神経）興奮によって，高度の徐脈をきたす Bezold-Jarisch（ベツォルド・ヤリッシュ）反射，④頚動脈洞の頚動脈小体，大動脈弓の大動脈小体に存在する化学的受容器で O_2 分圧や pH の低下，CO_2 分圧の上昇を検知して交感神経の興奮と徐脈をおこす化学受容器反射などによって行われている．①および②を介した反射を圧受容器反射と称し，①を高圧系圧受容器反射，②を低圧系圧受容器反射ともよぶ．

たとえば，起立などによって血圧が低下する生理的血圧低下では，①および②によって交感神経が興奮し，副交感神経は抑制される．長時間の血圧低下状態となれば，レニンおよびバソプレッシンの分泌増加によって血圧を維持させる方向に働く．③および④は正常状態では強く影響することはない．

1．起立性低血圧症（orthostatic hypotension: OH）

ヒトが起立すると，重力の影響によって下半身に血液が貯留されるために血圧は臥位よりも立位で低下する（生理的血圧低下）．健常者では，この血圧低下を代償すべく圧受容器反射によって，交感神経が緊張状態となり心収縮力の増加・心拍数の増加・末梢血管の収縮が生じて，血圧を維持させる方向に働く．しかし，圧受容器反射が破綻する起立性低血圧症患者では交感神経緊張が生じないため，起立時の血圧低下幅が生理的血圧低下よりも大きくなる．起立性低血圧症の診断基準についてはさまざまな診断基準があるが，一般的には起立試験またはヘッドアップ・ティルト試験によって収縮期血圧が 30 mmHg 以上，または拡張期血圧が 15 mmHg 以上の低下を認めれば診断する．起立性低血圧症の症状は，起立時の気分不快，冷汗，嘔気，顔面蒼白などがあり，重症の場合は失神をきたす．さまざまな基礎疾患によって生じる場合もあり，糖尿病性ニューロパチー，ギラン・バレー症候群，パーキンソン病，多系統萎縮症などの神経難病をはじめとした各種神経疾患で経験されることが多い．

起立性低血圧症は自律神経系が障害されて生じる神経原性 OH と，そうでない非神経原性 OH に分けられる．非神経原性 OH（出血，貧血，心不全などによる）は起立直後の血圧低下と代償性の心拍数増加が特徴とされるが，神経原性 OH の場合でも心臓自律神経が障害されない場合は，代償性心拍数増加を認めることがある．

2．神経調節性失神（血管迷走神経性失神），体位性頻脈症候群

神経調節性失神は心血管系や中枢神経系に異常がなくとも，失神を認めるものであり，排尿・排便，咳嗽，精神的ストレスなどが誘因となる反射性失神である．病名としては血管迷走神経性失神と同義的に用いられる．長時間の起立や閉鎖空間にいることなどが誘因となり，若年女性に多くみられる．めまい，冷汗，眼前暗黒感

表 1-33	POTS の診断基準

下記のすべてを満たすこと
- A. 起立またはヘッドアップ・ティルト 5 分以内に心拍数が 30/分以上増加する
- B. 起立またはヘッドアップ・ティルト 5 分以内に心拍数が 120/分となる
- C. 起立不耐症の症状（軽い頭重感，筋力低下，霧視，動悸など）が常に出現する
- D. 他に原因と考えるニューロパチーがない
- E. 起立性低血圧を欠く

(Low PA, editor. Clinical Autonomic Disorders. 2nd ed. Philadelphia: Lippincott-Raven; 1997. p.682 より改変)

などの前駆症状がみられ，失神の持続時間は 1 分以内と短い．診断には，ヘッドアップ・ティルト試験が有用とされている．正常状態でもティルトによって生じた下半身への血液貯留が圧受容器反射を介した心臓 β_1 機能の亢進を惹起して頻脈が生じるが，神経調節性失神をきたす状態ではティルト直後より心拍数の著明な増加を認め，ティルト持続中に突然の徐脈と血圧低下をきたす．OH とは異なり起立直後の血圧低下が少ないため症状は軽度であるが，ティルトの状態を持続すると失神にまで至る．この原因については，左室の機械受容器の感受性亢進や圧受容器の感受性の異常が指摘されている．

一方，体位性頻脈症候群（postural orthostatic tachycardia syndrome: POTS; 表 1-33）はしばしば神経調節性失神と同義的用語として用いられるが，ヘッドアップ・ティルト試験ではティルト直後より生じる著明な心拍数増加を認めるが，血圧低下はあっても軽度または認められないことが神経調節性失神とは異なる．原因は神経調節性失神と同様に，起立による血圧低下に対する心臓 β_1 機能の亢進と考えられており，神経調節性失神の特殊型として解釈されることもできる．そのためこれら疾患は，ともに起立不耐症や起立性調節障害という疾患カテゴリーに分類されている．

3. 食後性低血圧

食事中または食後の血行動態には，腸管ペプチドなどのホルモン分泌や交感神経の調節によって維持されている．歴史的にも食事後に低血圧を生じる食後性低血圧症が，自律神経障害を生じる多系統萎縮症やパーキンソン病などで確認されて以来，自律神経障害の 1 つの症状として捉えられるようになった．当初はインスリンの過剰分泌の関与が指摘されたが，現在においては腸管ペプチドの分泌異常が誘因として考えられている．食後性低血圧症患者には起立性低血圧症を合併しており，圧受容器反射の破綻も指摘されている．そのため，本症を疑う場合には，起立性低血圧症とセットで検索する必要がある．血圧低下の機序としては，食事によって血

表 1-34 排尿の神経支配

	排尿筋に関与する神経機能		
膀胱排尿筋	緊張：副交感神経機能，交感神経α機能		弛緩：交感神経β機能
尿道平滑筋	緊張：交感神経α機能		弛緩：交感神経β機能
尿道横紋筋	体性神経（陰部神経）で，緊張・弛緩を調節する		

液が腹部に貯留することで血圧低下が始まり，圧受容器反射による代償性血圧上昇がおきないことにより，食後性低血圧となる．食後性低血圧に影響する食成分としては，ブドウ糖と炭水化物が最も影響するため，本症の診断にはブドウ糖負荷試験が最も有用な検査法とされている．食後性低血圧の血圧降下は起立性低血圧ほど急激ではないため，半臥位での摂食や少量頻回食，低炭水化物食，アルコール摂取の回避，カフェイン摂取などの生活指導でコントロールできることもある．

B．泌尿器症状

排尿障害は加齢や前立腺肥大のような泌尿器科疾患でもみられるが神経疾患でも生じる．排尿に関する神経支配は複雑である（表 1-34）．蓄尿期において膀胱は弛緩（$β_3$-アドレナリン受容体，下腹神経支配）し，外尿道括約筋（体性神経，随意収縮が可能，仙髄オヌフ核由来の陰部神経支配）と内尿道括約筋（$α_{1A/D}$-アドレナリン受容体，下部胸腰髄由来の下腹神経支配）は収縮する．排尿期には，膀胱は収縮（M_3ムスカリン受容体を介する，仙髄中間質外側核由来の骨盤神経支配）し，内外尿道括約筋は弛緩する．これら排尿に関わる神経系の障害による排尿障害を神経因性膀胱とよぶ（表 1-35）．神経因性膀胱の症状は麻痺症状と刺激症状に大別できる．麻痺症状には尿閉，排尿開始の遅延または消失，排尿時間の延長，残尿量の増加，溢流性失禁があり，刺激症状には頻尿，尿意切迫，夜間頻尿などがある．排尿の統御については，主に大脳皮質・間脳・脳幹部（視床下部・中脳・橋），脊髄（下部胸髄〜腰髄）と排尿中枢のひとつであるオヌフ核が存在する仙髄で行われている．これらの部位と，膀胱からの知覚を伝える求心路と膀胱収縮を促すインパルスを送る遠心路を有する末梢神経と膀胱の障害によって排尿障害が出現する．排尿障害は，過活動膀胱と低活動膀胱に大別される．

C．性機能症状

勃起不全（インポテンス）は神経性，血管性（動脈性，静脈性），機能性に分類される．現在のところ勃起不全を疑う症例においては，視覚性刺激負荷試験やシルデ

表 1-35 神経因性膀胱の分類

		神経障害の部位	内容	尿失禁	尿意	原因疾患
過活動膀胱	無抑制性膀胱	大脳皮質	排尿中枢より上位の障害により，抑制性の調節ができない．尿意はあるが仙髄の排尿中枢による膀胱の反射性収縮がみられる．残尿もなく，尿量低下もない．	切迫性	あり	脳外傷 脳卒中 脳炎・髄膜炎 認知症
	無抑制性膀胱～自律性膀胱（複雑）	間脳・脳幹（排尿中枢）	脳幹部にある排尿中枢の障害により蓄尿と排尿ができない．そのため過活動膀胱もあれば，排尿筋無収縮もみられる．	切迫性～反射性	なし	間脳・脳幹血管障害 Parkinson病 多系統萎縮症 多発性硬化症 脳幹脳炎
	自動性（反射性）膀胱	脊髄	脳幹部の排尿中枢と仙髄の排尿中枢を結ぶ脊髄障害によって，仙髄の排尿中枢における反射性失禁がみられる．仙髄より上位の障害であるため，膀胱収縮は保たれるが下部胸髄由来の尿道括約筋への指令が障害される．排尿期の排尿筋括約筋協調不全(DSD)がみられる．	反射性	なし（不完全）	脊髄血管障害 脊髄外傷 脊髄腫瘍 脊髄炎 脊椎症性脊髄症
低活動膀胱（排尿筋低活動）	自律性膀胱	腰仙髄（排尿中枢）	膀胱からの求心路の障害により尿意が低下する．仙髄の排尿中枢の障害により遠心路も障害されるため，残尿量が増し，膀胱収縮が低下する溢流性失禁となる．	溢流性	なし（不完全）	腰椎ヘルニア（仙髄障害） 筋萎縮性側索硬化症
	知覚麻痺性膀胱	馬尾・末梢神経障害	膀胱からの仙髄の排尿中枢への知覚入力がないために，尿意は完全に消失する．また遠心路の障害を伴うために尿量が低下し，残尿量も増える．	溢流性	なし（完全）	末梢神経障害 二分脊椎 骨盤部手術後 馬尾症候群

ナフィル（Viagra®）負荷試験などが一般的に行われる．血管性勃起不全に対するプロスタグランジン E_1 の海綿体内への注射による薬物負荷試験や，カラードップラ法，ラジオアイソトープを用いた血流検査を行う．一方，神経性勃起不全に対しては，直接神経活動を記録する自律神経機能検査法はない．

D．疼痛症状，そう痒症状

　感覚性（求心性）入力にかかわる末梢神経線維は，以下，①触覚（touch）を司る直径 10 μm の大径有髄線維（Aβ 線維），②冷覚，鋭い疼痛（fast pain）を司る直径 3 μm の小径有髄線維（Aδ 線維）および，③鈍い疼痛（slow pain）を司る直径 1.5 μm 以下の小径無髄線維（C 線維）に大別される．自律神経が関与する疼痛としては，炎症・傷害などによる侵害受容器からの C 線維を介した痛みのインパルスの伝導亢進が，原因の1つとして考えられている．C 線維を介した疼痛（slow pain）は脊髄後角に入力され，脊髄内を上行して視床を介し，大脳皮質感覚野に投射される．炎症・傷害によって，さらにカテコールアミンの反応性増加，アドレナリン受容体数の増加，神経成長因子による交感神経の発芽作用などによって疼痛が強まる悪循環が形成される．

　また C 線維は疼痛のみならず，痒みにも関与することが知られている．末梢神経 C 線維の自由終末がヒスタミン，サブスタンス P などの化学メディエーターに対する感受性を有しており，アレルギーなどのヒスタミン遊離が生じる病態において，疼痛と同様に脊髄後角や視床を介して大脳皮質感覚野にインパルスが投射される．特に神経障害時には痒みメディエーターであるサブスタンス P が遊離されるため，疼痛を生じる末梢神経障害においても同時に痒みを自覚する，そう痒症を生じることもある．

1．複合局所疼痛症候群 1 型（Complex regional pain syndrome type 1： CRPS-1）

　かつては反射性交感神経ジストロフィーという疼痛症候群の名称として知られていた．歴史的には南北戦争時代に報告された銃創部の灼熱痛であるカウサルギーと同義語として用いられてきたが，1994 年の国際疼痛学会にて CRPS-1 として分類された．これに対して，古典的な灼熱痛の疼痛症状であるカウサルギーは CRPS-2 として分類された．CRPS-1 は外傷を契機として発生した疼痛で，通常は痛みとして感じることのない接触刺激などで生じる錯感覚性疼痛（アロディニア）を特徴とし，他にも自発性の疼痛も自覚される．疼痛症状以外にも腫脹，皮膚色調変化，骨萎縮なども生じることがある．病態として諸説あるが，神経障害部位の修復過程における交感神経線維と体性感覚神経の誤った結合（miss connection）や化学的結合（cross talk），脊髄内における疼痛の感受性の変化などが考えられている．

2. 小径線維ニューロパチー

末梢神経内の小径線維（Aδ線維，C線維）の障害によって生じる鈍い自発性疼痛を持続的に自覚する症候を呈する疾患であり，糖尿病性ニューロパチー，アルコール性ニューロパチーなどの一部の神経疾患で生じる．一般的な運動，感覚障害は大径線維が関与するため，これらの症状を欠き，原因不明で持続性の鈍い痛みを呈する疼痛症候群の場合は特発性小径線維ニューロパチーと診断される．大径線維の検査である末梢神経伝導検査では検知不可能であり，診断することが難しい．小径線維ニューロパチーの診断には，末梢神経生検組織における小径線維の減少・脱落を確認することが必要である．近年は，皮膚生検組織内の表皮内の小径線維を免疫染色することで密度を測定することが可能となった．そのため皮膚生検検査は，本症の診断においては多用されるようになってきている．

E．発汗障害

発汗には有毛部（四肢，体幹など）に生じる温熱性発汗と無毛部（手掌，足底など）に生じる精神性発汗がある．温熱性発汗の中枢は視床下部，精神性発汗の中枢は大脳皮質・辺縁系を中枢とするが，それぞれの発汗において脳幹も中枢に含まれている．中枢より末梢の経路は，温熱性発汗と精神性発汗のいずれも脳幹，脊髄，神経根を経て交感神経節（交感神経幹）に至る節前線維と交感神経節から末梢神経を経て効果器に至る節後線維から成る．汗腺は交感神経節後線維の支配を受けるが，心血管系交感神経と異なって発汗系における節後線維の神経伝達物質はアセチルコリンである．通常は，中枢神経系からの交感神経機能亢進のシグナルによって発汗をするが，汗腺レベルでは隣接する汗腺をつなぐ交感神経節後線維（軸索）が興奮することで複数の汗腺からの発汗を促す，軸索反射性発汗という特有の機序がみられる．発汗障害には，無汗症と多汗症がある．

1．無汗症

無汗症は発汗に関する機序が，何らかの原因によって障害されることで発汗の機能を失う病態である（表1-36）．発汗機能が低下する部位は皮膚温が上昇して皮膚紅潮がみられることがある．また周囲の汗腺における発汗機能が保たれている場合は，無汗部位の発汗機能低下に対する代償性発汗亢進がみられる．一般的に無汗症の患者は，代償性発汗による発汗過多を自覚して受診することが多く，実は精査をすると無汗症が潜在していることが少なくない．無汗症は中枢神経系から汗腺に至る経路の障害で発症し，①発汗に関与する交感神経の障害，②アセチルコリン受容体機能またはコリン作動性ニューロンの機能障害，③汗腺の異常に大別される．代表疾患として，脳炎や脊髄炎など中枢神経疾患およびその後遺症，糖尿病性ニュー

表1-36 ロウ（Low），フィーリー（Fealey）らによる無汗症の原因と分布パターン，代表疾患，メカニズム

原因	代表疾患	分布パターン	メカニズム
自律神経不全型	多系統萎縮症 純粋自律神経不全症	全身型（ときに四肢は障害されない）	節前線維障害 節後線維障害
中枢神経疾患	脳腫瘍 脳卒中 脊髄損傷	分節型，全身型または領域型	節前線維障害
末梢神経疾患	小径線維ニューロパチー 糖尿病性ニューロパチー 汎自律神経ニューロパチー 慢性特発性無汗症	四肢遠位型 さまざま 全身型 全身型または領域型	節後線維障害
医原性	抗コリン薬 交感神経切断術	全身型 領域型（典型的）	節後線維障害
皮膚疾患	ハンセン病 放射線障害	多巣性 照射部に一致	節後線維障害 汗腺

(Mathias CJ, Bannister R, editors. A Textbook of Clinical Disorders of the Autonomic Nervous System. 4th ed. New York: Oxford Univ Press; 1999. p.268 より改変)

ロパチーやシェーグレン症候群，サルコイドーシスなどによる自律神経ニューロパチーを呈する末梢神経疾患，汗腺そのものの障害などがある．このように原因疾患が明らかではない無汗症を特発性全身性無汗とよび，その中でも最も頻度が多く，発汗に伴う蕁麻疹（コリン性蕁麻疹）を特徴とし，若年者に急性発症する特発性純粋発汗不全（idiopathic sudomotor failure: IPSF）とよばれる疾患群が注目されている．その原因は未だ解明はされていないが，アセチルコリン受容体機能障害・受容体の発現異常や受容体に対する自己抗体の存在が議論されている．無汗症の検査には，サーモグラフィー，薬物発汗試験，定量的軸索反射性発汗試験などがある．無汗症の治療は原因によって異なるが，定まった治療法は確立されていない．多くの場合は，免疫学的機序が推測される場合に限ってステロイドパルス療法が選択される．

2．発汗過多

発汗過多は，褐色細胞腫，甲状腺中毒症による発汗過多や，悪性リンパ腫や結核などの慢性感染症による盗汗とよばれる発汗過多がある．発汗過多の機序としては，カテコールアミン，サイロキシン，血管作動性腸管ポリペプチドなどのホルモンやサイトカインが関与しているとされる．発汗の部位パターンや発症機序については未だ明らかにされていない部分も多い．若年者に比較的多くみられる，原因不

明の手掌と足底の発汗過多を呈する特発性掌蹠多汗症は，交感神経機能亢進が原因とされている．これまで有効な治療法はなかったが，近年，A 型ボツリヌス毒素の局所注射が有効と明らかとなり，わが国でも保険診療が可能となった．味覚性発汗は末梢神経障害に属し，特に糖尿病性ニューロパチーによることが多い．

F．消化管機能障害

唾液分泌や腸管運動にも自律神経は関与している．唾液分泌には交感神経，副交感神経ともに関与しているが，唾液腺は他の効果器とは異なり，交感神経と副交感神経は互いの作用が拮抗していない点が特徴的である．酸っぱいものなどの想像をしただけで，唾液分泌量が増えることは以前から知られており，唾液分泌には精神状態，情動が影響している．胃や腸管の運動においても自律神経は関与する．一般的には自律神経障害が生じると，胃や腸管の蠕動運動が低下する．特に失禁，下痢や便秘など排便機能障害は中枢神経疾患，消化器疾患，骨盤底筋群の障害など病巣は多岐にわたるため，その検査法も多彩である．

III 加齢と自律神経

加齢に伴って自律神経機能も変化するが，特に交感神経の基礎活動は亢進する一方で調節反射の機能は低下することが明らかになっている．加齢においては血漿ノルアドレナリン値が若年齢と比べて高値となる．これは神経終末からの再吸収や腎臓における排泄能の低下が関与しているとされるが，動脈硬化が最大の原因と考えられている．すなわち動脈硬化によって血圧が上昇傾向になるが，圧受容器反射の機能低下があるため，副交感神経刺激作用が不十分となり，結果的には交感神経機能が優位となると説明されている．また副交感神経の指標とされる心電図 RR 間隔変動係数は高齢者で若年者に比べて低下することが知られており，加齢においては副交感神経機能も低下すると考えてよい．

〈参考文献〉
1）日本自律神経学会，編．自律神経機能検査．第 3 版．東京: 文光堂; 2000.

〈阿部達哉〉

Ⅱ-3. 神経疾患診断学
～神経学的補助検査

A. 画像診断

1. 単純X線検査

神経領域では主に骨の変化をみるために行われ，次のような疾患の診断に用いられる．

頭蓋単純撮影：骨折，先天奇形

脊椎単純撮影：脊椎の変形や靭帯の骨化などによる脊柱管狭窄，転移性腫瘍，骨髄炎

2. 脳血管造影

脳の動脈に造影剤を注入してX線撮影を行い，脳血管を描出する検査で（図1-74），動脈瘤，血管奇形，血管の閉塞・狭窄・内壁の変化，脳腫瘍などの診断に重要である．

一般にデジタル・サブトラクション血管造影（digital subtraction angiography；DSA）がよく行われる．これは人体を透過してきたX線の情報をデジタル化し，造影剤が到達する前の像を造影後の像から差し引くことで，脳血管をより鮮明に画像化する手法である．

検査方法は，大腿動脈または肘動脈よりカテーテルを挿入し，先端を目的の動脈に到達させて造影剤を注入する（セルジンガー法という）．動脈，毛細血管，静脈の

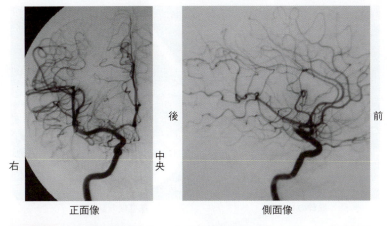

図 1-74 脳血管造影検査（DSA）右内頚動脈造影

各相をとらえるため，高速で連続撮影する．目的とする病巣の部位に応じて造影する血管を選ぶ．脳血管全体を検索するためには，左右の頚動脈と椎骨動脈の4血管を順次造影する必要があり，four vessel study とよばれる．

　検査の危険性として，造影剤のアレルギーによるショック，カテーテル挿入による血栓塞栓の誘発，カテーテル刺入部からの出血などに注意が必要である．

3．CT（computed tomography）

　体内の形態学的な異常をとらえる目的で行われる．患者を検査台上で仰臥させ，検査部位を装置に入れる．X線を周囲の多数の方向から照射してその透過性を測定する．その結果をもとにコンピュータで脳内の各点のX線吸収度を計算して，吸収度が高いほど白くあらわし，断面像で示す．

　正常では，髄液は黒く，骨は白く，脳実質は灰色にあらわされる（図 1-75）．異常所見で，白い部分を高吸収域（high density area），黒い部分を低吸収域（low density area），脳実質と同じ灰色の部分を等吸収域（iso-density area）とよぶ．たとえば，脳出血は高吸収域，脳梗塞や脳浮腫は低吸収域として映る．

　造影 CT では，造影剤を静脈内に注射してから撮像する．血液脳関門が障害されている部分が白く描出される．たとえば，等吸収域にみえる脳腫瘍でも造影されるとわかりやすくなる．

　断層のスライスの幅を細かくすると，得られたデータから3次元の像を組み立てることができる．3D-CT とよばれ，病変の3次元的広がりや血管の走行を描き出すことができる．

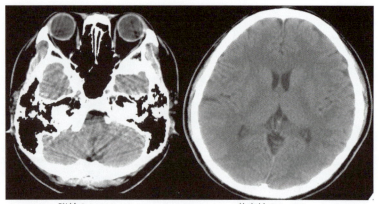

脳幹のレベル　　　　　　　　基底核のレベル

図 1-75 CT 検査

4．MRI（magnetic resonance imaging）

　MRI は物質の原子核の核磁気共鳴（NMR）という物理的特性を利用した検査方法で，形態学的な変化を調べる目的で行われることがほとんどである．

　通常の MRI では水素原子核（プロトン）の特性を画像化している．検査では，まず撮像する部位を強力な均一磁場（0.5〜3.0 テスラ）の中に置く．この一定した磁場によって組織内の水素原子核の核スピンが整列する．ここに撮像部位を囲むコイルからパルス状のラジオ波（FM ラジオとほぼ等しい周波数帯域の電磁波）を発生させると，そのエネルギーにより核スピンの乱れが生じ，プロトンが励起される．しかしプロトンは短時間（数ミリ秒〜数秒）の間にまた低エネルギー状態に戻る．これを緩和というが，その際プロトンからラジオ波の形でエネルギーが放出される（エコー）．MRI ではこの反応から得られる信号をコイルによってとらえ，どの部位からどれくらいの量が発生したかをコンピュータで解析して画像化する．組織の中で MRI 画像に最も影響するのは，水と脂肪に含まれるプロトンであるが，さらに複雑な要素も加わる．

　パルス状のラジオ波（radio frequency pulse）のかけ方により，違ったコントラストの像が得られる．一般的に撮像方法としては，T1 強調画像，T2 強調画像，プロトン密度強調画像およびその改良法の FLAIR 法，拡散強調画像（diffusion MRI）などがある（図 1-76）．各撮像法とも，高信号の部位ほど白っぽく，低信号の部位ほど黒っぽくあらわす．T1 強調画像では，脳脊髄液が黒，灰白質がやや濃い灰色，白質が淡い灰色になる．T2 強調画像では，脳脊髄液が白，灰白質が薄い灰色，白質

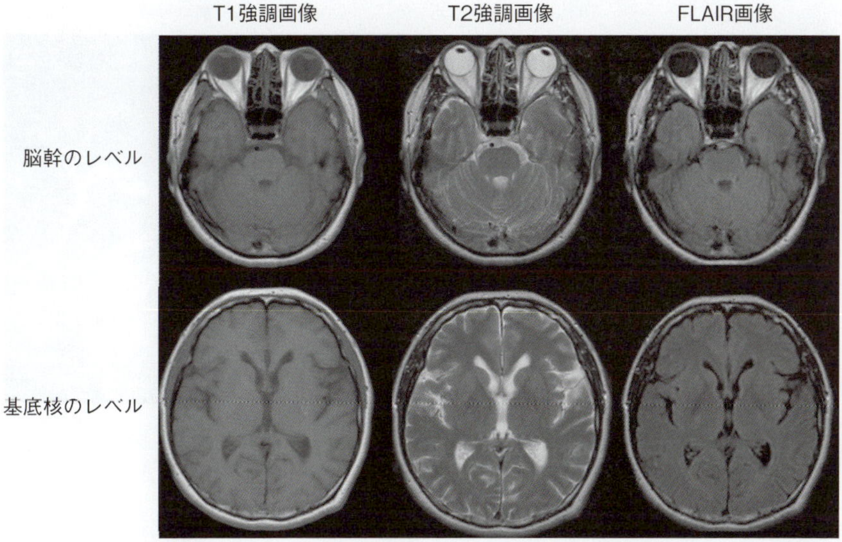

	T1強調画像	T2強調画像	FLAIR画像
脳幹のレベル			
基底核のレベル			

図 1-76 MRI 検査

が濃い灰色になる．プロトン密度強調画像では，脳脊髄液が黒，灰白質がやや薄い灰色，白質がやや濃い灰色となるが，コントラストが弱いため，脳脊髄液と皮質のコントラストを改良したFLAIR法がよく用いられる．拡散強調画像は，水分子の拡散の要素を画像化したもので，病変の早期に異常をとらえやすい．

　造影MRIでは，ガドリニウム製剤を静脈内投与してT1強調画像を撮像する．血液脳関門が存在する正常の脳組織では影響を受けないが，血液脳関門が破壊されている病変部位では信号強度が高まる．

　血流がある部位は，T2強調画像で強い低信号となる（flow void）．血流のある部位に着目して解析すると，造影剤を用いずに血管系の像をつくることができ，MR血管撮影（MR angiography；MRA）とよばれる（図1-77）．

　CTと比較するとMRIには次のような特徴があり，これを考慮してCTとMRIを使い分ける．

〈有利な点〉
① 一般に解像度が高い．
② 骨によるアーチファクトがないので，脳幹や脊髄の評価がしやすい（図1-78）．
③ 脳梗塞の場合に早期から異常所見があらわれる．

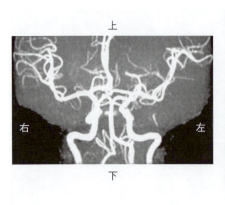
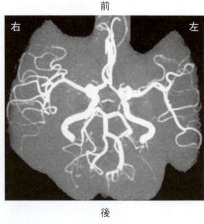

〈正面〉　　　　　　　　　　〈底面〉

図 1-77　MRA

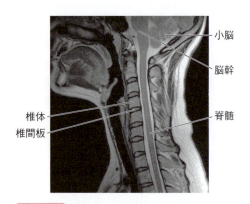

図 1-78　頚髄 MRI 検査

〈不利な点〉
① 体内に金属物がある患者では危険な場合がある．表 1-37 のようなものは禁忌である．
② 撮像に要する時間が長い．そのため安静が保てない患者や閉所恐怖症の患者では施行困難な場合がある．
③ 骨の変化や急性期の血腫がわかりづらい．

表 1-37 MRI 検査の禁忌

絶対禁忌	心臓ペースメーカー 脳動脈瘤クリップ（ただし，MRI 適用可能な材質ならばよい） 神経刺激装置，埋め込み式補聴器
相対的禁忌	最近の手術で使われた大動脈近傍の外科用クリップ

5．SPECT（single photon emission computed tomography）および PET（positron emission tomography）

　SPECT（"スペクト"とよばれる）と PET（"ペット"とよばれる）はラジオアイソトープをトレーサーとして患者に投与し，脳内から出てくる放射線の量を多数の方向から測定することにより，トレーサーの分布を計算し断面像としてあらわす．

　SPECT は γ 線を出すトレーサーを静脈内注射し，主に脳の血流の分布を調べる．

　PET ではポジトロンを出すトレーサーを用い，脳の血流だけでなく，脳の代謝（酸素やブドウ糖の消費量など）についても測定することができる．ただし特殊な設備が必要なため，施行できる施設は限られている．

〈森田陽子〉

B. 脳波・筋電図

I 脳波

　脳波（electroencephalogram: EEG）は，脳から生じる電気活動を，頭皮上，蝶形骨底，鼓膜，脳表，脳深部などに置いた電極で記録する．意識障害，てんかんなどをきたす疾患，睡眠障害などの検査に用いられる．近年では，脳磁図（magnetoencephalogram: MEG）が，てんかんの脳外科的手術の治療前検査などで施行されることがある．MEGでは神経細胞の電気活動に伴って生じる磁場をSQUIDsとよばれる超伝導を用いた計測器で記録する．本項では，脳波の初歩的な基礎知識の概略の説明のみにとどめる．

1．脳波の波形の名称

　持続時間（周波数Hzであらわすことが多い）が，7 Hz以下を徐波（slow wave），14 Hz以上を速波（fast wave）という．振幅が20 μV以下を低電位（low voltage），80〜100 μV以上を高電位（high voltage）という．

ⅰ）α（アルファ）波

　α波は8から13 Hzの周波数で安静，覚醒，閉眼状態で正常成人の頭頂部，後頭部で最も著明にみられる．α波は目を開いたり（α blocking），精神活動を行ったりすると減衰するのが特徴である．振幅は個人差もあるが20〜50 μVとされている．

ⅱ）徐波（slow wave）

　δ（デルタ）波（0.5〜3 Hz）とθ（シータ）波（4〜7 Hz）に分けられる．
　両者とも覚醒状態にある正常成人の安静閉眼時には，ほとんど出現しない．徐波は生理的には，幼小児の脳波，睡眠時の脳波にみられ，病的状態としては，てんかん，脳腫瘍，脳血管障害などの器質脳疾患，意識障害，低酸素状態，低血糖状態など種々の脳機能障害の際に出現する．

ⅲ）速波（fast wave）

　速波は徐波とは異なり正常脳波にもα波とともに出現するが振幅が小さいのが普通であり（10〜20 μV），振幅が50 μV以上と大きい場合には異常とみなされる．速波は正常成人の覚醒時にみられるほか，入眠時，薬物使用時にもみられる．

2．脳波の年齢による変化

　脳波は年齢とともに変化する．新生児期ではδ波がみられ，成長とともにθ波，α波が出現し，15歳から20歳で成人脳波になる．高齢になると個人差があるが，

表 1-38 脳波の年齢による変化

正常小児の所見
　1）新生児期：低振幅で脳波活動に乏しい
　2）小児期：高振幅徐波が多い．15歳で成人のパターンに近づく

覚醒脳波の年齢別変化	
年齢	脳波所見
3カ月	後頭部律動性活動出現，3〜4 Hz
5カ月	後頭部律動性活動　5 Hz
5〜6歳	θ波とα波ほぼ同量，8 Hz
8歳	α波が優勢，8〜9 Hz
15歳	成人のパターンに近づく
20歳	成人脳波

表 1-39 意識障害の程度と脳波の相関

障害の程度	脳波所見	病因の例
	基本所見	
軽度 (傾眠) ↓ 高度 (深昏睡)	α波 　　徐波化 間欠性徐波の出現 持続性多形性徐波の出現 　　三相波 　　周期性パターン 　　α昏睡 低振幅持続性徐波 burst suppression 電気的脳無活動（ECI）	 代謝性脳症 CJD，SSPE，ヘルペス脳炎 脳幹障害 大脳の広汎な病変 無酸素脳症，代謝性脳症，薬物中毒 脳死

電気的無活動（electro cortical inactivity：ECI）＝平坦脳波（flat EEG）

α波のなかでも 8 Hz 前後のものや θ波の混入が目立つ場合がある（表 1-38）．

3．脳波の意識状態による変化

脳波は覚醒状態，意識状態を反映して変化する．概略について表 1-39 にまとめた．

4．脳波の睡眠による変化

脳波は睡眠の深度を反映して変化する．概略について表 1-40 にまとめた．レム REM とは rapid eye movement の略である．正常の睡眠は覚醒からステージ 1 から順にステージ 4 になり，次いで REM 睡眠となり，再びステージ I・覚醒へと周期を

表 1-40 睡眠の各ステージと脳波

睡眠段階		
Stage W 覚醒期	・α波,低振幅速波	
Stage I 入眠期	・α波は 50％以下,低振幅の種々の周波数の波が混在,瘤波 ・遅い眼球運動,筋緊張やや低下	ノンレム睡眠
Stage II 軽睡眠期	・低振幅不規則 θ～δ 波,高振幅徐波なし ・瘤波,紡錘波,K 複合	
Stage III 中等度睡眠期	・2 Hz 以下,75μV 以上の徐波 20～50％	
Stage IV 深睡眠期	・2 Hz 以下,75μV 以上の徐波 50％以上	
Stage REM REM 睡眠期	・Stage I と同様だが瘤波はない ・急速眼球運動と明らかな筋緊張低下	レム睡眠

もって移行し,一晩の睡眠の中で反復する.

5．脳波の記録法

10-20 法に従って,頭皮の電極を配置する(図 1-79).導出法には基準電極導出(単極誘導)と双極導出(双極誘導)がある.電極の配置をモンタージュという(図 1-80).基準電極導出(単極誘導 referential or monopolar derivation)は耳朶を基準とするので,左右差,半球性の異常をみつけやすい.単極誘導では耳朶の電位を 0 として記録するが,実際には耳朶の電位が 0 ではないことがある(耳朶の活性化).双極導出(双極誘導)(bipolar derivation)では 2 つの電極の電位差をみるので,位相反転(phase reversal)により局所性・限局性の異常をみつけやすい.

6．正常脳波(成人覚醒時正常脳波)

成人覚醒時正常脳波は,後頭葉優位に α 波(8～13 Hz)が出現する.開眼で α 波は消え,β 波(14～25 Hz),低振幅速波が主体となる.θ 波(4～7 Hz)はみられても少量,δ 波(3 Hz 以下)は認めない.通常は,非対称,徐波,突発波はみられず,これらが存在する場合はなんらかの異常を疑う.

7．基礎律動と突発波

基礎律動(background activity)とは安静覚醒閉眼時の脳波像の中で,最も主体をなす律動である.正常成人(25～65 歳)では,9～11 Hz の α 波で後頭部優位に出現する.1 Hz 以内の変動であり,それを超すと不規則にみえるため,organization が不良であると表現する.正常では傾眠(drowsy)にならない限り θ・δ は出現しない.

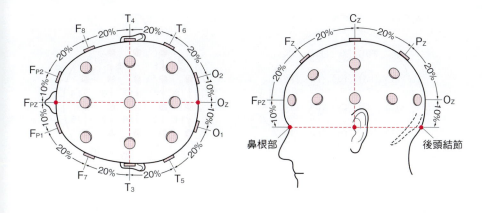

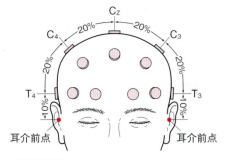

図 1-79 頭皮上の電極の配置（10-20 法）

突発波（paroxysmal waves）は背景活動から浮き立つ波であり，棘波，鋭波，棘徐波結合，徐波の群発（burst: バースト）などがある．

8．脳波の賦活法
① 開閉眼：開眼で α-blocking がおこる．
② 光刺激：光駆動（photic driving）がおこる．誘発反応であり，刺激頻度と同じか，もしくはその倍の反応がみられる．正常人でも出現しないことがある．一側性に出現しない時はその部の半球が異常とされる．光過敏性がある場合は，photoparoxysmal response が出現する．
③ 過呼吸：1 分間に 20 回，3 分間行う．呼吸性アルカローシスにより脳血管が収縮し，徐波化（build-up）がみられる．過呼吸終了後 30 秒から 1 分以内に回復する．成人では小児に比べ build-up が少ない．発作波の賦活などが起こることがある．モヤモヤ病では rebuild-up がみられる．
④ 睡眠賦活：棘波が賦活されやすい．

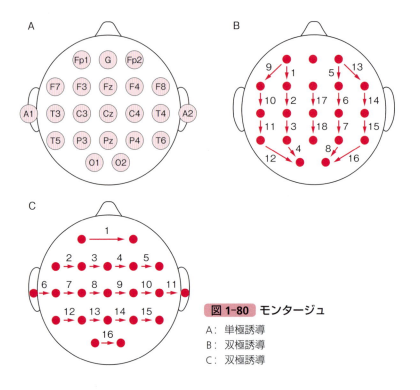

図 1-80 モンタージュ
A： 単極誘導
B： 双極誘導
C： 双極誘導

⑤ 音刺激：背景脳波の変化などをみる．
⑥ 痛み刺激：意識障害，脳死の時に行う．重篤な意識障害では，脳波上の変化・反応がない．

9．異常脳波

ⅰ）てんかん原性の異常波

てんかん原性の異常波として，鋭波，棘波，棘徐波複合があげられる．
てんかん性異常脳波でみられる．

① 棘波（spike）：持続時間が 80 msec 以下
② 鋭波（sharp wave）：80〜200 msec
③ 棘徐波複合（3 Hz spike and wave）

欠神発作（absence）では，3 Hz spike and wave がみられる．

ⅱ）その他の異常波

a．三相波（triphasic wave）

陰性-陽性-陰性の三相性を示し，前頭部優位で全般性に出現する．肝性脳症や他の代謝性脳症で出現しやすい．

b．周期性同期性放電（periodic synchronous discharge: PSD）

クロイツフェルト・ヤコブ（Creutzfeldt-Jakob）病（CJD），亜急性硬化性全脳炎（SSPE），単純ヘルペス脳炎，低酸素性脳症などで認める．PSD 自体には疾患特異性はないが，CJD，SSPE では特徴的にみられる．単純ヘルペス脳炎では，一側性に周期性放電が出現する periodic lateralized epileptiform discharges（PLEDs）を呈することが多い．

〈参考文献〉
1）日本臨床神経生理学会．モノグラフ臨床脳波を基礎から学ぶ人のために．2008．
2）水野美邦，編．神経内科ハンドブック―鑑別診断と治療．第4版．東京：医学書院；2010．

〈原　元彦〉

Ⅱ 筋電図検査(神経伝導検査,F波検査,H反射,反復神経刺激,針筋電図)

　筋電図検査には，1）神経伝導検査（誘発筋電図），2）F波検査，3）H反射，4）反復神経刺激，5）針筋電図などが臨床検査として用いられている．他にも研究的に行われている検査法は存在するが，本項においては上記1）～5）の検査について概説する．

A．末梢神経の生理機能

　末梢神経には，髄鞘の有無によって有髄神経と無髄神経に大別される．有髄神経はシュワン（Schwann）細胞が1本の神経軸索を巻き込み形成する髄鞘を有するものであり，隣接する髄鞘との間には，ランビエ（Ranvier）絞輪とよばれる間隙がある．電気的には絶縁体である髄鞘に対して，ランビエ絞輪には活動電位の発生に重要であるNaチャネルが高密度に存在する．そのため有髄線維における神経伝導は，ランビエ絞輪のみで発生する活動電位が跳躍的に伝導（跳躍伝導）する（図1-81）．一方，無髄線維は数本の軸索が1つのシュワン細胞を共有する．無髄線維には髄鞘やランビエ絞輪は存在しないため，神経伝導は跳躍的なものではなく，有髄線維に比べて遅い伝導となる．

B．神経筋接合部の生理機能（図1-82）

　神経筋接合部は末梢神経終末部（神経側）と終板（筋側）で構成される部位である．アセチルコリン（Ach）という神経伝達物質の働きにより，神経終末で終える電気的シグナルを筋へ伝えて興奮させる重要な役割を持つ．その機序は運動神経終末に活動電位が到達すると終末部シナプス前膜にあるCa^{2+}イオンチャネルが開口し，Ca^{2+}イオンが神経終末内に流入する．Ca^{2+}イオンの流入によって終末部のシナプス小胞がシナプス間隙に向けて移動し，シナプス小胞がシナプス前膜に到達すると小胞内のAchがシナプス間隙に放出される．放出されたAchがシナプス後膜に存在するAch受容体と結合するが，この受容体はNa^+イオンチャネルとしての機能も持っているため，Na^+イオンが細胞内に流入して脱分極が生じ，終板電位（end-plate potential: EPP）が発生する．この終板電位が筋活動電位（muscle action potential）の発生閾値に達すると，筋活動電位が終板から両方向性に伝導し，筋収縮が開始する．

C．神経伝導検査

　神経伝導検査は，刺激電極を体表より押しあてながら電気刺激を行うことで，末

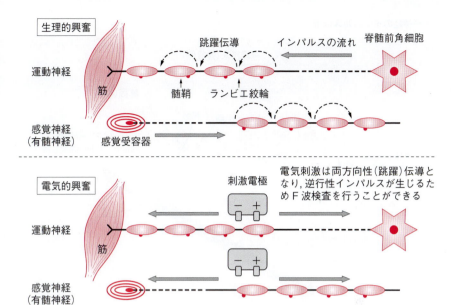

図 1-81 末梢神経の生理的興奮と電気的興奮

運動神経も有髄感覚神経もともに神経伝導の際には跳躍伝導でインパルスを伝導する．生理的興奮は，運動神経の場合は脊髄前角細胞から筋へ向けて，感覚神経は感覚受容器から一次感覚ニューロンの細胞体が存在する脊髄後根神経節へ向けて，インパルスが伝導する．一方，無髄感覚神経（Aδ線維，C線維）は髄鞘を持たないため跳躍伝導はしないので伝導速度は遅くなる．

梢神経の運動または感覚神経を電気的に興奮させて，その機能を検査する手法である．大径線維とよばれる直径の太いα運動線維（Aα線維）およびAβ線維を対象とした検査であり，γ（Aγ）線維や小径線維とよばれるAδ線維やC線維は伝導に同期性がないため対象外となる（表1-41）．神経伝導検査の評価は記録電極で記録される波形で行い，電気刺激から反応波形の出現する時間（潜時），反応波形の大きさ（振幅）や，伝導速度が臨床検査としての評価の指標とされる．記録の際のフィルター設定は，20 Hz～5 kHzとし，記録感度は運動神経伝導検査では5～10 mV/divとし，感覚神経伝導検査では10～20 μV/divとするが，電位が小さい場合は適宜感度を調整する必要がある．

1. 運動神経伝導検査（motor nerve conduction study: MCS）（図1-83）

運動神経伝導検査は，神経幹を電気刺激することで誘発される支配筋の筋活動電

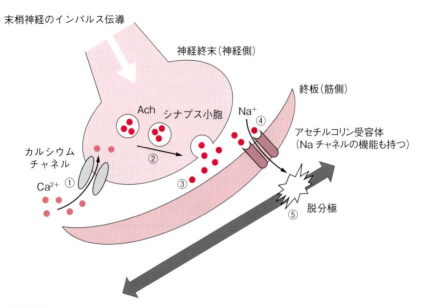

図 1-82　神経筋接合部

神経終末部にインパルス（白い矢印）が到達すると,
①シナプス前膜にある Ca^{2+} イオンチャネルから Ca^{2+} が流入する.
②アセチルコリン（Ach）を含んだシナプス小胞がシナプス前膜に向けて移動する.
③シナプス小胞はシナプス前膜に到達すると, シナプス間隙に Ach を放出する.
④放出された Ach はシナプス後膜のアセチルコリン受容体に結合する. Ach が Ach 受容体結合すると, Na^+ イオンチャネルでもある Ach 受容体から Na^+ チャネルが細胞内に流入する.
⑤Na^+ が細胞内に流入すると, 終板電位（EPP）が発生する. EPP が筋活動電位の発生閾値に達すると活動電位が発生し, 筋線維内を両方向性に伝導していく.

位の総和である複合筋活動電位（compound muscle action potential: CMAP）を記録し, 運動神経機能を検査する検査法である. CMAP は便宜上, M 波ともよばれることもある. 刺激電極は一般的に, 陰極（-）・陽極（+）が固定されているものを使用する. 電気刺激は定電流（mA）の矩形波刺激で行い, 刺激強度は CMAP 振幅が最大となる最大上刺激とする. 持続時間は 0.2〜0.5 ms が一般的である. 記録電極は表面電極が一般的に使用され, 電極の配置は記録電極（陰極）を支配筋の筋腹に, 基準電極（陽極）を腱の上に配置する（筋腹-腱導出法）.

　運動神経伝導検査の評価は, 最大上刺激の刺激強度で記録する CMAP の振幅, 遠位潜時と 2 点を刺激してその間の距離を測定して計算する伝導速度を用いて行う.

表 1-41 　末梢神経の分類

		Gasser 分類	Lloyd 分類	直径 (μm)	伝導速度 (m/sec)	機能
有髄	α 運動 (Aβ) γ 運動 (Aγ)		Ⅰa, Ⅰb Ⅱ	12〜21 6〜12 4〜8	70〜100 40〜70 15〜40	運動，筋固有知覚 触覚，運動覚 筋紡錘遠心系
	Aδ		Ⅲ	1〜6	5〜15	痛覚，温覚， 冷覚，圧覚
	B			1〜3	3〜14	交感神経節前
無髄	C		Ⅳ	<1	0.2〜2	痛覚，温冷覚， 交感神経節後

末梢神経は Gasser 分類によって，その太さから A，B，C に分類されている．感覚神経は Lloyd 分類によりⅠ，Ⅱ，Ⅲ，Ⅳに分けられる．神経伝導検査は直径の太いα運動線維（Aα線維）やAβ線維（大径線維）を対象とする．一方，直径の細い小径線維（Aδ線維，C 線維）は対象外となる．
（木村　淳，他．神経伝導検査と筋電図を学ぶ人のために．第 2 版．東京：医学書院；2010．より改変）

2．感覚神経伝導検査（sensory nerve conduction study: SCS）（図 1-84）

感覚神経伝導検査は，神経幹を電気刺激することで誘発される感覚神経活動電位（sensory nerve action potential: SNAP）を記録し，感覚神経機能を検査する方法である．方法は順行法と逆行法の 2 通りの方法がある．刺激方法は，運動神経伝導検査とほぼ同様である．刺激強度は SNAP 振幅が最大となる最大上刺激とするが，逆行法を用いた場合は刺激強度を大きくすると SNAP の後方に M 波が出現して SNAP の評価が困難となることがある．そのため逆行法を用いる場合は，刺激強度を調整する必要がある．一方，順行法は逆行法と比較して，SNAP 振幅が小さく記録される．SNAP を記録する際は，背景にある基線のノイズが多くなるため，SNAP の判別ができる程度に 5〜20 回程度の加算平均を行う．

D．F 波検査（F-wave test）（図 1-85）

末梢神経幹を電気刺激すると，生理的な神経伝導とは異なり両方向性に伝達する．電気刺激によって運動神経線維を逆行性インパルスが伝導する．この逆行性インパルスが脊髄前角に到達して生じた，α運動ニューロンの細胞体（脊髄前角細胞）の興奮によって順行性インパルスが発生する．この順行性インパルスによって生じた筋活動電位を F 波とよぶ．通常の運動神経伝導検査や感覚神経伝導検査は末梢遠位分節を対象としたものであるのに対し，F 波は伝導経路が長いことから末梢神経

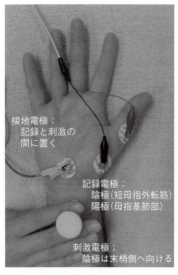
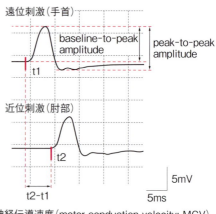

神経伝導速度（motor conduction velocity: MCV）

$$MCV(m/s) = \frac{2\text{点の刺激部位間の距離（mm）}}{2\text{点で誘発した CMAP の潜時差（t2-t1）（ms）}}$$

t1: 遠位部刺激時の CMAP の潜時，t2: 近位部刺激時の CMAP の潜時，t2-t1: 2 点の刺激部位の潜時差

図 1-83　運動神経伝導検査

運動神経伝導検査のパラメーターは，潜時（latency），振幅（amplitude），神経伝導速度（velocity）である．
潜時は複合筋活動電位（CMAP）が電気刺激後に出現する時間を示し，一般的には刺激部位を遠位部と近位部の 2 ヵ所またはそれ以上とする．各々の潜時の差は神経伝導速度を計算する際に必要となる．
振幅は基線から CMAP 頂点までの電位幅（baseline-to-peak amplitude），または CMAP の陰性頂点から引き続く陽性頂点までの電位幅（peak-to-peak amplitude）で示す．近年は前者が一般的である．
運動神経伝導速度（motor conduction velocity: MCV）は，2 ヵ所以上の刺激点（遠位部と近位部）で刺激して記録された CMAP の潜時差を各刺激点間の距離から割算することで計算できる．神経伝導速度の計測には，正確な MCV を測定するためには，潜時の marking と距離の測定は正確になるように心掛ける必要がある．
＊左に正中神経刺激時の筋腹腱導出法の電極配置を示す．右に記録した CMAP と各パラメーターの計測および運動神経伝導速度の計算法を示す．

全体の伝導性の指標として利用できるだけでなく，脊髄運動ニューロンの興奮性や運動単位数の指標にも用いることができる．記録方法は，通常の運動神経伝導検査と同様であり，刺激強度は最大上刺激にして記録する．F 波を記録する際のフィルター設定は運動神経伝導検査と同様とし，記録感度は，200〜500 μV/div とする．F 波は刺激ごとにその波形が変化することが特徴である．その理由は逆行性インパル

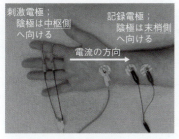
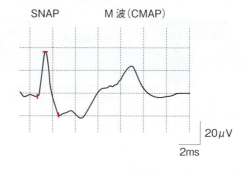
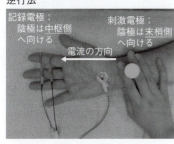
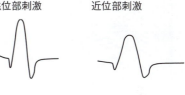

図 1-84　感覚神経伝導検査

感覚神経伝導検査のパラメーターは，運動神経伝導検査と同様に，潜時，振幅，速度である．感覚神経伝導検査の算出には，遠位刺激の際に記録された感覚神経電位（SNAP）の潜時と刺激電極と記録電極の間の距離のみで十分である．この理由は，運動神経伝導検査で記録する M 波（CMAP）は筋電位であり，SNAP は純粋な神経電位を反映しているからとされている．振幅の測定方法も運動神経伝導検査と同様である．また感覚神経電位を遠位部と近位部で記録すると，近位部刺激の SNAP の振幅は低下し，波形の持続時間が延長して記録される．原因は近位刺激のように刺激電極からの距離が長くなると神経幹内の太さの異なる神経線維の伝導性のばらつきが大きくなるために SNAP の持続時間が延長して，さらに SNAP の陰性成分に続く陽性成分の中に伝導性の遅い線維の陰性成分が重なってしまう．これにより近位刺激では持続時間が長い，低振幅の SNAP が記録される．この現象は位相相殺（phase cancellation）とよび，筋活動電位を記録している運動神経伝導検査の M 波記録ではみられない．

*左に順行法と逆行法の感覚神経伝導検査の電極配置を示す．右上段に感覚神経電位（SNAP），右下段に遠位刺激と近位刺激の各々の SNAP のシェーマ（schema）を示す．近位刺激の SNAP は位相相殺の影響によって低振幅で持続時間の長い波形となる．

スが脊髄前角細胞に到達しても全ての脊髄運動ニューロンの興奮が起きるわけではなく，約 5％程度の運動ニューロンの興奮が，組み合わせを変えながら興奮・発火を生じるからである．そのため F 波の記録は臨床検査では 10〜20 回の複数回刺激を行う．検査における F 波の評価には，F 波最短潜時，出現頻度や振幅を用いる．末梢神経の伝導性の指標には F 波最短潜時が最も有用とされており，最短潜時は手

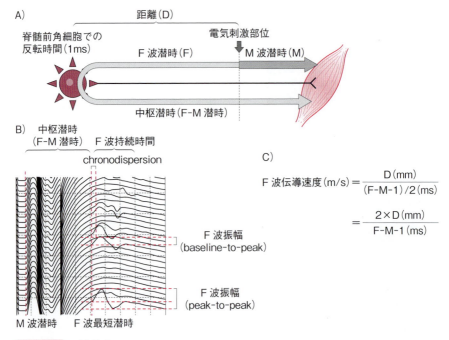

図 1-85 F 波検査

A) 電気刺激によりインパルスは両方向性に伝導し,末梢(筋)方向へ伝播するとM波(CMAP)が記録される.逆行性に伝導するインパルスは脊髄前角細胞に到達すると,約1msの反転時間を経て折り返して末梢(筋)方向へ順行性インパルスとして伝播して,M波の後方の遅延電位としてF波が記録される.

B) 正中神経におけるF波の記録波形を示す.F波最短潜時は記録されたF波の中で最も潜時が早いものである.中枢潜時はF波潜時からM波(CMAP)潜時を引算したもの(F-M)である.クロノディスパージョン(chronodispersion)はF波の最短潜時と最長潜時の差であり,末梢神経障害などでは延長し,痙縮では短縮する.

C) F波伝導速度は,距離(腕や脚の長さで代用することがある)から刺激点と脊髄前角細胞までの距離(F-M)から反転時間の1msを引算した数値を割算して算出することができる.

足の長さに依存するため身長の影響を受けるが,上肢では28 ms,下肢では55 ms程度が概ねの正常上限と考えてよい.F波は通常のルーチン検査が行われる,正中神経,尺骨神経,脛骨神経などで記録することが可能である.

E.H 反射(H-reflex)(図 1-86)

末梢神経軸索を電気刺激すると,F波と同様の後期成分の波形が記録されること

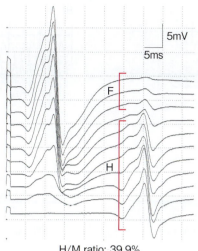

図 1-86 健常者のヒラメ筋 H 反射

M 波の閾値下刺激で H 反射を確認できる．刺激強度を徐々に増していくと，M 波の振幅は増高していく．一方，H 反射振幅は低下し，やがて F 波がみられるようになる．提示例の M 波振幅に対する H 波振幅の比（H/M 比）は健常者で 39.9％であった．この結果から，この検査における H 反射は脊髄運動ニューロンの約 4 割の興奮性を記録したと考えてよい．

がある．これは筋紡錘由来の感覚線維である Ia 感覚線維が刺激され，求心性インパルスが脊髄運動ニューロンを興奮させることで発生する筋活動電位（H 波とよばれることもある）である．F 波との共通点として，ともに脊髄運動ニューロンの興奮によって生じた M 波の後期成分である．しかし，F 波の発生にはシナプスを介さないのに対して，H 反射は単シナプス性反射であることと，約 60〜70％の脊髄運動ニューロンの興奮によって生じるために，至適強度で記録される波形がほぼ同一となる点が異なる．最近は一般的に行われる検査において H 反射はあまり用いられることは少ないが，M 波振幅に対する H 波の比である H/M 比を求めることにより，上位運動ニューロン障害などの際にみられる痙縮の評価に用いることがある．

F．反復神経刺激（repetitive nerve stimulation: RNS）（図 1-87）

反復神経刺激（RNS）は神経筋接合部機能の検査法として用いられている．本項の冒頭に記載した神経筋接合部の生理機能に記載したように，神経終末部から放出された Ach が終板部の受容体に結合することによって EPP が発生する．本検査は，末梢神経へ電気刺激を反復して行うことによって，Ach の放出能，受容体機能を推

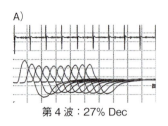
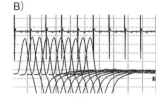
第4波：27% Dec

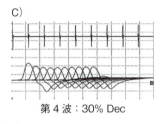
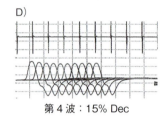
第4波：30% Dec　　　　　　　　　　第4波：15% Dec

図 1-87 反復神経刺激

健常者と重症筋無力症（myasthenia gravis: MG）患者の 3 Hz の反復刺激を示す．健常者では，漸減現象（waning）を認めないが，MG 患者では waning を認める．第 4, 5 波の CMAP の振幅が低く，CMAP の稜線は J-shape envelope とよばれる，特徴的な変化を示す．一方，ランバート・イートン筋無力症候群（Lambert-Eaton myasthenic syndrome: LEMS）を強く疑う変化は，稜線が直線形となる straight down となることが多い．LEMS では，10〜20 Hz の高頻度刺激時で waxing を呈することは有名であるが，本症はシナプス節前部の Ca^{2+} チャンネルの抗体である抗 VGCC 抗体により，結果的にアセチルコリンの放出障害が生じるため，初回の単発刺激で EPP が筋活動電位の閾値となりにくい．そのため初回刺激の CMAP 振幅は小さくなる．刺激を繰り返したり，運動負荷を加えることで CMAP 振幅は大きくなる．
図の A），B）は MG 患者の尺骨神経刺激，小指外転筋記録の波形である．A）3 Hz 刺激で J-shape パターンの waning を認める（減衰率 27％）．B）運動負荷直後の 3 Hz 刺激で，運動負荷後賦活を認める．C），D）は同一症例の正中神経刺激，短拇指外転筋記録である．C）3 Hz 刺激で J-shape パターンの waning を認める（減衰率 30％）．D）10 Hz 刺激で減衰率は 15％まで改善している．

測する検査である．正常の神経筋接合部においても約 3 Hz の低頻度刺激により Ach の枯渇が生じるが，EPP もこれに応じて振幅が小さくなる．しかし正常の神経筋接合部機能であれば，EPP は筋活動電位の発生閾値を超えているため，筋活動電位の振幅は減衰しない．一方，重症筋無力症（MG）のように Ach 受容体の機能低下（シナプス後障害）がある状態では，EPP の発生量が極端に減少することによって，EPP は筋活動電位の発生閾値に到達することが難しくなる．そこで約 3 Hz の低頻度刺激を行うことにより，筋活動電位の振幅が減衰することを検知し，神経筋接合部機能の低下していることを判定することができる．Ach の放出が障害されるようなシナ

プス前障害においても，同様に 3 Hz の RNS で筋活動電位の振幅は減衰する（漸減現象: waning）．Ach 放出量の減衰は 2〜5 Hz で最大となり，高頻度となると神経終末に流入する Ca^{2+} イオンの蓄積が増加するため Ach 放出量は増加する．そのため通常は，シナプス前機能が正常である MG で高頻度刺激をする必要はない．一方で，20〜50 Hz の高頻度刺激や運動賦活化を行うと，神経終末からの Ach 放出量が増えることによる賦活後促通や，Ach 枯渇による賦活後疲労という現象が確認され，この所見は MG の診断感度を上げるとされている．

シナプス前障害の代表であるランバート・イートン（Lambert-Eaton）筋無力症候群（LEMS）は神経終末の Ca^{2+} チャネルの機能障害によって生じるが，Ach の放出機能が極端に障害されていることにより，単発刺激での筋活動電位の振幅が著明に低下していることが特徴である．上述のように 3 Hz の RNS で振幅は減衰（waning）するが，MG の減衰パターンと異なることがある．一方，高頻度刺激や運動賦活によって神経終末の Ca^{2+} イオンの流入量が増えて神経筋接合部の機能が改善する．そのため約 20 Hz の高頻度刺激や運動負荷試験によって，筋活動電位の振幅が増大する促通現象（漸増現象: waxing）を確認することが重要とされる．

このような反復神経刺激は被検者に疼痛を与えるため，低頻度刺激と運動賦活試験を組み合わせて行う．一般的には低頻度刺激は 3 Hz，高頻度刺激は 10 Hz に設定し，刺激回数は 10 回とする．電気刺激の刺激強度は，運動神経刺激検査と同様に最大上刺激とする．一般的には，低頻度刺激（3〜5 Hz）で漸減現象（waning）は MG，LEMS で，高頻度刺激（20〜50 Hz）で漸増現象（waxing）が確認されれば LEMS と診断される．しかしながら，低頻度刺激での waning は筋萎縮性側索硬化症や LEMS でも高率に認められることがあり，判断には注意を要する．また高頻度刺激は被検者に過度の疼痛を与えることになり推奨しない意見もあることから LEMS の診断に高頻度刺激は必ずしも必要ではないとされている．大切なのは，反復神経刺激の検査の意義や結果の解釈は複雑であることを忘れてはならないことである．

G. 針筋電図

針筋電図は，一般的には同芯針電極を用いた神経生理検査であり，筋力低下や筋萎縮の原因が神経原性なのか筋原性なのかを判断するために用いられる．もちろん検査前に問診，神経診察を十分に行って本検査の適応や検査部位を検討しておく必要がある．フィルター設定は 10 Hz〜10 kHz とし，時間軸は 5〜20 ms/div で記録する．安静時電位の記録の際は感度を 50〜200 μV/div に，随意収縮時の運動単位電位の記録の際は 200 μV〜2 mV/div に設定する．針電極はディスポーザブルのものを

表 1-42 安静時自発電位の種類

1）筋線維レベルで生じる電位
　a）単一筋線維に発生する電位
　　　終板雑音（end-plate noise）・終板極波（end-plate spike）
　　　線維自発電位（fibrillation potential）・陽性鋭波（positive sharp wave）
　　　ミオトニー放電（myotonic discharge）
　b）複数の筋線維に発生する電位
　　　複合反復放電（complex repetitive discharge）
2）運動単位（神経終末）レベルで発生する電位
　　　線維束電位（fasciculation potential）
　　　ミオキミア放電（myokimic discharge）
　　　ニューロミオトニー放電（neuromyokimic discharge）

（日本臨床神経生理学会，編．神経筋電気診断を基礎から学ぶ人のために．第1版．東京：学会誌刊行センター；2013．より改変）

用いることが重要である．太さは 30 G（0.3 mm），26 G（0.46 mm）のものを使用することが多い．同芯針電極は陰極と陽極を有する層構造になっており，針の割面を中心に半円状の範囲を太さに応じた広さで筋電位を記録することができる．検査の評価は，針の刺入による刺入電位，安静時における自発電位，軽度の随意収縮（弱収縮時）による運動単位電位，徐々に筋収縮を強めた時の運動単位電位の動員パターン，最大収縮時の干渉波の観察を行う．刺入電位の持続時間の延長は筋の興奮性が亢進した状態を示す．針筋電図における安静時自発電位の所見の詳細については，ここで記載する他にも様々なものがあるが，本項では字数の限界があるため成書を参考とされたい．

1．安静時所見（安静時自発電位）（表 1-42）

正常においては，安静時（筋収縮をしていない状態）では電位は記録されず，静寂（silent）の状態である．しかし，異常の状態では安静時自発電位とよばれる自発電位が記録されることがある．安静時自発電位は脱神経電位とよばれる線維自発電位（fibrillation potential）と陽性鋭波（positive sharp wave）や，線維束電位（fasciculation potential）に分類される（図 1-88D～F）．線維自発電位と陽性鋭波は筋線維が終板を介した末梢神経軸索からの支配が解除された際に出現する筋自発電位であり，起源は筋線維である．この自発電位は神経軸索から筋線維への支配が介助された状態（脱神経状態）でみられるもので，通常は脱神経後から2～3週間ほど経過した状態で確認される．一方，線維束電位は末梢神経線維が起源であり，末梢神経の興奮性が高まる病的状態にて出現する．この線維束電位は，運動ニューロンが変性して進行性の筋萎縮をきたす筋萎縮性側索硬化症（amyotrophic lateral sclero-

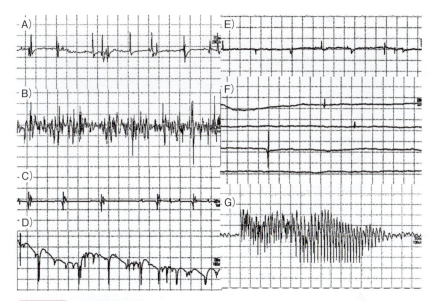

図 1-88 針筋電図の所見
A) 弱収縮時の運動単位電位（20 ms/div, 200μV/div）
B) 最大収縮時の干渉波（20 ms/div, 1 mV/div）
C) 神経再支配時の多相性運動単位電位（20 ms/div, 200μV/div）
D) 筋萎縮性側索硬化症の陽性鋭波（20 ms/div, 50μV/div）
E) 筋萎縮性側索硬化症の線維自発電位（20 ms/div, 50μV/div）
F) 筋萎縮性側索硬化症の線維束電位（20 ms/div, 50μV/div）
G) 筋強直性ジストロフィーのミオトニー放電（50 ms/div, 100μV/div）

sis：ALS）や球脊髄性筋萎縮症によく認められ，運動ニューロンの変性・脱落に伴う残存神経線維の代償性興奮によるものと考えられている．さらにALSで認められる線維束電位の興奮性には不安定性が指摘されており，急速に症状が進行するALSで顕著に認められることから，近年，新たなALS診断基準（Awaji 基準）が作成され，線維束電位の重要性が着目されている．線維束電位が１つの神経線維から発射される電位であるのに対し，複数の神経線維からの多重発射はミオキミー放電として記録され，全身性のミオキミアとよばれる筋収縮をきたすアイザックス（Issacs）症候群や放射線照射後の腕神経叢ニューロパチーなどに特徴的な所見である．その他，安静時にみられる代表的な異常電位として，筋膜の興奮性が亢進する病態であるミオトニー症候群で認められるミオトニー放電（myotonic discharge）は非常に特徴的かつ，有名な所見である．このミオトニー放電は，筋強直性ジストロフィーの診断時に認められる頻度が高い（図 1-88G）．

表 1-43 運動単位の種類

	赤筋（type 1）	白筋（type 2）	
運動ニューロンの種類	S 型	FR 型	FF 型
筋線維の種類	1	2A	2B
生理学的特徴			
筋収縮時間	遅	速	
神経伝導速度	遅	速	
脊髄運動ニューロンの大きさ	小	中	大
神経支配比	小	中	大
運動単位の興奮閾値	低	中	高
疲労度	極難	難	易

2．随意収縮

　随意収縮時には，それぞれの脊髄運動ニューロンの構成単位の運動単位電位（motor unit potential: MUP）とよばれる筋電位が認められる．この電位は安静状態から徐々に筋収縮をさせていくと，小さな電位が徐々に発火頻度を上げながらさらに大きな電位が重なっていく（図 1-88A）．この小さな運動単位電位は type 1 筋線維（赤筋）由来とされ，大きな運動単位電位は type 2 筋線維（白筋）由来とされ，四肢筋や体幹筋で分布が異なる．この由来する筋線維の差異は，支配する脊髄運動ニューロンの特性の違いも反映しており，type 1 筋線維を支配するニューロンの神経伝導速度は遅く，type 2 筋線維では速い．末梢神経の伝導性は神経軸索の太さに影響を受けており，「神経軸索が太いほど，伝導速度が速く，支配する運動ニューロンの支配領域の範囲も大きい」という原則に則っている．この原則をヘンネマン（Henneman）のサイズの原理とよぶ（表 1-43）．弱収縮時には小さな運動単位電位の発火が観察され，徐々に力を強めていくと運動単位電位のサイズも大きくなる．これは収縮力を強めることで type 2 筋線維を支配する運動ニューロンの興奮が高まっていくことがわかる．この弱収縮の際には，個々の運動単位電位の波形形態を確認することができる．弱収縮時の検査では，運動単位電位の波形が多相性であるのか，電位の発火・動員パターンの異常の有無を観察する．

　さらに正常の状態では，最大収縮をすると小さい運動単位電位も大きい運動単位電位も非常に発火頻度の亢進した状態で重なりあうため，各々の波形を確認することができない程度に密接した波形を認める．これを干渉波という．最大収縮時の検査では，神経再支配による高振幅波形の確認や，運動単位電位の発火・動員パターンの異常の有無を確認する．

3．実際の評価

1）安静時所見の評価について（図1-88）

正常の状態で針を刺入すると刺入電位を確認できる．ニューロパチーやミオパチーなどの病的状態においては，刺入電位の持続時間が延長することが経験される．特にミオトニー症候群など筋膜の興奮性が亢進した状態では，ミオトニー放電を確認できる．線維収縮電位や陽性鋭波は脱神経状態が生じて2～3週ほど経過した時点で，認められるようになる．急性ニューロパチーや脱神経状態が常に継続する筋萎縮性側索硬化症などで一般的に認められるが，炎症性筋炎や筋ジストロフィーなど筋線維が断裂して筋線維の一部で脱神経状態となるような病態でも確認される．脱神経電位を確認する時はスピーカーから聞こえる音が特徴的であり，「雨だれ音（rain fall sound）」と称される．運動単位電位の音とは異なり，非常に小さく乾いた音が聞こえる．

2）随意収縮の評価（運動単位電位の動員パターンと干渉波形成，神経再支配過程について）

まず弱収縮時における個々の運動単位電位の発火パターン（動員パターンともいう）を確認する．正常の状態では，徐々に筋収縮をしていくと，その都度，出現する運動単位電位の発火頻度は上昇していき，さらに別の運動単位電位も発火してくる．収縮力を強めるほどに出現する運動単位電位の種類と発火頻度は亢進し，サイズの原理に則って高振幅の運動単位電位が出現してくる．最大収縮まで到達すると干渉波が形成される（図1-88B）．

3）神経原性変化（随意収縮時の評価）

運動単位数が減少する筋萎縮性側索硬化症などの運動ニューロン疾患やニューロパチーなどの末梢神経疾患では，発火する運動単位電位の種類が減少するため，最大収縮時の干渉波の形成不良が認められる．また運動単位電位の数が極端に減少する（つまり運動ニューロン数が減る）病態においては，限られた運動単位電位しか発射しないため，代償的に発火頻度が異常に亢進する．特に弱収縮時に単一の運動単位電位の発火と，その発火頻度の亢進を認めた場合は神経疾患を疑う．また波形の形態解析も重要である．ニューロパチーなど神経軸索の障害が生じた場合に，神経の再生が生じることが多い．通常，神経再生の過程では残存した神経軸索から，障害された神経線維にむけて幼若な神経線維の側枝を分岐していく．この幼若な神経線維は極めて細いため，初期の再生過程では小さく多相性の不安定な運動単位電位が記録される（図1-88C）．やがて再生線維も成長していくと，神経軸索の太さも大きくなってくるため再生線維の運動単位電位も大きくなっていき，最終的には残存した線維由来の運動単位電位に吸収される形となる．結果的に1つの運動単位

が支配する筋線維面積が大きくなることを示すように，再支配が完了した筋線維から認める運動単位電位は高振幅で持続時間の長い(幅の広い)電位となる．つまり，運動単位電位の動員パターンと形態を確認することで，神経原性変化がどの程度の再生過程にあるかを推測することができる．

4) 筋原性変化（随意収縮時の評価）

筋疾患においては，筋線維のサイズが病的に小さくなるため，運動単位電位のサイズも小さくなる．炎症性筋疾患や筋ジストロフィーなど筋断裂が生じる病態の疾患では，多相性の運動単位電位が確認されるが，神経原性疾患とは異なり大きくはなっていかない．さらに，筋疾患において運動単位電位の動員パターンを確認することはとても重要であり，神経疾患のように運動単位数が減少することがないため干渉波の形成は正常と変わらない．また動員パターンが正常であるにもかかわらず筋力が低下しているため，筋力と動員パターンの不均衡がみられるのも特徴であり，早期リクルートメント現象とよばれる．この所見は筋疾患を積極的に疑う有用な所見である．

〈参考文献〉
1) 木村　淳, 幸原伸夫. 神経伝導検査と筋電図を学ぶ人のために. 第2版. 東京: 医学書院; 2010.
2) 日本臨床神経生理学会, 編. 神経筋電気診断を基礎から学ぶ人のために. 第1版. 東京: 学会誌刊行センター; 2013.

〈阿部達哉〉

C. 自律神経機能検査

　現在の自律神経機能検査法は形態学的検査，生理学的検査，生化学的検査，薬理学的検査，放射線学的検査などに大別され，対象となる効果器・器官も多彩である．自律神経障害による臨床症状は器官によって異なるため，複数の検査法を組み合わせて自律神経障害を評価する．現在，用いられている自律神経機能検査法を表に示す（表1-44）．いくつかの検査法には，専門的な設備が必要なものもあるため，本項では比較的行われる機会の多い自律神経機能検査法を紹介する．

I 心血管系自律神経機能検査

A. 起立試験（シェロング試験），ヘッドアップ・ティルト試験
【目的】起立性低血圧症，神経調節障害（神経調節性失神，体位性頻脈症候群など）といった心血管系自律神経障害の診断を目的とする．
【方法】病巣診断を目的とする場合は，血漿ノルアドレナリンなどのカテコラミンやバソプレシンの測定を併用する．

a）起立試験
　まず水銀血圧計（この場合は聴診器が必要）または非観血的自動血圧計を準備する．被験者を安静にできる環境で，10〜15分間の安静臥位の後に起立（能動的起立）させる．起立前は約10分程度の安静とした後に，臥位のままで3〜5回，血圧・心拍数を測定する．起立後は立位のまま直後から血圧・心拍の測定を開始し，約1分間隔で5〜10回程度（5〜10分間）血圧・心拍数を測定する．本方法は特殊な機器を必要とせず，簡便に行うことができる．

b）ヘッドアップ・ティルト試験
　意義，方法は起立試験と同様であるが，ティルトテーブルを用いることが大きく異なる．起立試験が被験者に能動的に起立負荷をかけるのに対して，ヘッドアップ・ティルト試験は受動的に起立負荷をかける．起立性低血圧症の場合は受動的起立負荷の方が，能動的起立負荷に比べて，血圧・心拍数に影響しやすいとされているが，神経調節性失神は能動的起立である起立試験の方が出現率が高いといわれている．ティルトテーブルの傾斜角度は一般的に60〜70°とし，安静臥位で10〜15分間程度の安静臥位の後に，被験者の頭部を15〜30分間挙上させる．本方法を用いる

表 1-44　黒岩による自律神経機能検査法の種類

器官	形態学的検査	生理学的検査	生化学的検査	薬理学的検査	放射線学的検査
瞳孔		赤外線瞳孔計		点眼試験（ピロカルピン，エピネフリンなど）	
皮膚	組織学的検査（皮下神経，汗腺）	温熱発汗試験，皮膚温測定（サーモグラフィー），皮膚交感神経反応，定量的軸索反射性発汗試験		薬物発汗試験（アセチルコリン，ピロカルピン）	
		涙腺機能検査，唾液腺機能検査			唾液腺シンチグラフィーなど
内分泌外分泌			生理活性物質の測定（カテコラミン，カテコラミン代謝産物，バソプレシン，甲状腺刺激ホルモン，成長ホルモンなど）		
呼吸循環睡眠		心電図RR間隔変動，起立試験，ヘッドアップ・ティルト試験，アシュネル試験，バルサルバ試験，ポリソムノグラフィー，指尖容積脈波など		薬物静注試験（ノルアドレナリン，アドレナリン，イソプロテレノール，アトロピンなど）	脳血流シンチグラフィー，MIBG心筋シンチグラフィーなど
消化管	直腸生検	肛門括約筋筋電図，胃電図など	ブドウ糖負荷試験		食道造影，消化管造影など
膀胱		排尿機能検査，尿道括約筋筋電図			超音波残尿測定
生殖器		勃起機能検査（視聴覚刺激など）		薬物負荷試験（シルデナフィル，プロスタグランジンE1）	
末梢神経	腓腹神経生検（電子顕微鏡による無髄神経の観察）	マイクロニューログラフィー，定量的軸索反射性発汗試験			

（日本自律神経学会，編．自律神経機能検査．第3版．東京：文光堂；2000．p.45 より改変）

場合は，血圧・心拍数の連続測定装置を使用することが望ましいが，連続測定装置がない場合には自動血圧計を用いて30秒～1分間隔で血圧・心拍数を測定する．血漿カテコラミンやバソプレシンの測定を併用する場合は，本方法の方が望ましい．現在，ヘッドアップ・ティルト検査は安全上，十分な経験を持つ医師がいること，高度の徐脈や血圧低下に対する救急処置が可能な医療機関に対してのみ保険診療として用いることができる．

【判定】

1) 起立性低血圧症

起立直後から起立5分後にかけて収縮期血圧が20～30 mmHg低下をする場合に診断する．血圧の低下に伴って立ちくらみ，めまい，眼前暗黒感や霧視，失神などの症状を認めることが多い．

2) 体位性頻脈症候群

起立直後の低血圧がなく，5分以内に心拍数が30/分以上増加，または120/分以上となり，起立不耐症状（頭重感，動悸，めまい，霧視など）を認めれば診断となる（表1-33, 139頁）．

3) 神経調節性失神

能動的起立である起立神経で失神が誘発されやすいため，診断にはヘッドアップ・ティルト試験を用いることが望ましい．ティルト開始直後，血圧はあまり変化せず心拍数が増加しはじめ，心拍数の増加と低下を繰り返す．開始後，数分から数十分が経過すると，突然の著明な血圧低下と徐脈が生じる．この時に顔面蒼白，冷汗，気分不快，悪心，失神などの起立不耐症状を伴う．

4) 起立性高血圧症

起立性低血圧症とは逆に，起立やヘッドアップ・ティルトにより著明な血圧上昇が生じる．

B. 心電図 RR 間隔変動

一般では心拍は一定であると解釈されているが，実は延髄の迷走神経背側核や疑核からの抑制性制御と脊髄交感神経幹からの促進性制御を受けており，交感神経優位となる精神的緊張によって心拍数は増加し，副交感神経優位となる安静時に心拍数が低下する．また心拍数は呼吸の影響も受けており，呼気時に心拍数は増加して，吸気時には低下する．つまり生理的には健常者の心拍数には呼吸性変動がみられる．一方，糖尿病性神経障害の患者においては，呼吸性変動が減少または消失することも明らかとなっている．健常者において，この変動は抗コリン作用を持つアトロピンの静注で消失し，β遮断作用を持つプロプラノロールの静注で変動に変化が

みられなかったことから，この心拍の呼吸性変動は副交感神経機能の指標とされている．この心拍数の呼吸性変動は，心電図RR間隔変動係数（CV_{R-R}）として一般の医療機関で使用されている心電計で記録することが可能である．

【目的】副交感神経機能を評価する．
【方法】現在は心電図RR間隔変動係数（CV_{R-R}）を計算可能なコンピュータ内蔵の心電計が流通しており，多くの医療機関で使用されている．これを用いて安静臥位で記録する．変動係数（CV）の計算は，100心拍のRR間隔の平均値（M）および標準偏差（SD）を求めて計算する．計算式は次のとおりである．

$$CV (\%) = SD/M \times 100$$

【判定】上記のとおり年齢によって心電図RR間隔変動係数（CV_{R-R}）は異なり，若年者では概ね6.0％程度であり，60歳以降では2.5〜3.0％程度となる．神経疾患により副交感神経機能が低下している状態ではCV_{R-R}は，2.0％を下回り，重症の自律神経機能障害を呈するパーキンソン病や多系統萎縮症においては1.0％を下回ることも少なくない．

Ⅱ 発汗系自律神経機能検査

【目的】発汗障害の診断，障害レベルや範囲の診断を目的とする．

A．温熱発汗試験

　発汗障害のスクリーニングとして有用である．生理的に温熱性発汗は，体温上昇時の熱放散を目的として手掌・足底を除く全身性（有毛部）にみられる．温熱性発汗の中枢は間脳に存在し，脳幹，交感神経節前ニューロン，脊髄交感神経幹からの節後ニューロンを経て，皮膚の汗腺に至り発汗を促す．全身性の発汗であるため，全身の発汗を評価する必要があり，発汗の検出にはいくつかの方法がある．温熱発汗試験の原理は，温熱負荷は浴室で加温（水に濡らさないこと）して行い，発汗を促して下記の検出法で評価することである．

【方法】
a）ミノール氏法
　ヨード15 g，ヒマシ油100 mL，無水アルコール900 mLの混合液（ミノール氏液）を作成して，刷毛で検査範囲（全身）へ均一に塗布する．乾燥後に澱粉を均等に吹付ける．発汗部は黒色に変色するが，無汗部は変色しない．本検査法の問題点として，検査部に均一にミノール氏液を塗布できない場合があることや，無汗に対する

代償性発汗で黒色に変色したミノール氏液が流れ落ちてしまいやすく，評価にあたっては十分注意が必要である．本検査法の利点は，ミノール氏液を作成できれば容易に検査に臨むことができることである．

b）ラップ法

まず，ポピドン液と合成糊を容積比4：1の割合で，500 mLの瓶を用いて混和して数日間，放置する．その後，家庭用ラップフィルムを幅40 cm程度に切り取り，上記の混和液を刷毛で均等に塗る．乾燥後に適度の湿気を与えて，市販の大型のオブラートを接着面へ貼り付けて，新聞紙に挟んで保存しておく．検査は，オブラート面を体表面へ密着できるようにセロハンテープで固定する．本方法の問題点として，検査用フィルムの作成に時間がかかることや，破れやすいことがあげられる．本検査法の利点は，フィルムさえ作成してあれば，検査部に貼付するだけであるので簡便である．上記のミノール氏法との有用性の比較については賛否両論があるが，それぞれの利点があるためどちらを選択してもよい．

【判定】

発汗反応のみられる部位での薬液の反応による色調変化を確認することで発汗障害の範囲を評価する．温熱性発汗検査は発汗を認めないことにより，発汗障害の存在と無汗部の分布を確認することはできるが，発汗障害の病巣は診断できない．

B．精神性発汗試験

被験者に予期しない音刺激，暗算負荷，運動負荷などを行い，手掌・足底（無毛部）の発汗を評価する．手掌・足底の発汗は情動・運動に影響され，睡眠で消失することから中枢は前頭葉，頭頂葉，大脳辺縁系に存在すると考えられている．しかし，精神的負荷は有毛部にも冷汗としてみられることもあり，無毛部と有毛部の中枢制御は部分的にもoverlapしている可能性が指摘されている．

【方法・判定】有毛部発汗とは異なり，定性的な評価は困難である．後述のカプセル換気法や交感神経皮膚反応で評価する．

C．薬物発汗負荷試験

薬物負荷により四肢・体幹の発汗を促す検査法である．一般的にはアセチルコリンやピロカルピンの皮内注射を行う．

a）アセチルコリン皮内注射

アセチルコリンは汗腺への直接作用による発汗と軸索反射性発汗を誘発する．軸索反射性発汗とは，交感神経節後線維を介して，未だ発汗のない隣接する汗腺組織

へ発汗を促進させる．節前線維からの刺激とは無関係の発汗反応である．つまり，この検査法において評価できる発汗は，アセチルコリンから汗腺への直接作用による発汗と軸索反射性発汗の総和ということになる．

b）ピロカルピン皮内注射

ピロカルピンは汗腺への直接作用による発汗を誘発するため，汗腺自体の障害の発汗障害では発汗がみられない．アセチルコリンは分解酵素であるアセチルコリンエステラーゼによって急速に分解されるが，ピロカルピンは分解酵素の影響を受けにくく，長時間作用を持つ．そのため，注射後の発汗の持続によって低体温をきたすこともあり，このような副作用への対応として抗コリン作用を持つアトロピンを事前に準備していくことが必要である．

【方法・判定】薬剤を皮下注射してからアセチルコリンは注射直後から発汗反応がみられ，約2分後にピークとなる．一方，ピロカルピンは作用時間が長いため，注射5分後から発汗反応が始まり，約30分後にピークとなる．発汗の判定はラップ法やミノール氏法を用いて全身の評価をする．アセチルコリン皮内注射で発汗を認めない場合は，交感神経節後線維または汗腺自体の障害と診断できる．ピロカルピン皮内注射を併用して発汗がみられない場合は汗腺障害と判断してよい．

D．定量的軸索反射性発汗試験（quantitative sudomotor axon reflex test: QSART）

1980年代に開発された検査法で，交感神経節後線維を介した隣接する汗腺組織同士で行われる，反射性発汗である軸索反射性発汗を定量的に評価する．このことからQSARTは，発汗に関わる末梢神経節後線維の機能を評価法だけではなく，末梢性自律神経障害を呈する疾患（糖尿病性神経障害など）における交感神経節後線維の機能の有用な検査法として用いられている．

【方法】アセチルコリンの薬液を含んだガーゼを皮膚に接して，そこに1〜2 mAの弱電流刺激による通電を行って皮膚へ薬液を浸潤させる，イオントフォレーシスという手法を用いる．発汗の測定は，乾燥した空気を流入させているカプセルを密着して，発汗による湿度変化から発汗量を算出することで行う．

【判定】通電5分間と通電後5分間の測定を行う．通常，発汗反応は通電開始後からみられ，通電終了後に低下していく．しかし，交感神経節後線維障害では，発汗反応が低下または消失するか通電終了後も発汗反応が持続する．

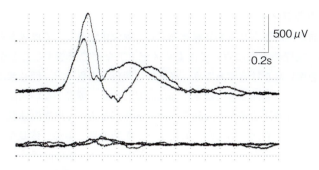

図 1-89　交感神経皮膚反応

健常者（上段）と無汗症患者（下段）の交感神経皮膚反応（sympathetic skin response: SSR）を示す．無汗症での SSR は健常者のものと比較して反応が乏しい．このことから本症例の精神性発汗の機能が低下していることがわかる．しかし SSR は末梢神経刺激に対する脳幹などの中枢を介した反応であることから，単独で発汗障害の病巣を捉えることはできない．

E. 皮膚交感神経反応（sympathetic skin response: SSR）（図 1-89）

　精神性発汗における手掌・足底の発汗の評価法として用いられる．SSR は多シナプス性の反射性発汗反応であり，詳細な発生機序は解明されていない．この反応の求心路は末梢神経の大径有髄線維であり，精神性発汗の中枢である前頭葉・視床下部などの間脳から交感神経節前・節後線維を介して汗腺（エクリン腺）で発汗を促す．この反応には慣れ（habituation）が生じやすく，何度も刺激をすると反応がみられにくくなるために電気刺激は 30 秒以上の間隔を空けて，ランダムに刺激をすることが望ましい．また深呼吸などの影響を受けて，その場合は反応が増強される．

【方法】皮膚末梢神経を電気刺激して，測定部位皮膚に設置した表面電極で電位変化を測定する．この電位変化は汗腺活動と表皮膜電位の変化によるものと考えられている．本検査法は，反射弓である求心路から中枢，遠心路，汗腺との接合部，汗腺のいずれに障害部位があるのか同定をすることはできない．記録電極の設置方法は施設で異なり，たとえば上肢の場合では手掌に陰極，手背に陽極を設置することが多い．しかし最近は，陰極を手掌に設置し，陽極は拇指の爪に設置した方が安定して記録できるという意見もあり，筆者は後者を用いている．

【判定】反応の開始時間（潜時）や反応波形の大きさ（振幅）を測定する．反応が全くみられない場合は，明らかに異常と判断するが，年齢などの影響によって反応波形の振幅の低下などがみられるが，潜時は影響を受けないとされている．正常・異常の判断のために，予め対照として健常者の検査データを記録し，比較するのがよい．

F．サーモグラフィー

人体の表面から放射される赤外線を測定し，画像化することで皮膚温を評価する方法である．実際の画像についてはよくメディアなどで確認することができるので，容易に想像いただけるであろう．高温部は暖色（赤色）で，低温部は寒色（青色）で表現される．発汗障害では無汗部は高温となり，障害のない部位では通常の発汗または代償性発汗過多がみられるため，無汗部と比べて皮膚温は低くなる．無侵襲であり有用な検査法であるが，筋肉や皮下脂肪の量，年齢，体温など様々な影響を受けるため個人差も大きい．一般的には低温部と高温部の温度差が，0.5℃以上あれば異常を疑う．

Ⅲ 排尿機能検査

【目的】排尿障害の診断を行う．
【方法】

A．尿流・残尿測定

被験者に排尿をさせて，尿流計で測定した尿流率（mL/秒）と排尿時間から尿流曲線を描く．正常の尿流曲線は左右対称の釣鐘型である．評価には最低150〜200 mL の排尿量が必要であり，排尿量が 200 mL 以上の場合，平均排尿率が男性で 15 mL/秒，女性で 20 mL/秒以上あれば正常である．また排尿終了後に膀胱内残尿量を測定する．30 mL までは正常とする．

B．膀胱内圧測定，尿道内圧測定，外尿道括約筋電図

通常は専門医に依頼する特殊検査である．細い二腔性カテーテルを挿入し，一方より生理食塩水を一定速度で注入し，他方の腔で膀胱内圧を測定する．排尿筋圧（膀胱内圧）と注入量から膀胱内圧曲線を描いて曲線パターンから蓄尿期・排尿期の排尿筋の活動性を，また注入中の尿意の有無から膀胱知覚を知ることができる．膀胱内圧の測定後に外尿道口までカテーテルを引き抜き，尿道内圧を測定する．排尿時の排尿筋括約筋協調不全（DSD）の有無は病巣診断に有用であり，男性を対象とする場合は針電極を外尿道括約筋に刺入して筋活動を記録する外尿道括約筋電図を用いる．針電極の刺入が困難である場合や女性を対象とする場合には表面電極による外肛門括約筋の筋活動を記録することで代用する．

Ⅳ 形態学的自律神経機能検査

形態学的自律神経機能検査は，腓腹神経における末梢神経生検を用いた評価では，まず無髄神経線維密度を測定する方法があるが，これについては別稿に譲る．

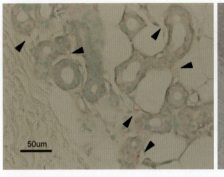
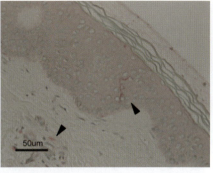

図 1-90 皮膚生検組織の抗 PGP9.5 抗体による免疫染色
左は汗腺と周囲組織,右は表皮と皮下組織である.抗 PGP9.5 抗体は神経軸索に対する抗体であり,赤く染まる陽性構造が神経軸索である.汗腺周囲では管腔周囲に,表皮内および皮下にも陽性構造が確認できる.交感神経節後線維の障害による無汗症では,陽性反応が明らかに減少する.

その他,光学顕微鏡では知覚性無髄線維である Aδ 線維と,交感神経節後線維である C 線維を区別する目的で,カテコラミン,モノアミン酸化酵素,チロシン水酸化酵素,アセチルコリンエステラーゼなどを用いた各種免疫組織化学を利用した免疫染色を行う.一方,電子顕微鏡を用いた観察では無髄線維脱落後にみられる collagen pocket の集簇(clustering)が特徴とされる.

近年は,皮膚生検による表皮内にみられる有髄小径線維(Aδ 線維)の観察が有用とされており,最近は多くの施設において行われるようになってきた.Product gene protein 9.5(PGP9.5)とよばれる神経軸索のマーカーに対する抗体(抗 PGP9.5 抗体)を用いた免疫染色で表皮内神経を観察することができる.糖尿病性神経障害など節後性自律神経障害をきたす疾患においては,表皮内神経密度の低下がみられることが知られている(図 1-90).

〈参考文献〉
1)日本自律神経学会,編.自律神経機能検査.第 3 版.東京:文光堂;2000.
2)Low PA. Clinical Autonomic Disorders. 2nd ed. Philadelphia: Lippincott-Raven; 1997.
3)Mathias CJ, Bannister R. Autonomic Failure. A Textbook of Clinical Disorders of Autonomic Nervous System. 4th ed. New York: Oxford Univ Press; 1999.

〈阿部達哉〉

D. 血液・髄液検査

I 血液検査

　神経内科疾患のみならず，内科疾患においては血液学的検査は重要な検査項目である．まず，初診患者に対してはルーチンとして一般血液検査を行う．
　表1-45に，主な各種神経疾患と血液検査項目を示した．

II 髄液検査

　脳，脊髄は膜と液体によって保護されている．膜とは軟膜・くも膜・硬膜であり，液体は脳脊髄液（髄液）である．髄液は軟膜とくも膜の間（くも膜下腔）に存在する．主に側脳室の脈絡叢で産生され，成人では1日に約500 mL，モンロー（Monro）孔から第三脳室～中脳水道～第四脳室を経てマジャンディ（Magendie）孔やルシュカ（Luschka）孔からくも膜下腔に至り，10%程度は脊髄に流れるが，大部分はくも膜顆粒から上矢状洞に吸収される．

表1-45　各種神経疾患と特殊血液検査

疾患	検査項目
糖尿病	HbA1c, 75gOGTTなど
膠原病	リウマチ因子，抗核抗体，疾患により抗SS-A抗体，抗リン脂質抗体など
感染症	血液培養，β-D-グルカン*など
甲状腺疾患	FT3, FT4, TSHなど
悪性腫瘍	各種腫瘍マーカー
重症筋無力症	抗アセチルコリンレセプター抗体
遺伝性疾患	遺伝子検索（関係者の同意が必要）
意識障害	血糖，電解質，NH$_3$，動脈血ガス分析など
治療薬	
抗けいれん薬	各薬剤の血中濃度
抗不整脈薬	〃
抗悪性腫瘍薬	〃

*β-D-グルカン：真菌細胞壁の構成成分

A. 検査の適応と禁忌

髄膜炎・脳炎，くも膜下出血（CT 上，出血が明らかではないが臨床的に疑われる場合），ギラン・バレー（Guillain-Barré）症候群，急性散在性脳脊髄炎，多発性硬化症などの神経免疫疾患，脊髄腫瘍，特発性低髄液圧症候群，神経梅毒，神経サルコイドーシスなどの疾患を疑った場合には髄液検査を行う．

ただし，①眼底検査にてうっ血乳頭が認められている場合（脳圧亢進が疑われるような場合は頭部 CT・MRI を撮影し，頭蓋内占拠病変の存在の有無を確認する），②穿刺部周囲に感染がある場合，③出血傾向を認める場合，④本人（家族）の同意を得られない場合などでは，原則として髄液検査は施行しない．

B. 検査方法

髄液採取は基本的に腰椎穿刺にて行う．穿刺に用いる針は，21〜22 G の髄液穿刺 spinal tap 針を用いる．髄液糖値と血糖値を比較するために，検査の 4 時間前からは絶食とし，点滴中の場合はカロリーが含まれない（例：生理食塩水）輸液とする．患者をベッドに対し垂直になるように側臥位にし，臍部をみるように前屈させる．イソジン・ハイポアルコール消毒を行い，局所麻酔後にヤコビー（Jacoby）線（左右の腸骨稜突起を結ぶ線）の上部（L3/4），下部（L4/5）に穿刺する（図 1-91）．その際，患者が緊張しないようにリラックスさせる．

穿刺後，まず髄液圧を測定し，その後に髄液を採取する．髄液の通過障害が示唆されるときはクエッケンシュテット（Queckenstedt）試験を行う．髄液採取後に針を抜き，刺入部を消毒した後ガーゼで保護し，頭を低くして腹臥位で 30〜60 分間，続いて背臥位で 60 分間程度の安静を保ち，穿刺後頭痛を予防する．もし頭痛が強いようであれば 500 mL 程度の輸液を行う．

一般髄液検査の内容と正常所見は以下のごとくである．外観は水様透明，初圧は 60〜180 mmH$_2$O，細胞数は 5/mm^3 以下で，主に単核球，蛋白は 15〜45 mg/dL，糖は 50〜75 mg/dL（血糖値のおよそ 1/2〜2/3），クロール：120〜130 mEq/L である．その他の検査として，髄膜炎が疑われたときは同時に血糖を測定し，加えて細菌培養，髄液染色を行い，癌性髄膜炎では細胞診を行う．

特殊検査として，IgG（1.0〜4.0 mg/dL：髄液蛋白の 15％以下），オリゴクローナルバンド（多発性硬化症など），MBP：myelin basic protein（多発性硬化症の増悪時），ADA：adenosine deaminase（結核性髄膜炎）などがある．

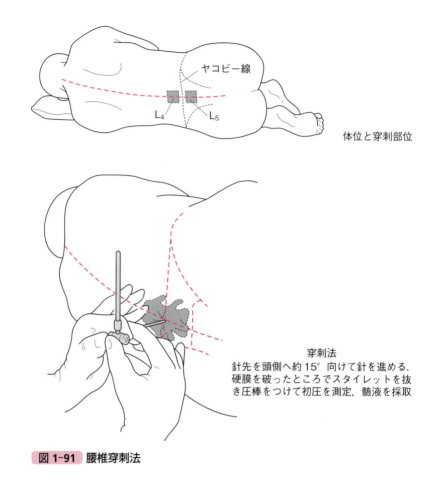

図 1-91 腰椎穿刺法

C．病態（表 1-46）

1．髄液圧

髄液圧が亢進する疾患としては，髄液の産生亢進（脈絡叢乳頭腫），吸収障害（癒着性髄膜炎），頭蓋内占拠病変（脳腫瘍，脳膿瘍，脳出血など），頭蓋内血流増大（静脈洞血栓症・高 CO_2 血症など），脳実質の増大（脳浮腫）などがある．髄液圧が低下する疾患としては，特発性頭蓋内圧低下症，髄液瘻などがある．

2．細胞

細胞については，正常時にはほとんど検出されない．細胞には単核球と多核球があり，脳脊髄膜炎の発症時，細菌性髄膜炎では多核球が増加し，その他のウイルス性，結核性，真菌性髄膜炎では単核球が増加する．またギラン・バレー症候群では，

表 1-46 各種神経疾患と脳脊髄液所見

	髄液圧 (mmH$_2$O)	外観	細胞数 (/mm^3)	蛋白 (mg/dL)	糖 (mg/dL)	その他
正常	60〜180	水様透明	5以下 (単核球)	15〜45	50〜75	
ウイルス性髄膜炎	上昇	水様透明	単核球優位に増加 〜1000	正常〜増加 〜100	正常 (軽度減少)	ウイルス抗体価
細菌性髄膜炎	上昇	混濁	多核球優位に増加 〜10000	増加 〜1500	減少 40以下	グラム染色 培養
真菌性髄膜炎	上昇	水様〜混濁	単核球優位に増加 〜1000	増加 〜500	減少 40以下	墨汁染色 培養
結核性髄膜炎	上昇	水様〜混濁 (日光微塵)	単核球優位に増加 〜1000	増加 〜500	減少 40以下	PCR, ADA, 培養 チール・ネルセン (Ziehl-Neelsen)染色
くも膜下出血	上昇	血性, 黄色	赤血球, 白血球 血液に類似	増加	正常	
ギラン・バレー症候群	正常	透明	正常	増加	正常	
多発性硬化症	正常	透明	正常〜やや増加	正常〜やや増加 〜100	正常	オリゴクローナルバンド MBP, IgG index
脊髄腫瘍	低下〜正常	透明〜黄色	正常〜増加 〜50	増加 〜1500	正常	

細胞数は正常だが, 蛋白は増加する (蛋白細胞解離).

3. 蛋白

蛋白については, 脳脊髄膜炎, ギラン・バレー症候群, 脳腫瘍, 脳膿瘍などの疾患で上昇する.

4. 糖

糖については, 同時に血糖を測定する必要がある. 細菌性, 真菌性, 結核性髄膜炎の際には減少するが, ウイルス性髄膜炎の際には正常であることが多い.

5. その他

感染症についてはその原因ごとに検査項目が異なる. ウイルス感染の場合には髄

液・血清の両者のウイルス抗体価を測定する．細菌感染の場合には塗抹標本の作成・検鏡，培養を施行する．真菌感染の場合にはクリプトコッカス症のことが多いのでその際には墨汁染色を施行する．結核感染の場合には培養，遺伝子解析(PCR)，ADA 値などを測定する．

〈参考文献〉
1）CLINICAL NEUROSCIENCE「脳脊髄液」．中外医学社．2003; 21（8）．
2）水野美邦，編．神経内科ハンドブック．3 版．東京：医学書院；2002．
3）濱口勝彦．PO 神経内科．東京：朝倉書店；1995．
4）田崎義昭，他．ベッドサイドの神経の診かた．16 版．東京：南山堂；2004．
5）水野美邦，編．神経内科 Quick Reference．東京：文光堂；1995．

〈木下俊介〉

E．神経生検・筋生検

I 神経生検

　神経生検は侵襲的な検査であり，検査できる場所が限られることから何度も行うことはできない．そのため検査の適応を考え施行するか慎重に判断しなくてはならない．臨床症状，電気生理学的所見，血清免疫検査などで診断できるならば生検は必要ない．

【神経生検の適応】
① 末梢神経内に特異的な所見があり，それに診断的意義がある．
アミロイドーシスによるアミロイド沈着，サルコイドーシスによるサルコイド結節など．
② 末梢神経内での炎症所見や軸索変性，脱髄所見などがあり，診断価値がある．
血管炎や軸索変性所見，炎症性ニューロパチーによる神経束内の炎症所見や脱髄所見．
③ 他の検査で診断できることもあるが，特異的所見を認める．
遺伝性ニューロパチーの一部で認められる onion bulb 形成．
④ 特異的所見はないが，診断の一助になる，治療方針，重症度や予後を判定する場合．

　術後に神経脱落症状を呈するため，生検できる神経は感覚神経に限定される．このため感覚障害のない例では所見に乏しいこともあり，採取した神経内に必ずしも病変が含まれるとは限らない．

【生検部位】
　一般的には腓腹神経（sural nerve）が選択される．腓腹神経は運動成分を含まないため，生検後に運動麻痺を呈さず，下肢の遠位端にあるためニューロパチーの病変を捉えやすい．またルーチンに電気生理学的検査を施行する神経であるため，電気生理学的結果と病理との対比が可能である．

【生検法】
　腹臥位か側臥位で行う．外果後方で外果上縁から約2横指上方で，十分な局所麻酔の後に，アキレス腱と並行に皮膚を3cm程度切開する．皮下脂肪，結合組織を鈍的に剝離していくと，切開創と並行に血管がみつかる．この血管が小伏在静脈で，

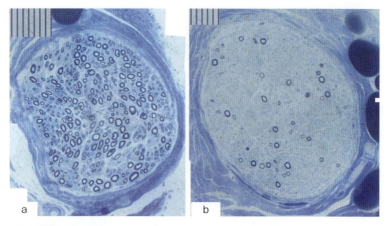

図 1-92 腓腹神経のエポン標本トルイジンブルー染色

並行して腓腹神経がある．周囲の結合組織をさらに剝いでいくと，神経は光沢があり，数本の縦走する神経束の束があることから血管と区別が可能である．神経をつまんだり，引っ張ったりしないように注意が必要である．十分に剝離できたら近位端に糸をかけメスで切断する．その後，遠位端を切離する．止血を確認し皮膚縫合を行う．腓腹神経には前述した total biopsy と短冊状に切り取ってくる部分切除 fascicular biopsy がある．生検後は荷重をかけないようにし，移動には車いすを利用してもらう．通常 7〜10 日後に抜糸が可能である．

【検体処理】
　エポン包埋標本（トルイジンブルー染色，電顕標本），パラフィン包埋標本，凍結標本，ときほぐし標本を作製する．

【末梢神経所見】
　エポン包埋標本では，有髄神経の分布，神経束間でのばらつきがないかを観察し，有髄線維密度を計算する（大径線維，小径線維のそれぞれについて観察）．その後，軸索の障害か脱髄性の障害を観察していく．図 1-92 にエポン標本のトルイジンブルー染色を示す．図 1-92a では小径，大径有髄線維ともに確認できるが，図 1-92b では有髄線維の著明な脱落が観察される．電顕標本で無髄神経の評価を行う．

II 筋生検

　神経筋疾患では確定診断のために筋生検を必要とすることがある．最近は遺伝子診断が可能となった疾患（デュシェンヌ型筋ジストロフィー，福山型先天性筋ジス

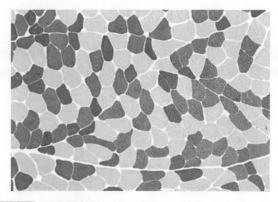

図 1-93 正常筋組織における ATPase 染色（ルチーン）×200
（齋藤豊和博士のご厚意による）

トロフィーなど）があり，遺伝子変異があれば，筋生検は行わなくても診断可能である．

【生検部位】

　神経筋疾患で全身性に症状がある場合は，筋力低下や筋萎縮があまりひどすぎないところを選ぶ．筋力低下が強いところを選ぶとすでに脂肪組織などで置換されていて診断にたる情報がえられないことがあるからである．上腕二頭筋が好んで生検されることが多いが，それは皮下脂肪が少ないため筋に到達しやすく筋生検がしやすいこと，タイプ 1，2A，2B 線維がほぼ 1/3 ずつモザイク状に分布しているため，筋線維タイプの分布異常の判定が容易であるからである（図 1-93）．大腿直筋から採取されることも多い．筋炎や筋が選択的に障害されているときは MRI，針筋電図で所見がある場所から採取する．

【生検法】

　十分に局所麻酔の後，皮膚を筋線維の走行に沿って切開する．麻酔薬が筋組織に直接触れると，筋の変性，壊死を生じるため麻酔は皮下組織のみにしなくてはならない．皮下脂肪層を鈍的に剥離し，筋膜を露出させ，筋膜を切開し筋を露出させる．眼科用の鋏の先を筋内に入れ必要とする筋束を分離する．その後近位側と遠位側を少しずつ切っていく．一度に筋を切断すると筋が収縮してしまい十分な長さの検体が採取できない．

【検体処理】

　採取した筋は組織化学的検索，電顕用，生化学用に処理をする．

　筋の病理学的診断のためには組織化学的検索が必要である．そのために凍結ブ

表 1-47 正常筋における組織化学検査と特徴
（齋藤豊和博士のご厚意による）

		赤筋（Type1）	白筋（Type2）
生理学的特徴	収縮時間	遅い（tonic）	速い（phasic）
	神経伝導速度	遅い	速い
生化学的特徴	酸化酵素活性	高い	低い
	ミオグロビン	多い	少ない
	解糖系酵素活性	低い	高い
	グリコーゲン	少ない	多い
	脂質	多い	少ない
電顕的特徴	ミトコンドリア	多い	少ない

組織学的特徴	筋線維タイプ	1	2A	2B	2C
	ATPase（ルーチン）	○	●	●	●—
	（pH4.6）	●	○	●	●—
	（pH4.2）	●	○	○	●—
	NADH-TR	●	●	○	
	PAS	○	●		

○：淡染　●：中間　●：濃染

いずれかの筋線維が 55％を超えるとき，そのタイプの線維優位とみなし，10％以下のときは異常減少として病的とする．
赤筋を支配する神経を切断し，白筋を支配している神経で再支配させると赤筋も白筋化する．人ではほとんどの筋はモザイクパターンを呈する．
正常の上腕二頭筋では Type1，2A，2B が各 1/3 ずつ存在する．

ロックを作らなくてはならない．小さなコルクに筋を垂直に立てて固定する．急速凍結が必要なため，イソペンタンを液体窒素で十分に冷却し凍結させる．凍結させた検体は−70℃以下の冷凍庫で保存する．凍結検体をクリオスタット内で薄切しスライドガラスにのせ，染色していく．診断には多くの染色が必要だが，すべての染色をすることが難しい施設でも，ヘマトキシリン・エオジン染色（H & E 染色），Gomori トリクローム変法，NADH-tetrazolium reductase の 3 種類の染色法は少なくとも施行できたほうがよい．

【筋病理所見】
　正常筋の横断像は多角形の筋線維が隙間なく並び，核は筋線維の周辺にある．基本となる H & E 染色で筋線維サイズの異常，結合織，脂肪組織の増加，炎症細胞浸潤，壊死・再生の有無を確認していく．筋線維にはタイプ 1（赤筋）とタイプ 2（白筋）がありこれは H & E 染色でもよくみれば確認できるが，他の染色法でより鮮明に分けられるようになる（図 1-93）．それぞれの特徴について表に示す（表 1-47）．

〈参考文献〉
1）神田　隆．神経生検の取り扱い．病理と臨床．2006; 24: 1156-9.
2）秋口一郎, 監. 岡　伸幸, 著. カラーアトラス末梢神経の病理. 東京: 中外医学社; 2010.
3）埜中征哉. 臨床のための筋病理. 第4版. 東京: 日本医事新報社; 2011.

〈大熊　彩〉

F. 遺伝子検査

　ワトソンとクリックにより DNA の二重らせん構造が見出されて以来，遺伝子に関し膨大な情報が得られている．神経疾患においても病態解明がなされ，種々の疾患において遺伝子異常が見出されてきている．しかし残念なことに，治療面では，治療へのブレイク・スルーは見出されていない．
　ここでは代表的な遺伝子異常に触れたい（表 1-48）．
　遺伝に関して大別すると，1）常染色体優性と劣性遺伝，2）性染色体優性と劣性遺伝，3）ミトコンドリアのような母系遺伝がある．1）2）3）の内容としては，遺伝子の変異（欠失・重複など）が常染色体・性染色体・ミトコンドリア遺伝子におこる．他にトリプレットリピートの異常に由来するメカニズムがある．この異常がもとになって病気を発症する疾患であるトリプレットリピート病は，遺伝子のある特定のアミノ酸を決定する3残基が異常に繰り返すことに由来する疾患群で，共通してエネルギー代謝の高い神経系などに症状が出現し，世代を重ねるに従い若年化する表現促進現象の存在が特徴である．

I 筋疾患

　筋ジストロフィーは「骨格筋の変性および壊死を主病変とし，進行性の筋力低下を認める遺伝性の疾患の総称」である．ジストロフィンの発見をきっかけに，分子遺伝学的解明がなされた．
　ジストロフィノパチー（デュシェンヌ型・ベッカー型筋ジストロフィー）は，小児期発症の筋ジストロフィーの中で最も頻度が高く，約半数を占める．ジストロフィノパチーは，X 染色体劣性の遺伝形式をとる遺伝性疾患であり，デュシェンヌ型筋ジストロフィー（Duchenne muscular dystrophy）は，筋組織ジストロフィンにおける完全欠損，ベッカー型筋ジストロフィー（Becker muscular dystrophy）は，ジストロフィンの変異を認め，そのため発症状態に差異が生ずる．
　福山型筋ジストロフィーは，常染色体劣性の遺伝形式をとり，日本における小児期発症の筋ジストロフィーの中で2番目に頻度が高く，骨格筋細胞膜と細胞外基底膜との連結に関連する重要なタンパク質フクチンの異常により発症する．
　筋強直性ジストロフィーについては，「Ⅳ．トリプレットリピート病」で述べる．

表 1-48 代表的な神経疾患の遺伝子異常

疾患		遺伝形式	遺伝子座	遺伝子産物
CMT[注1)]	1A	AD[注2)]	17p11.2	PMP22
	1B	AD	1q22-q23	P0
デュシェンヌ型筋ジストロフィー*		XL[注4)]	Xp21.2	ジストロフィン
アルツハイマー病		AD	21q21.3-22.05	アミロイドβ-タンパク
		AD	14q24.3,	プレセニリン1,
		AD	1q31-q42	プレセニリン2
遺伝性クロイツフェルト・ヤコブ病		AD	20pter-p12	プリオン
パーキンソン病		AD	4q21	α-シヌクレイン
		AR[注3)]	6q25.2-q27	パーキン
家族性筋萎縮性側索硬化症		AD	21q22.1	SOD1
トリプレットリピート病 { ハンチントン病*		AD	4p16.3	ハンチンチン
脊髄小脳失調症Ⅰ型（SCA1）		AD	6p21.3-21.2	アタキシン1
脊髄小脳失調症Ⅱ型（SCA2）		AD	12q24.1	アタキシン2
マシャド・ジョセフ病（MJD/SCA3）		AD	14q32.1	アタキシン3
SCA6		AD	19p13	電位依存性Caチャネル遺伝子
歯状核赤核淡蒼球ルイ体萎縮症		AD	12p13.31	アトロフィン1
フリードライヒ失調症		AR	9q13	フラタキシン
筋緊張性ジストロフィー*		AD	19q13.3	プロテインキナーゼ
球脊髄性筋萎縮症*		AR	Xq11-q12	アンドロゲン受容体

注1）CMT：シャルコー・マリー・トゥース病
注2）AD：常染色体優性遺伝，注3）AR：常染色体劣性遺伝，注4）XL：性染色体遺伝
p：染色体短腕，q：染色体長腕，＊：保険で認められている検査（平成24年4月版）

II 末梢神経疾患

遺伝性ニューロパチーの中心的疾患は，シャルコー・マリー・トゥース病（Charcot-Marie-Tooth disease：CMT）であり，遺伝性ニューロパチーで最も多く，末梢神経の髄鞘構成蛋白の遺伝子異常が主因である．

CMT1Aは最も多いタイプのCMTで髄鞘型の約25％で，常染色体優性遺伝で，第17番染色体のPMP22遺伝子の重複がみられる．神経生検にて髄鞘にオニオンバルブ形成がみられる．

CMT1Bは，髄鞘型の約5〜10％で，常染色体優性遺伝で，第1番染色体のP0蛋白遺伝子の変異がみられる．

Ⅲ 神経変性症

家族性筋萎縮性側索硬化症：筋萎縮性側索硬化症（ALS）の中で，頻度的には稀であるが，遺伝性を有するタイプ（ALSの5〜10％）であり，優性・劣性遺伝を認め，優性遺伝のタイプには，SOD-1の変異が明らかにされている．

家族性パーキンソン病：パーキンソン病の中で，稀であるが，遺伝性を有するタイプがある．常染色体優性遺伝で，4番染色体に位置するα-シヌクレイン（synuclein，レヴィ小体の構成成分）をコードするSNCA遺伝子に変異を認めるPARK4，常染色体劣性で6番染色体に位置するユビキチン連結酵素をコードするパーキン遺伝子に変異を認めるPARK2などがある．

家族性アルツハイマー病：アルツハイマー病の中で，遺伝性を有するタイプがある．認知症が早期に出現するタイプにプレセニリン1の遺伝子変異との関連が明らかにされてきている．

Ⅳ トリプレットリピート病

ハンチントン病：常染色体優性の遺伝形式を呈し，進行性の舞踏病，精神症状，認知機能低下を伴う成人発症の神経変性疾患である．第4染色体短腕の遺伝子座にCAGという3塩基の反復（CAGリピート）の伸長が見い出された．しかし，有効な治療法がない現在，発症前診断は十分な検討が必要である．

脊髄小脳性運動失調症：常染色体優性の遺伝形式で，小脳症状以外の症状も合併する脊髄小脳変性症の代表的な疾患は，マシャド・ジョセフ病（Machado-Joseph disease: MJD）（SCA3）・歯状核赤核淡蒼球ルイ体萎縮症（dentato-rubro-pallido-luysian atrophy: DRPLA）・SCA1・SCA2などがある．常染色体優性遺伝の脊髄小脳変性症の頻度は，全体の25％である．病因的には，翻訳領域のCAGリピートの異常伸長/蛋白質レベルの伸長ポリグルタミン鎖の出現に伴い，神経細胞の障害が惹起されると考えられ，MJD/SCA3・DRPLA・SCA1・SCA2の原因遺伝子にはこうした特徴がみられる．

球脊髄性筋萎縮症：X染色体上のアンドロゲン受容体遺伝子の異常に伴い出現する伴性劣性遺伝の経過良好な筋萎縮症である．病因としてはアンドロゲン受容体遺伝子のCAG繰り返し塩基配列の異常延長に起因する．

筋緊張性ジストロフィー：常染色体優性の遺伝形式をとり，筋疾患であるが遠位優位の筋萎縮や知的低下を認め，19番染色体長腕にCTG繰り返し塩基配列の異常

延長に起因する．

<参考文献>
1）新川詔夫，太田　亨．遺伝医学への招待．第5版．東京：南江堂；2014．
2）日本神経学会，監．神経疾患の遺伝子診断ガイドライン2009．東京：医学書院；2009．

〈細川　武〉

2

神経疾患各論

A．脳血管障害

【定義】
　脳血管障害（cerebrovascular disease：CVD）とは脳の血管系が障害されて起こってくる病態で，血管が破綻して起こる頭蓋内出血，血管が閉塞して起こる脳梗塞，その他血管奇形などが含まれる．脳血管障害のうち，急激に神経症状が起こる場合は脳血管発作（cerebrovascular stroke）ともいい，脳血管発作のうち，意識障害と運動麻痺を伴い卒倒するものを脳卒中（cerebral apoplexy）という．

【分類】
脳血管障害は次のように分けて考えられる．
　A　虚血性脳血管障害
　　　1．脳梗塞
　　　　　1）脳血栓
　　　　　2）脳塞栓
　　　2．一過性脳虚血発作（transient ischemic attack：TIA）
　B　頭蓋内出血
　　　1．脳出血（脳内出血）
　　　2．くも膜下出血（subarachnoid hemorrhage：SAH）
　C　その他
　　　1．脳血管自体の異常：脳血管奇形，脳動脈瘤
　　　2．高血圧性脳症
　　　3．静脈洞血栓症

【診断】
　脳血管障害は日常臨床でしばしば遭遇する疾患である．診断のポイントは，①脳血管発作かどうか，②病型，③重症度，をみきわめることである．

1．病歴
脳血管障害の特徴を念頭において，経過や既往歴を聴取する．
　　①　年齢：いわゆる生活習慣病としての脳血管障害は40歳台後半から年齢とともに頻度が増加する．40歳以下の場合には若年性脳血管障害とよばれ，特別な基礎疾患（血液凝固異常，血管疾患，心疾患など）がないか検討する必要がある．

② 発症・経過: 脳血管発作の最大の特徴は急性に発症する点である．病型によって2, 3日症状が段階的に進行する場合もあるが，徐々に症状があらわれて長期間徐々に進行するということはない．
　　③ 既往歴: 後述の危険因子の有無を聞き出す．
２．臨床症状
　　① バイタルサイン: 意識レベル，血圧，脈，呼吸，体温，を最初にみる．
　　② 頭蓋内疾患の全般的症状: 頭痛，めまい，嘔気・嘔吐などで，これらを伴わないことも多いが，頭蓋内圧亢進，脳幹・小脳病変で起こりやすい．
　　③ 神経局所症状: 眼症状，構語障害，運動麻痺，感覚障害，失調，失語・失認などが脳の障害部位に応じたパターンで出現する．したがって神経学的診察を注意深く行えば，症状の組み合わせから障害部位が推定できる．
３．検査
　　① CT・MRI: 脳血管障害を疑ったら必須の検査である．これにより病型と部位が確認できる．ただし，発症直後には異常所見のあらわれない場合があることに注意する．その後も時間経過によって所見は変化する（表2-1）．
　　② 全身管理に必要な検査: 血液検査，検尿，心電図，胸部X線
　　③ その他: MRA，脳血管造影，SPECT，病型により心エコー，頸動脈エコー

【治療】
　脳卒中の治療は，①急性期の一般的な全身管理，②病型ごとに特有の治療法，③合併症の予防と治療，④神経症状ごとのリハビリテーション，からなる．さらに状況によっては，⑤家庭生活や社会復帰に向けたソーシャルワークも必要になる．
　急性期の全身管理では次のようなことがポイントである．

１．安静臥床
　発作直後には安静臥床が原則である．頭部は30度以上挙上させない．これは，脳卒中急性期には脳血管の自動調節能（すなわち，かん流圧が変動しても脳血流を一定に保とうとする働き）が障害され，心臓より頭部を高くすると脳への血流が低下するおそれがあるからである．嘔吐のあるときは麻痺側を上にした側臥位にする．

２．呼吸の管理
　意識障害のある場合は気道の確保に努める．状況により，エアウェイの挿入，気管内挿管，気管切開などの処置を行う．動脈血酸素分圧が低下している場合には，酸素吸入を行う．呼吸中枢が障害されたときには人工呼吸器を用いることもあるが，使用するかどうかは予後の見通しや患者背景も含め総合的に判断する．

表 2-1　脳血管障害における CT・MRI 所見の経時変化

	脳出血		脳梗塞	
	CT	MRI	CT	MRI
直後	高吸収	変化なし	変化なし	変化なし
急性期（〜数日）	血腫は高吸収．周囲に脳浮腫による低吸収域が拡大	T1: 等信号 T2: 高信号から低信号（数時間〜）に変化	6時間〜: 灰白質・白質の境界不鮮明化 24時間〜: 梗塞巣低吸収 脳浮腫により低吸収域が増大	1時間〜: DWI*で高信号 6時間〜: T2で高信号 脳浮腫によりT2高信号域が増大
亜急性期（1週間〜数カ月）	血腫周囲より等吸収〜低吸収	T1: 高信号 T2: 高信号	脳浮腫減弱．病巣一時等吸収の後，さらに低吸収化．	脳浮腫減弱．DWI*: 等信号化．T2: 病巣一時不明瞭化の後高信号．
慢性期	血腫消失．中心部低吸収．	T1: 中心部等信号，辺縁低信号 T2: 中心部高信号，辺縁低信号	髄液に近い低吸収．病巣部萎縮．	T1, T2: 髄液の信号に近づく．辺縁はFLAIRで高信号．

（*DWI: 拡散強調画像）

3．循環系の管理

　静脈にカテーテルを挿入し，輸液・薬剤の注入路を確保する．状況により心電図などをモニターする．血圧を定時的にチェックする．急性期には平常より上昇していることが多い．必要により降圧薬を投与しコントロールするが，降圧の目安は病態により異なる．

4．排泄の管理

　膀胱内圧の上昇は頭蓋内圧を亢進させるので，排尿を促す．意識障害のある場合はバルーンカテーテルを留置する．尿量のチェックも行う．

5．輸液および栄養

　意識障害のある場合は禁食とし，維持輸液として電解質・糖の混合液を投与する．ブドウ糖液単独投与は脳浮腫を助長するので避ける．量は1,500〜2,000 mL程度だが，状態により調整する．血糖，血清電解質に注意し，異常があれば補正する．意識障害・嚥下障害が数日以上持続している場合には，経管栄養を開始する．少量より始め，徐々に増量する．

6．抗脳浮腫療法

　病巣が大きい場合には頭蓋内圧亢進を抑制するために，高張グリセロールを静脈内投与する．

7．合併症の予防・治療

　① 感染症：肺炎，尿路感染症，時に胆嚢炎などが問題となる．一般に重症患者ほど合併しやすく，予後にも影響する．発症したら抗生物質で治療する．

　② 消化管出血：頭蓋内疾患ではストレス反応による胃潰瘍が起こりやすい．あらかじめ制酸剤を投与する．

　③ 褥瘡：意識障害や麻痺があると発生のリスクが非常に高い．体位交換，エアーマットなどで予防をはかる．

　④ 深部静脈血栓症：麻痺があって臥床が続く場合発生の危険が高い．肺塞栓症の原因になることを念頭において対処する．弾性ストッキングや間欠的空気圧迫法が用いられる．

8．その他の対症療法

　発熱，けいれん，不穏などが生じることがある．その場合には薬物療法などで対応する．

I 脳梗塞

【概念・病因・病態】

　脳梗塞は，脳の一部分の血流が極端に低下することにより，神経組織が死滅してしまうものである．血管閉塞の成因により表 2-2 のように分類される．それぞれ発症のしかたに特徴があり，治療も若干異なる．

　脳組織が梗塞に陥ると，水分含量が増加し脳浮腫が起こる．このことが，頭蓋内圧亢進を招き脳ヘルニアを引き起こすなど，病態に大きく関係する．梗塞巣の大きさにもよるが，脳浮腫は 1 週間程度でピークとなり，あとは徐々に吸収される．

　ときに，梗塞巣の中に血流が再開し，出血を起こすことがあり，出血性梗塞とよばれる．

【症状】

　閉塞した血管によって，さまざまな神経症状が出る（表 2-3）．発症後脳浮腫の進展により症状が増悪することもある（図 2-1）．急性期を過ぎると改善するが，脳梗塞に陥った部位と大きさに応じて，後遺症が残る．

　ラクナ梗塞（図 2-2）が多発すると，歩行障害などパーキンソン症状がみられることがあり，血管障害性パーキンソニズムとよばれる．また，多発性脳梗塞は認知

表 2-2 脳梗塞の成因による分類

1. 脳血栓：脳血管壁の動脈硬化を基盤に血栓が生成され，血管内腔が閉塞して起こる．
   アテローム血栓性梗塞：脳の比較的太い血管が閉塞し，梗塞の範囲は広い．
     症状が完成するまで，段階的に増悪しやすい．
   ラクナ梗塞：脳深部の比較的細い血管が閉塞し，梗塞巣は小さい．
2. 脳塞栓：脳以外にできた栓子が脳血管に達し，急激に血管を閉塞して起こる．
   心原性塞栓：心臓内にできた血栓がはがれて起こるもので，脳塞栓の大部分を占める．症状が急激に起こり，重症の場合が多い．心内血栓は心房細動などの不整脈，弁膜症，心筋梗塞などの心疾患に基づいて生じるので心疾患の精査が必要である．
   奇異性塞栓：心臓の中隔欠損症などで右心系から左心系へのシャントがある場合，下肢などの静脈系にできた血栓がシャントを介して脳血管に到達して起こる．
3. やや特殊な脳梗塞
   分水嶺型脳梗塞：何らかの原因で血圧が低下した場合や，内頸動脈などの狭窄で脳に行く血流が低下した場合，脳血管に閉塞はないのに，前大脳動脈のかん流域と中大脳動脈のかん流域の境目，あるいは中大脳動脈のかん流域と後大脳動脈のかん流域の境目に梗塞を起こすことがあり，分水嶺型梗塞（watershed infarction）とよばれる．

症（血管性認知症）の原因にもなる．

【検査】
　診断は CT または MRI で梗塞巣を確認することでつける．図 2-1〜2-3 に例を示す．表 2-1 のように発症からの時期により所見は異なる．また，発症直後から閉塞した血管が CT で高信号に抽出されることがある．必要があれば MRA や脳血管造影を施行し，閉塞部位を確認する．

【治療】
　現状では内科的治療が中心で，病態により薬剤を選んで用いる．
1. 急性期治療
   ① 血栓溶解療法：ウロキナーゼ，t-PA〔組織プラスミノーゲン活性化因子（tissue plasminogen activator）〕．発症後超急性期に，脳局所の動脈内あるいは末梢の静脈内に注入する．出血性梗塞の危険も大きいため，条件を限って行う．最も多く行われているのは，t-PA の静脈内投与で，発症後 4.5 時間以内に開始しなければならない．
   ② 血管閉塞の進展予防：脳血栓に対して，オザグレルナトリウム（点滴），アルガトロバン（点滴），アスピリン（内服）．脳塞栓に対して，ヘパリンナトリウム（持続点滴）
   ③ 脳浮腫の抑制：グリセロール（点滴）
   ④ 神経細胞の保護：エダラボン（点滴）

表 2-3 脳血管の閉塞部位と主な症状

動脈	閉塞部位	病巣側	反対側	その他
前大脳動脈	起始部		片麻痺（下肢に強い）	精神症状
中大脳動脈	起始部〜皮質枝		片麻痺（上肢に強い），半身の感覚障害，同名半盲，同名下部四半盲	失語（優位半球の場合），半側空間無視（劣位半球の場合）
	穿通枝		片麻痺（上肢に強い），半身の感覚障害	
後大脳動脈	皮質枝		同名半盲，同名上部四半盲	失読（優位半球の場合）
	穿通枝：視床		半身の感覚障害，不全片麻痺，運動失調	
	穿通枝：中脳	動眼神経麻痺	片麻痺，不随意運動	
脳底動脈	主幹部		めまい，嘔気・嘔吐，意識障害，四肢麻痺，除脳硬直，眼球偏倚，瞳孔異常，など（不完全閉塞の場合の症状はさまざま）	
	橋	小脳失調，V，VI，VII麻痺	片麻痺，(小脳失調)，半身の感覚障害	めまい，嘔気・嘔吐，眼振
椎骨動脈	延髄外側（ワレンベルク症候群）	小脳失調，顔面の温痛覚障害，ホルネル症候群，軟口蓋麻痺	半身の温痛覚障害	めまい，嘔気・嘔吐，眼振

⑤ 全身管理：循環血漿量確保のため輸液．血圧のコントロール．極端に高くなければ，無理に下げない．

⑥ 早期リハビリテーション

2．慢性期治療　→主に再発予防（二次予防）

① 血栓形成の予防：脳血栓に対しては血小板凝集抑制薬（アスピリン，チクロピジン塩酸塩，クロピドグレル，シロスタゾール），脳塞栓に対しては抗凝固薬（ワルファリン，ダビガトラン，アピキサバン，リバロキサバン）の内服を継続する．

② 危険因子の治療：高血圧，糖尿病，高脂血症，心疾患，喫煙，脱水など，脳梗塞の発症率を高める要因を治療する．

③ 外科的治療：頸動脈の高度狭窄に対して頸動脈内膜剝離術や頸動脈ステント留置術が行われる．

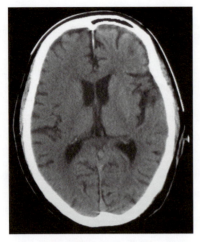

<第1病日>
発症後間もなくて，病巣ははっきりしない．

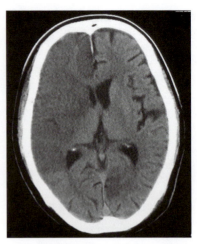

<第2病日>
病巣が低吸収域として描出されている．

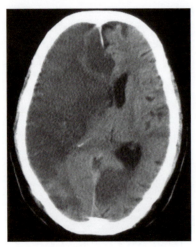

<第3病日>
脳浮腫のため病巣が腫脹し，周囲の脳も圧排されている．

図 2-1 心原性塞栓症のCT

　なお，再発予防を二次予防というのに対して，脳梗塞の既往がない人が初発を予防することを一次予防という．一次予防では危険因子のコントロールが中心であり，薬は副作用の可能性を考慮すると総合的には有益ではない．

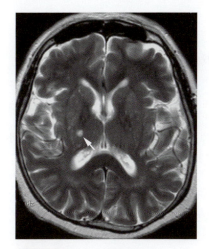

図 2-2 ラクナ梗塞の MRI
T2 強調画像で点状の高信号域に描出されている．

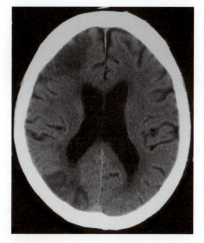

図 2-3 分水嶺型脳梗塞の CT
右中大脳動脈と前大脳動脈および中大脳動脈と後大脳動脈の境界領域に梗塞がみられる．
これは右内頸動脈に狭窄があった例だが，全身の血圧低下などでも起こる．

【予後】
　脳底動脈閉塞や同時に 2 箇所以上の主幹動脈領域に梗塞が起こった場合には死に至ることもある．慢性期には，脳梗塞に陥った部位と大きさにより後遺症が残ることが多いが，軽症ではほとんど症状が消失する場合もある．

II 一過性脳虚血発作

【概念・病因・病態】
　TIA（transient ischemic attack）ともいう．脳の局所症状が急に出現し，24 時間以内に消失するものをいう．一般的には一過性に途絶した血流が再開する病態で，機序としては，血管を閉塞した血栓が線溶系の働きによりすぐに溶解すること，あるいは脳血流のかん流圧が一時的に低下した後回復することなどが考えられている．ただし，臨床症状としては TIA でも，MRI で小さな脳梗塞が確認される場合がある．

【症状】
　麻痺，言語障害など，脳梗塞と同様の局所症状が急に出現する．めまい，意識障害など局所を特定しづらい症状の場合は，脳血管障害以外の原因も鑑別する必要が

ある.

【治療】

脳梗塞に移行する危険が大きいため,脳梗塞の二次予防と同様の対応を行う.

III 脳出血

【概念・病因・病態】

脳実質内に出血をきたしたものである.原因の多くは高血圧性の血管変化で細小血管壁に硝子様変性をきたし,1箇所が破綻すると周囲へも破綻が広がる(図2-4).この高血圧性脳出血は,穿通枝領域が好発部位である.一方,脳血管壊死(血管壁にアミロイドが沈着するのでアミロイドアンギオパチーという)によるものもあり,主に高齢者にみられ,皮質下に比較的大きな血腫をつくる.その他の原因としては,脳血管奇形,血管炎,出血傾向などがある.

脳出血は,出血部位により次のように分類される.

1. 被殻出血(外側型出血)　　1.＋2. 混合型出血
2. 視床出血(内側型出血)
3. 小脳出血
4. 橋出血,脳幹部出血
5. 皮質下出血

出血の勢いが強いと,脳室壁を破り脳室内に血液が流出する.これを脳室穿破という.

【症状】

出血部位により表2-4のような症状が出る.脳幹が障害されたとき,意識障害の強いとき,瞳孔不同やチェーン・ストークス呼吸など脳ヘルニアの兆候のあるときは重篤である.

【検査】

頭部CTで発症直後より血腫が高吸収域を示し,診断の決め手になる(図2-5).頭部MRIでは発症後ヘモグロビンの成分の変化に伴い所見が変化する.

【治療】

血腫の部位,大きさにより外科的治療の対象になる.その適応がない場合には内科的治療により急性期を乗り切る.

1. 外科的治療

①　血腫除去術,血腫吸引術

脳損傷の拡大を抑制し,救命や後遺症の軽減をはかるのが目的である.小脳出血,被殻出血(特に劣位半球),皮質下出血で,それぞれある程度以上

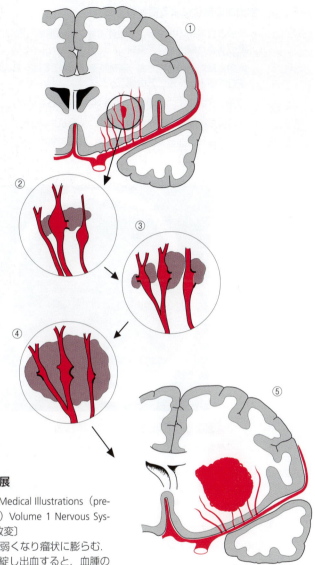

図 2-4 脳出血の進展

〔"The Ciba Collection of Medical Illustrations（prepared by Frank H. Netter）Volume 1 Nervous System"（1983）より著者改変〕

① 脳深部の細動脈壁が弱くなり瘤状に膨らむ．
② 1箇所の血管壁が破綻し出血すると，血腫の影響で周囲の血管の血流がせき止められ，血管内圧が上がる．
③ 壁の弱い部分が，次々に破綻していく．
④ 血腫が大きくなっていくと血腫内の圧力が高まり，破綻した血管全体を圧迫して，あるところで出血が止まる．
⑤ 血腫により周囲の脳組織も圧迫される．

表 2-4　脳出血の部位による症状の特徴

被殻出血	病巣と反対側の片麻痺，＜重症では＞意識障害，眼球の病巣側への共同偏倚，進行すると脳ヘルニア徴候
視床出血	病巣と反対側の感覚障害・運動障害，＜重症では＞意識障害，眼球の下方偏倚，進行すると脳ヘルニア徴候
小脳出血	頭痛，強いめまい，嘔吐，麻痺ははっきりしないが起立不能，眼振
橋出血	急激に意識障害，四肢麻痺，縮瞳，脳幹反射消失
皮質下出血	部位により，運動麻痺，感覚障害，視野障害，失語，けいれん

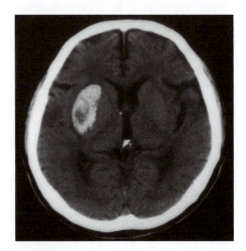

図 2-5　脳出血の CT
被殻出血の例．血腫が高吸収域として描出されている．

の大きさの場合が適応となる．意識レベルその他の全身状態，年齢なども考慮する．
　② 脳室ドレナージ
　　脳室穿破や中脳水道の圧迫に伴い二次性水頭症を起こした場合に施行する．
2．内科的治療
　① 頭蓋内圧亢進の抑制：抗脳浮腫薬の投与．また，上半身を 30° 挙上するとよい．
　② 血圧管理：急性期には収縮期血圧 180 mmHg 未満を目標に降圧する．なお外科治療を行う場合にはさらに積極的に降圧する．
　③ 止血薬：出血傾向がある場合に投与する．血液凝固に異常がない場合の

使用には明らかな根拠はない．

3．リハビリテーション

後遺症に対して機能回復訓練を行う．急性期であっても状態が許せば，関節拘縮予防など早期からリハビリを行うことが望ましい．

【予後】

重症の場合は致命的になることもある．急性期を過ぎると血腫は徐々に吸収され，症状も改善する．損傷を受けた脳の範囲に応じて後遺症が残る．

IV くも膜下出血

【概念】

くも膜下腔に出血をきたした疾患をいう．救急医療の場でしばしば遭遇し，脳外科的治療が優先される．発症年齢は若年から高齢まで幅広い．

【病因・病態】

原因としては脳動脈瘤の破裂が最も多く，脳動静脈奇形，動脈硬化性脳出血，脳腫瘍に伴うものもある．頭部外傷によっても起こる．

くも膜下腔に出た血液により髄膜が刺激され，激しい頭痛を起こす．また急激に頭蓋内圧が上昇して脳の障害をきたす．

経過中，動脈瘤破裂では，出血部位は周囲の血腫で圧迫されて止血された状態となるが，これが脆弱である超急性期には再出血が多い．出血後数日から3週の間では，脳動脈が異常に狭小化する現象がみられることがあり，遅発性脳血管攣縮とよばれる．攣縮の程度が強いとその血管の領域が虚血に陥り，脳梗塞を発症する．血腫により髄液の流れが障害されると水頭症をきたす．

【症状】

突発する激しい頭痛が特徴で，嘔吐，項部硬直がみられる．重症の場合には意識障害をきたす．通常神経局所症状ははっきりしない．ただし，脳実質内へ血腫が及ぶと片麻痺などの局所症状がみられる．超急性期には自律神経系の乱れから，血圧変動，不整脈がしばしば起こり，まれに神経原性に肺水腫をきたすことがある．

重症度の評価には，ハント・コスニック（Hunt and Kosnik）の分類（表2-5）があり，手術適応の決定に用いられる．

動脈瘤では大きな破裂が起こる前に，少量の血液の漏出が起こることがある．したがってハント・コスニックの分類Grade I〜IIに相当する症状が出現した後，急にさらに高いGradeの状態に陥ることがある．

【検査】

① CT検査：くも膜下腔に高吸収域がみられる（図2-6）．出血量が少ない

表 2-5 ハント・コスニック（Hunt and Kosnik）の分類

Grade 0	未破裂動脈瘤
Grade Ⅰ	無症状，または軽度の頭痛・項部硬直
Ⅰa	急性症状はないが，固定した神経症候あり
Grade Ⅱ	中等度〜高度の頭痛・項部硬直．脳神経麻痺以外の神経症候はない．
Grade Ⅲ	意識が傾眠，錯乱状態，または軽度の局所神経症候を有する．
Grade Ⅳ	意識は昏迷状態．中等度〜高度の片麻痺．早期除脳硬直および自律神経障害を示すこともある．
Grade Ⅴ	深昏睡．除脳硬直．瀕死の状態．

注）高血圧，糖尿病，高度動脈硬化，慢性肺疾患などの全身疾患，脳血管攣縮を認める場合はGradeを1段階悪い方にする．

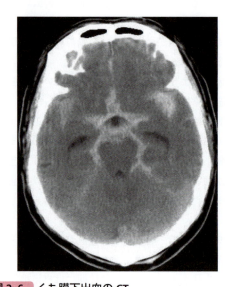

図 2-6 くも膜下出血の CT
頭蓋底部の脳槽全体が血液のため高吸収に描出されている．

場合や発症後数日以上経過しているとはっきりしないこともある．
② 髄液検査：髄液は血性．時間が経過するとキサントクロミーを呈する．ただし CT で診断が確定した場合にはあえて行わない．
③ 脳血管造影：出血の原因を明らかにするために重要である．図2-7は動脈瘤の例である．動脈瘤は多発する場合もあり，両側の内頸動脈系と椎骨

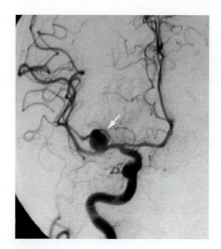

図 2-7 脳動脈瘤
右内頸動脈造影で，中大脳動脈の囊状の動脈瘤がみられる．

動脈系を造影する．脳血管攣縮の確認にも脳血管造影を行う．

【治療】
1．出血原因の外科的治療
　a）動脈瘤に対して
　再破裂予防のために，瘤の付け根にクリップをかけるクリッピング術，瘤の周囲を覆うコーティング術，あるいは開頭せずにカテーテルを挿入して動脈瘤内にコイルを詰め，血栓をつくらせて瘤を塞ぐコイル塞栓術などが行われる．
　重症でない例（Grade Ⅰ～Ⅲ）では，原則として発症 72 時間以内に上記の予防処置を行う．比較的重症例（Grade Ⅳ）では総合的に判断して適応を決める．重症例（Grade Ⅴ）では処置をしても予後不良のため，状態の改善がみられるまでは通常行わない．
　なお脳血管攣縮を予防するために，手術時にくも膜下の血腫はできるだけ除去する．
　b）動静脈奇形に対して
　流入血管の塞栓術などを行う．
2．全身管理
　手術前は再破裂の予防が中心である．絶対安静で，室内を暗くし，刺激を避ける．血圧降下，十分な鎮痛・鎮静が重要である．抗線溶薬（トラネキサミンなど），必要により制吐薬などの対症薬を投与する．脳圧を下げるため，高浸透圧利尿薬（マニ

A．脳血管障害

トール，グリセロール）を投与する．重症では気管内挿管を行い，呼吸管理をするとともに，バルビタールを用いる．

手術後は脳血管攣縮の予防と治療が中心である．

【予後】

動脈瘤破裂によるくも膜下出血の場合，初回発作後 24 時間以内に 10〜15％が死亡するといわれる．重篤な後遺症を残すことも多い．再出血の危険も高く，その際は 50％以上が死亡する．再出血は 24 時間以内に最も多い．一方，警告的な発作の時に動脈瘤が診断されれば，手術成績はよい．

V 脳動脈瘤

【概念】

動脈壁の一部が脆弱なため，血管が囊状あるいは紡錘状に膨隆したもの．90％以上が先天的な動脈壁中膜あるいは中膜と内弾性板の欠損による．

近年，MRA（MR アンギオグラフィー）の普及により，未破裂の状態で発見される例が急増している．

【症状】

破裂するとくも膜下出血を発症する．

未破裂の場合はまったく無症状の場合が多いが，周囲を通る脳神経を圧迫して発症することがある．たとえば，内頚動脈・後交通動脈分岐部の動脈瘤では，動眼神経麻痺が生じる．

【検査】

脳血管造影

【治療・予後】

破裂した後はくも膜下出血の治療

未破裂の場合は，破裂の危険と手術のリスクを十分検討した上で，手術を行うか，経過観察するかを決定する．一般に直径 5 mm 以下のものは破裂の危険は少ないといわれている．

VI 脳血管奇形

先天性に脳血管に生じた奇形で，いくつかの種類に分類されているが，頻度が高いのは次の 2 つである．

A．動静脈奇形（arteriovenous malformation: AVM）

【概念】
　動静脈間に吻合がみられ，動脈血が毛細血管を経ずに直接静脈系に流入する．

【症状】
　主な症状は，出血による症状とけいれん発作である．出血はくも膜下出血が多いが脳出血もある．

【検査】
　CT，MRIで腫瘤として認められる．診断には脳血管造影が重要である．

【治療】
　開頭摘出手術，カテーテルを用いて流入動脈に塞栓物質を詰める血管内手術，ガンマナイフを用いる定位的放射線手術などの外科的処置を行う．

【予後】
　くも膜下出血を発症した場合の死亡率は10%といわれ，動脈瘤破裂によるものよりはよいが，大きい脳出血を伴う場合には予後不良である．異常血管が脳の広範囲に及ぶ場合には，根治が難しいこともある．

B．海綿状血管腫（cavernous hemangioma）

　異常に拡張した血管腔からなる．症状は脳出血とけいれんであるが，無症候で偶然みつかることもある．予後は一般に比較的良好である．ただし，軽症の脳出血を繰り返す場合もある．

VII 頭蓋内・外動脈解離

　頚部から頭蓋内の動脈で血管壁の解離がおこることがある．頭蓋外の内頚動脈におこると血管壁に血栓が形成され，剥がれて脳塞栓をきたす．頭蓋内の椎骨動脈の解離では，延髄外側の脳梗塞をおこす．このような場合には抗血栓療法（抗凝固または抗血小板）が考慮されるが，頭蓋内の解離はくも膜下出血発症の危険もあるので，解離部の状態により判断する必要がある．

VIII ウィリス（Willis）動脈輪閉塞症（もやもや病）

　日本で研究が進んだため有名であるが，頻度はそれほど高くない．内頚動脈終末部が，通常両側性に閉塞し，脳血管造影で脳底部にもやもやした異常血管網を認める．小児では脳虚血症状，成人では出血を起こすことが多い．

IX 高血圧性脳症

【概念】
　急激な著しい血圧上昇に伴い，頭蓋内圧亢進症状を呈する疾患である．急性に脳浮腫が起こったためと考えられている．頻度は少ない．血圧上昇の原因は，いわゆる悪性高血圧，急性腎炎，妊娠中毒症などである．

【症状】
　頭痛，嘔吐，意識障害，けいれんなどが急に起こり，眼底でうっ血乳頭がみられる．

【治療】
　直ちに即効性の降圧薬を投与することである．血圧が下降すれば神経症状は消失する．

X 静脈洞血栓症

　静脈洞の一部が血栓で閉塞した状態．顔面領域の感染症に伴う炎症の波及，あるいは凝固能亢進をきたす基礎疾患（頭部外傷，妊娠，経口避妊薬，脱水，悪性腫瘍，など）が原因となる．

　症状は，頭蓋内圧亢進による頭痛が主体である．上矢状静脈洞血栓症では，けいれんや麻痺，海綿静脈洞血栓症では，眼球突出などが起こる．

　治療は原因の除去と頭蓋内圧亢進に対する処置である．

〈森田陽子〉

B. 認知症

認知症は神経症候学の項で述べられているようにさまざまな疾患で起こる．ここでは代表的な認知症疾患について取り上げる．

I アルツハイマー（Alzheimer）型認知症

【概念・病因・病態】

大脳皮質の神経細胞が徐々に変性・脱落していくことによっておこる認知症（変性性認知症）のひとつで，病理学的に"老人斑"や"神経原線維変化"とよばれる所見が多数出現するのが特徴である．原因はまだ解明されてはいないが，"βアミロイド蛋白"という物質の蓄積が注目されている．

認知症の中で最も頻度が高い．50歳以上の発症が大部分で，男女差はない．一般に孤発性だが，稀に家族性のものが知られている．

【症状】

徐々に発症し，進行する．

多くの場合記銘力・近時記憶の障害で発症する．病初期には本人に病識がある場合もあるが，次第になくなり，記憶障害と判断力の障害に基づく異常な言動がみられる．もの忘れが異常に多くなり，同じことを何度も繰り返したり，物の置き場所を忘れて大騒ぎをしたりする．時間に対する見当識も障害されやすい．他人に対しては挨拶など表面的な応対は普通にでき，質問に答えられないと作話などで取り繕ったりする．

やがて遠隔記憶の障害，場所に対しての見当識障害が加わり，いわゆる問題行動もみられるようになる．失語，失行などの高次脳機能障害が加わるが，それらが比較的早期からみられる場合もある．尿・便失禁も問題となる．

進行すると，最も自己に関係の深い事柄をわずかに覚えているのみで，人物に対する見当識も障害され，自発性が低下し，寝たきりとなり，末期には食事もとれなくなる．

【診断】

1．臨床所見

まず症状・経過が重要である．いくつかの診断基準も提唱されているが，次のような点を満たすことがポイントである．

① 記憶障害がある
　　② 記憶以外の認知機能障害が複数ある
　　　失語，失行，失認，見当識障害，抽象的思考の障害，判断力の障害
　　③ 発症が緩徐で，徐々に進行する
　　④ 意識障害，あるいはうつ状態など認知症と誤りやすい精神症状がない
　　⑤ 認知症を生じる他の原因がない
2．検査
　　① CT/MRI: 脳の萎縮，特に内側側頭葉，海馬の萎縮
　　② SPECT/PET: 脳全体の代謝の低下とそれに伴う血流の低下がみられる．変化はCT/MRIより早期にあらわれ，頭頂側頭葉から始まり，左右差があることが多く，次第に両側前頭葉の方へ広がる．

【鑑別診断】

認知症をきたす疾患（第1部Ⅱ-2「B．記憶および知能の障害」，55頁）が鑑別にあがる．

脳血管性認知症との鑑別は，画像上の虚血性変化の程度などで行うが，はっきり区別しづらい場合もある．アルツハイマー型認知症と脳血管性認知症が合併すると症状が強くなることや，脳の血流障害があるとアルツハイマー型認知症でみられる組織の変化が促進されることなどが考えられている．

【治療】

1．薬物療法
　　① 抗認知症薬: コリンエステラーゼ阻害薬（ドネペジル，ガランタミン，リバスチグミン），NMDA受容体拮抗薬（メマンチン）
　　② 対症療法: うつ状態に対して抗うつ薬（SSRIなど）
　　　幻覚・妄想，不安・焦燥に対して，鎮静薬（抑肝散，クエチアピン，リスペリドンなど）
2．薬物療法以外の治療
　　精神療法・心理社会療法による精神的ケア
　　身体機能および精神機能全体に対するリハビリテーション的アプローチ
3．環境整備，介護
　　① 病初期: 病識が保たれている場合，記憶障害に対する生活上の工夫，財産管理その他将来の社会的・法的問題に対する準備などにつきアドバイスする．
　　② 中等度障害の時期: 患者の行動の見守りと事故防止の必要性を家族にアドバイスする．

患者のADLが低下するにしたがい，介護者への支援をしていく．
③ 高度障害の時期：全身管理，合併症の予防が中心になる．

【予後】
　緩徐だが，進行性である．死因は感染症などの合併症によることが多く，発病からの生存期間は数年とされている．

II 血管性認知症

【概念・病因・病態】
　脳血管障害に基づく脳損傷によって生じた認知症を血管性認知症とよび，いくつかのタイプがある．圧倒的に頻度が高いのは，脳梗塞が多発しておこるものである．その中にも，①脳の主幹動脈の閉塞による比較的大きな梗塞がいくつも生じたもの（多発梗塞性認知症）と，②脳深部に分布する小血管の閉塞により小さな梗塞（ラクナ梗塞）が多発したもの（小血管病変性認知症）がある．後述のビンスワンガー病も②のタイプに含まれる．他には，海馬や視床など認知症をきたしやすい部位の単一の病巣によるものや，脳出血が原因でおこる認知症（脳出血性血管性認知症）もある．

【症状】
　アルツハイマー型認知症と比較して次のような特徴があげられる．
① 病巣の部位により，ある機能は障害されているが別の機能は保たれている，ということが起こり，"まだら認知症"と表現される．
② 錐体外路性の歩行障害，偽性球麻痺（仮性球麻痺），その他の神経局所症状を合併しやすい．
③ 脳血管障害の再発による急な増悪があり，階段状に進行する．
④ 高血圧など，脳血管障害の危険因子の頻度が高い．

【診断】
　認知症と脳血管障害があり，両者に関連があることが診断の条件となる．脳血管障害はCTまたはMRIで病巣を確認する．そして，明らかな脳血管障害の発症から3カ月以内に認知症がおこった場合，あるいは認知機能低下が急に起こったか，階段状に進行した場合，血管障害が認知症の原因と考える．
　なお脳血管障害にアルツハイマー型認知症が合併する場合もあり，画像所見と臨床症状との比較で判断する．

【治療】
　ドネペジルは無効．抗血小板薬により梗塞の再発予防をはかる．
　対症療法はアルツハイマー型認知症と同様．

【予後】
　梗塞の再発がなければ進行はしないが，実際には再発は多い．動脈硬化に基づく他の臓器の障害を合併していることも多く，平均の生命予後はアルツハイマー型認知症よりやや不良である．

【特殊な病型】
● ビンスワンガー（Binswanger）病
　脳組織が持続的な虚血状態におかれたため，大脳白質に広範囲に障害が生じ，進行性で高度の認知症を発症する．細小動脈の硬化を基盤とし，白質中心に軸索・髄鞘の脱落を生じ，CT/MRI上特徴的なびまん性の白質変化を示す．

III レヴィ小体型認知症（dementia with Lewy bodies: DLB）

【概念・病因・病態】
　病理学的に大脳・脳幹さらに自律神経系といった広範囲の神経細胞内にレヴィ小体とよばれる構造物がみられる疾患が"びまん性レヴィ小体病"として知られている．その特徴を有し認知症を主症状とするものをレヴィ小体型認知症（DLB）という．
　DLBはパーキンソン症状を伴うが，定義上パーキンソン病の発症後1年以上経ってから認知症が出現したものはDLBには含めず，"認知症を伴うパーキンソン病"とされる．

【症状】
　認知機能障害，幻視，パーキンソン症状が中核的な症状である．認知機能障害は覚醒レベルの変動を伴うのが特徴で，日中傾眠になったり長時間ぼーっとしたりする．病初期には記憶障害よりうつ症状などの精神症状が目立つ場合もある．幻視は具体的な内容で，繰り返し出現する．運動障害はパーキンソン病と同様である．その他，レム睡眠時に大声をあげたり大きく動いたりするレム睡眠行動障害，自律神経障害などがみられる．また抗精神病薬に対して感受性が強く，副作用も出やすい特徴がある．

【診断】
　徐々に進行する認知症の中で，症状の特徴から，アルツハイマー病など他の変性性認知症と鑑別する．
　検査としては，CT/MRIで内側側頭葉が比較的保たれる，脳血流SPECT/PETで後頭葉に集積低下が目立つ，MIBG心筋シンチグラフィで取り込み低下がみられる，などの所見が参考になる．

【治療】
　認知機能障害と幻視に対して，ドネペジルなどコリンエステラーゼ阻害薬が有効である．
　その他の治療はアルツハイマー病に準じる．

Ⅳ 前頭側頭型認知症

【概念・病因・病態】
　アルツハイマー病以外の変性性認知症のうち，前頭葉と側頭葉前方部を中心に変性がおこるひとつの症候群で，障害部位を反映した症状を呈する．病理学的には複数の疾患が含まれていると考えられる．

【症状】
　早期から性格変化や社会的行動の障害が目立ち，病識が欠如する．それに比し記憶や空間認知などの機能は保たれている．同じ言葉や行動を繰り返す保続も特徴とされる．

【治療】
　認知機能を改善させる薬はない．行動異常に対して選択的セロトニン阻害薬（SSRI）が使用される．

Ⅴ 正常圧水頭症（normal pressure hydrocephalus: NPH）

【概念】
　水頭症があるのに髄液圧は正常で，認知症，歩行障害，尿失禁の3主徴を呈し，シャント手術により症状が改善する疾患．

【病因・病態】
　原因は，髄膜炎，くも膜下出血，頭部外傷などに引き続いて起こる続発性のものと，原因不明の特発性正常圧水頭症がある．
　発症機序は次のように考えられている．すなわち初期には脳室内圧が上昇して脳室拡大を起こす．ある時点で平衡状態となり圧が正常化するが，脳室拡大は伸展する．脳室周囲の神経組織の伸展，髄液の浸潤による浮腫，脳循環障害により脳が障害されて発症する．

【症状】
　認知症（記銘力低下，思考の遅鈍化），歩行障害（すり足，前傾姿勢だが，脚幅は広め），遅れて尿失禁がみられる．

【検査】
　① CT/MRI: 丸みを帯びた脳室の拡大

② CT 脳槽造影：腰椎穿刺により造影剤を注入し，CT を撮影する．24 時間後の CT で造影剤が脳室内あるいは脳槽・脳表に残っていれば，髄液の脳室内逆流，髄液吸収の遅延があると判断する．
③ タップテスト：腰椎穿刺で髄液を 30 mL 程度排液し，症状が改善するかどうかを試す．

【治療】
タップテストで症状が改善する例ではシャント手術を行う．脳室-腹腔シャント，腰椎くも膜下腔-腹腔シャントなどが行われる．

【予後】
シャント手術による改善率は，症例の選択の基準によって異なり，25〜80％の報告がある．歩行障害の改善率は高いが，認知症の改善率はそれに比べて低い．

VI クロイツフェルト・ヤコブ（Creutzfeldt-Jakob）病

プリオンと総称される病原蛋白質の遺伝子変異および感染によって起こる脳の広範な障害．他の認知症に比べて進行が非常に早く，ミオクローヌスが特徴的にみられる．
→「H. 感染性疾患」の項，294 頁を参照．

VII 進行麻痺

梅毒の感染後，長期間経て大脳皮質に変性をきたすことによって起こる．梅毒の治療により近年ではほとんどみられない．

〈森田陽子〉

C. 頭蓋内圧亢進（脳腫瘍や頭部外傷の症状を理解するために）

I 頭蓋内圧とは

　頭蓋腔の内側にかかる圧力を頭蓋内圧といい，頭蓋腔内の脳と血液と髄液の容積によって決定される．頭蓋内圧はこれら3者の容積変化あるいは新たに出現した脳腫瘍や血腫などによって変化する．測定は腰椎穿刺により行う．正常値は60〜180 mmH$_2$O である．

II 頭蓋内圧亢進とは

　腰椎穿刺による髄液圧 200 mmH$_2$O（15 mmHg）以上を頭蓋内圧亢進という．
　　　　　症状：頭蓋内圧亢進が急激に起きると徐脈，血圧の上昇（クッシング現象）がみられ意識障害をきたす．緩徐に起きるとうっ血乳頭，噴射状嘔吐，頭痛，意識障害などがみられる．

III 脳ヘルニアとは

　脳腫瘍や頭部外傷では，多くが脳ヘルニアを起こして死亡する．頭蓋腔は閉鎖された空間で圧の逃げ場はほとんどないため，脳腫瘍や血腫の出現，脳自体の腫れで頭蓋内圧亢進が起きると脳の一部が狭い穴や隙間に押し出される．この現象を脳ヘルニアという．脳ヘルニアにはいろいろ種類があるが臨床的に最も有名なものは鉤ヘルニアである（図 1-27 参照）．これは一側大脳半球に腫瘍などが出現することにより，頭蓋内圧が亢進し同側の側頭葉内側の鉤回がテント切痕と脳幹の間に押し出され，はまり込むことにより起こる．鉤ヘルニアの最初の症状は病巣側の瞳孔散大，対光反射消失（動眼神経麻痺）と反対側の片麻痺である．

IV 治療

① 内科的： 頭位挙上（30°）
　　　　　高浸透圧利尿剤投与，高張食塩水（3〜10%）急速投与
　　　　　酸素投与　　などを行う．
② 外科的： 原因病変の摘出（内減圧）
　　　　　外減圧術
　　　　　脳室ドレナージ　　などを行う．　　　〈熊井戸邦佳，杉山　聡〉

D. 頭部外傷

　頭部外傷とは頭部に外力が加わったために起きる損傷をいい，頭皮の損傷から頭蓋骨骨折，脳の損傷まで多岐にわたる．そのほとんどが救急医療で扱われるが，頭部単独の損傷は少なく多発外傷の中の一損傷としてみることが多い．重症度，緊急度も高いことが多く重要な疾患である．

I 原　因

　交通事故，転倒，転落などが多い．

II 重症度の評価

　重症度を評価することは治療の緊急性や予後を判断する上で重要であり，評価は意識障害の程度により決める．意識判定は Japan Coma Scale（47頁，表 1-4 参照）を用いるが，頭部外傷重症度評価にはグラスゴーコーマスケール（Glasgow Coma Scale: GCS）（47頁，表 1-5 参照）を使用する．その点数により以下のように分類する．Glasgow Coma Scale は国際的に用いられている判定方法である．

　　　重症　： GCS　3〜 8 点　　　JCS 300〜100
　　　中等症： GCS　9〜12 点　　　JCS　30〜 10
　　　軽症　： GCS 13〜15 点　　　JCS　 3〜 0

　〔American Congress of Rehabilitation および世界保健機関（WHO）研究センター提唱，2004〕

III 分　類

　頭部外傷の分類として損傷機序から鈍的外傷と鋭的外傷に分ける方法や，脳の病態から，頭部に加わる外力により直接起きる一次性脳損傷と，脳の圧迫・破壊や低酸素血症などにより起きる二次性脳損傷に分ける方法，あるいは重症度により分ける方法などがある．

　「二次性脳損傷を最小限にとどめること」が頭部外傷患者管理の目標である．二次性脳損傷をきたす原因を表 2-6 に示す．

表 2-6 二次性脳損傷をきたす原因

頭蓋内因子	頭蓋外因子
占拠性病変による正常脳の圧迫・破壊	低酸素血症
脳ヘルニアによる脳幹障害	低血圧
脳虚血	高炭酸ガス血症
脳浮腫	低炭酸ガス血症
けいれん	貧血
頭蓋内感染	高熱

IV 各論

A．頭皮損傷

　頭皮を切ったり（切創），挫滅したり（割創），表皮がはがれる（剝皮創）などがあるがここでは「こぶ」について述べる．

　皮下組織の中に血腫をつくる皮下血腫（subcutaneous hematoma），帽状腱膜と骨膜の間に血腫をつくる帽状腱膜下血腫（subgaleal hematoma），骨膜と骨の間に血腫をつくる骨膜下血腫（subperiosteal hematoma）の3種類がある．皮下血腫は固いこぶ，帽状腱膜下血腫は柔らかく波動がある，骨膜下血腫は縫合線を越えないことで見分ける．治療は1〜2週間で自然吸収されることが多いので経過観察するか，包帯にて圧迫する．吸収されないときは注射器で穿刺吸引する（ただし，多数回の吸引は貧血を生じることがある）．

B．頭蓋骨骨折

1．円蓋部骨折

① 線状骨折（linear fracture）：頭蓋骨円蓋部にひびが入った状態が線状骨折である．成人に多い．頭部単純X線撮影で線状影をみることで診断する（図2-8）．通常線状骨折だけでは治療の対象とならない．

② 陥没骨折（depressed fracture）：円蓋部の頭蓋骨が内側に凹んだ状態の骨折．小児に多く頭頂骨に多い．頭部単純X線撮影あるいは頭部単純CT撮影で診断する（図2-9）．治療は陥没の程度により必要となり，頭蓋形成術を行う．

2．頭蓋底骨折（skull base fracture）

　頭蓋骨の底の部分の骨折である．前方より前頭蓋底骨折，中頭蓋底骨折，後頭蓋底骨折がある．

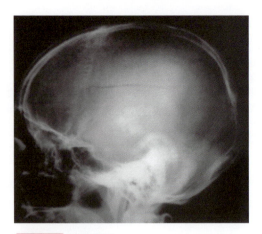

図 2-8　線状骨折

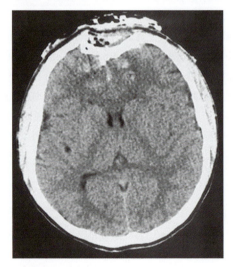

図 2-9　陥没骨折

① 症状: 前頭蓋底骨折では視神経管骨折による視力障害, あるいは鼻出血, 髄液鼻漏, 眼瞼周囲の皮下血腫 (パンダの目), 中頭蓋底骨折では錐体骨骨折による聴力障害, 顔面神経麻痺, あるいは耳出血, 髄液耳漏, 耳介後部の皮下血腫 (バトルサイン) などがある. 他の脳神経損傷を伴うこともある.

② 診断: 頭部単純CT撮影（骨条件）と症状で行う．頭蓋内に空気像（気脳症）を観察することもある．
③ 治療: 髄液漏に対しては，鼻をかまない，鼻栓耳栓をしない，頭部挙上（30度，2週間），抗生剤投与．遅れて出現する遅発性脳神経損傷にも注意をする．

C．頭蓋内損傷

【局所病変】

1．急性硬膜外血腫（acute epidural hematoma）

　頭蓋骨と硬膜の間に形成された血腫を急性硬膜外血腫という．ほとんどが頭蓋骨骨折（線状骨折）を伴い好発部位は側頭部である（骨折により中硬膜動脈を損傷するため）．

　若年者に多い．
① 症状: 意識障害，片麻痺，瞳孔不同，嘔吐などが出現する．
特徴的な症状として意識清明期がある．
意識清明期: 受傷時の一過性意識障害の後，意識が清明となりその後再び意識障害が出現すること．
② 診断: 頭部単純CT撮影で両凸レンズ型の血腫が描出される（図2-10）．
③ 治療: 開頭血腫除去術を行う．

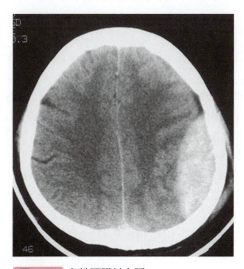

図2-10　急性硬膜外血腫

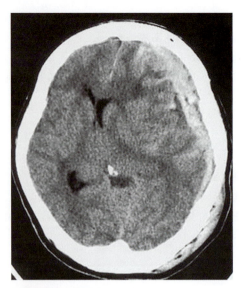

図 2-11 急性硬膜下血腫

④ 予後：良好である．
2．急性硬膜下血腫（acute subdural hematoma）
　硬膜とくも膜の間に形成された血腫を急性硬膜下血腫という．重症頭部外傷の約15％を占め脳挫傷を伴うことが多い．出血は挫傷による脳表血管の損傷や，架橋静脈の断裂により生じる．頭蓋骨骨折も合併することが多い．
　　① 症状：受傷直後より意識障害をきたす．片麻痺やけいれん，瞳孔不同も出現する．
　　② 診断：頭部単純 CT 撮影で三日月型の血腫が描出される（図2-11）．
　　③ 治療：開頭血腫除去術を行う．脳腫脹による頭蓋内圧亢進を軽減するため頭蓋骨の一部を外す外減圧術を併用する．
　　④ 予後：きわめて不良であり死亡率も高い．
3．急性脳内血腫（acute intracerebral hematoma）と脳挫傷（cerebral contusion）
　脳実質の挫滅，小出血，浮腫を脳挫傷といい，血塊を形成したものは急性脳内血腫という．受傷部直下にできる脳挫傷を直撃損傷（図2-12），その反対側にできる脳挫傷を対側損傷という（図2-13）．出血源はいずれも脳内の小血管の損傷による．
　　① 症状：損傷の部位や程度に応じた意識障害，片麻痺，けいれんなどをきたす．

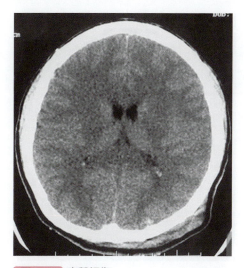

図 2-12 直撃損傷

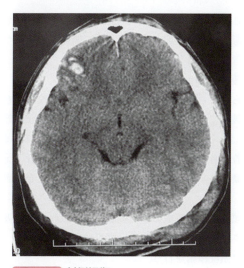

図 2-13 対側損傷

② 診断：急性期の脳内血腫は頭部単純 CT 撮影で脳内に白く高吸収域として描出される．

脳挫傷は salt & pepper（胡麻塩）像（黒い低吸収域の中に点状の高吸収域が散在）（図 2-14）を示す．

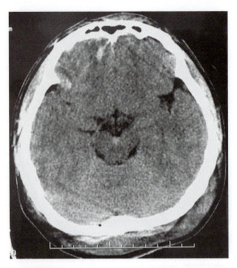

図 2-14　脳挫傷

　　③　治療：血腫の増大で意識や神経症状が悪化すれば開頭血腫除去術を行う．
　　④　予後：術前の意識状態と出血の部位に関連する．脳ヘルニアをきたした例や高齢者は予後は悪い．
5．慢性硬膜下血腫（chronic subdural hematoma）
　受傷から3週から2カ月を経て形成される血腫で，硬膜とくも膜の間にできる．形成された血腫は被膜に包まれており流動性である．軽微な頭部外傷後に発生するものが80～90％，はっきりした外傷のないものも10～20％みられる．
　　①　症状：若年者と高齢者では症状が異なる．高齢者は記銘力障害，性格変化，尿失禁，若年者は頭痛，嘔吐などの頭蓋内圧亢進症状と片麻痺で発症する．
　　②　診断：頭部単純CT撮影で高吸収域，等吸収域，低吸収域，それらが混在など，さまざまに描出される（図2-15）．
　　③　治療：穿頭洗浄術を行う．
　　④　予後：きわめて良好であるが高齢者では再発することもある．

【びまん性病変】
1．びまん性脳損傷（diffuse brain injury）
　脳の白質部にズレが起きることによる障害をびまん性脳損傷という．CT撮影では明らかな脳挫傷などはみられず，MRI T2強調画像で大脳白質，脳梁，大脳基底核，脳幹部背側などに高信号域としてみられる（図2-16）．近年，磁場強度の高い

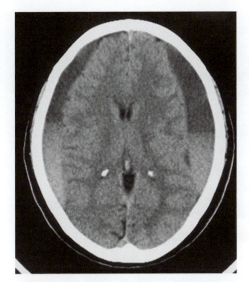

図 2-15　慢性硬膜下血腫

MRI で T2*強調画像や磁化率強調画像により微小出血を描出させることが可能となった．根治療法はなく対症的な治療しかできない．意識障害の程度により以下のように分類する．

a）軽症脳振盪

受傷時意識消失はないが一過性の見当識障害，逆行性健忘などを伴う．可逆的で完全に回復する．

b）古典的脳振盪

受傷時から意識消失を伴い 6 時間以内に回復する．多くは神経脱落症状を呈するが後遺症は残さない．

c）びまん性軸索損傷

受傷直後から昏睡状態が 6 時間以上持続する．頭蓋内に占拠性病変がない．脳ヘルニアを起こすほどの頭蓋内圧亢進も認めない．重症例は救命できても遷延性意識障害をきたすことが多い．交通事故によるものが圧倒的に多い．

　　軽症びまん性軸索損傷：昏睡が 6～24 時間続くもの．
　　中等症びまん性軸索損傷：昏睡が 24 時間以上続き，脳幹障害を示さないもの．
　　　　　　　　　　　死亡率 20％
　　重症びまん性軸索損傷：昏睡が 24 時間以上続き，脳幹障害を伴うもの．
　　　　　　　　　　　死亡率 57％

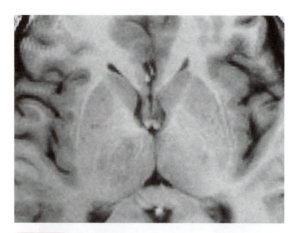

図 2-16a　T1 強調画像

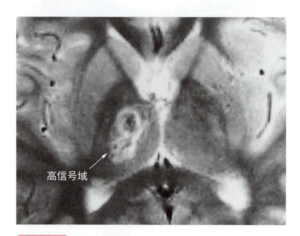

図 2-16b　T2 強調画像

d）びまん性脳腫脹

　両側大脳半球の広範な腫脹により著明な頭蓋内圧亢進をきたす．予後はきわめて不良である（図 2-17）．

D．外傷性くも膜下出血（traumatic subarachnoid hemorrage）

　頭部外傷によりくも膜下腔に出血するものを外傷性くも膜下出血という．架橋静脈や脳表の血管の損傷により生じ，シルヴィウス裂，脳底槽，脳溝にみられる．合

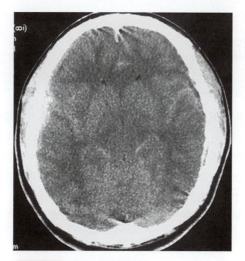
図 2-17 びまん性脳腫脹

併損傷として急性硬膜下血腫,脳挫傷が多い.

〈熊井戸邦佳,杉山 聡〉

E. 脳腫瘍

　脳腫瘍には頭蓋内にある組織から発生する原発性脳腫瘍と頭蓋外の癌が転移してくる転移性脳腫瘍がある．発生頻度は原発性脳腫瘍が年間で人口10万人に対して約10人，転移性脳腫瘍は約5人といわれ高齢化社会となるにつれ転移性脳腫瘍の頻度は増えている．2012年度版国民衛生の動向によれば死亡原因の第1位は悪性新生物でありこの内の約2％が脳腫瘍である．
　ここではまず分類，好発部位や好発年齢，症状，治療について，次に代表的な脳腫瘍について述べる．

I 分 類

　どのような種類の原発性脳腫瘍があるかを図2-18に名称，好発部位と好発年齢（成人か小児か）とともに示す．原発性脳腫瘍は組織学的に発生母地により分類されている．たとえば大脳や小脳の神経細胞の支持組織からは神経膠腫が，脳組織以外では髄膜から髄膜腫，下垂体から下垂体腺腫が発生する．これらの組織学的な分類に悪性度を加味した分類もある．一般に良性の腫瘍は細胞分裂がゆっくりで発育速度が遅く，腫瘍に被膜をもち脳組織との境界は明瞭で脳を機械的に圧排して大きくなる．これに対して悪性の腫瘍は細胞分裂が非常に活発なため発育速度が早く，腫瘍は被膜をもたず脳組織の間を浸潤性に発育，そのため腫瘍と脳組織の境界は不明瞭である．

II 症 状

　原則的には頭蓋内圧亢進症状と腫瘍のできた部位の局所症状（巣症状）を示す．頭蓋内圧亢進がすすめば脳ヘルニアに至る．
　頭蓋内圧亢進症状は腫瘍の発育速度，腫瘍に伴う脳浮腫の程度および発生部位により早くから出現する場合と腫瘍が大きくなってから出現するものがある．たとえば悪性の神経膠腫や転移性脳腫瘍は脳浮腫が早期から出現，良性の髄膜腫は腫瘍がかなり大きくなってから出現する．また髄液の通過障害による水頭症をきたし，そのために頭蓋内圧が上がることもある．
　脳腫瘍の主な部位と巣症状の関係を示す．
　　前頭葉：記銘力障害，見当識障害，運動麻痺，優位半球では運動性失語

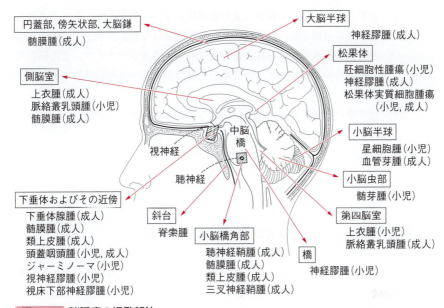

図 2-18 脳腫瘍の好発部位

側頭葉：優位半球では感覚性失語
頭頂葉：優位半球ではゲルストマン症候群（手指失認，左右失認，失書，失算）
後頭葉：視野障害
視床下部：尿崩症，性早熟，体温調節障害，電解質異常
下垂体とその近傍：内分泌障害，両耳側半盲
小脳：失調性歩行，眼振，構音障害
脳幹：脳神経麻痺，眼球運動障害

III 治療

　脳腫瘍治療の大原則は腫瘍を外科的に摘出することである．特に良性といわれる腫瘍は全摘出できれば治癒としてよい．しかし浸潤性に発育する悪性腫瘍（神経膠腫）はほとんどの場合全摘出は不可能であるため手術に加えて放射線療法，化学療法，免疫療法を組み合わせる集学的治療法を行う．これは手術により腫瘍をできるだけ小さくし（腫瘍細胞数を減らす），放射線と化学療法剤を組み合わせることによって照射量，投与量を少なくし，正常細胞に与えるダメージを最小限におさえ，かつ腫瘍細胞の殺細胞効果は相乗効果を得ようとする治療法である．これらの治療法の選択に際しても摘出した腫瘍の病理学的検査・分類が必要となる．

① 放射線療法: 腫瘍の種類により放射線感受性が異なるが, 有効とされるものには神経膠芽腫, 星細胞腫, 転移性脳腫瘍などがある.
　照射範囲を集中させ一度に高線量を照射するガンマナイフ, また回転照射を用いたサイバーナイフが登場し転移性脳腫瘍や聴神経腫瘍に照射している.
② 化学療法: 悪性神経膠腫に経口投与できるアルキル化剤のテモゾロミドなどが使用される.
③ 免疫療法: インターフェロンなどが使用される.

IV 各　論

A．神経膠腫（glioma）: 脳実質から発生する髄内腫瘍

神経膠腫の頻度は全脳腫瘍中最も多く約26%を占める. 被膜をもたず浸潤性に発育する悪性腫瘍である. 悪性度の最も高いものが膠芽腫, 悪性度の低いものが星細胞腫, これらの中間型に退形成星細胞腫がある.

1．膠芽腫（glioblastoma）

成人の大脳半球皮質下を浸潤性に広がり, 脳梁を介して対側に発育するものもある. 男に多く, 好発年齢は45〜64歳である. 好発部位は前頭葉, 側頭葉, 頭頂葉の順である.

① 症状: 頭蓋内圧亢進症状として頭痛, 他にけいれん, 性格変化を示す.
② 診断: 頭部単純CT撮影で境界不鮮明な混合ないし低吸収域を示し, 造影CTでリング状増強効果を認める（図2-19）. MRIでT1強調像で等から低信号, T2強調像で高信号, 増強MRIで腫瘍部分が増強される.
③ 治療: 「集学的治療」手術で可能な限り摘出し, 残存腫瘍に標準治療として放射線照射＋化学療法（テモゾロミド）を行う.
④ 予後: きわめて悪い. 5年生存率10%以下である.

2．星細胞腫（astrocytoma）

大脳半球を比較的ゆっくりと浸潤性に発育する成人の星細胞腫と小脳にでき神経膠腫の中で最も良性な小児の星細胞腫（毛様細胞性星細胞腫）がある.

① 症状: 成人ではけいれん, 腫瘍が大きくなると頭蓋内圧亢進症状
　　　　　小児では小脳症状, 水頭症（頭蓋内圧亢進する）
② 診断: 頭部CT撮影で
　　　　成人: 単純撮影では低吸収, 等吸収, 高吸収が混在し造影CTでは増強されることが多い.

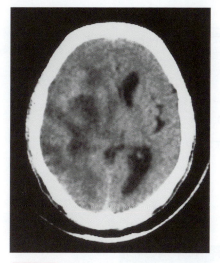 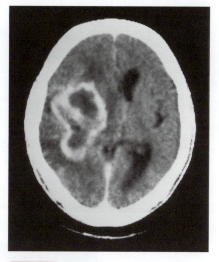

図 2-19a 単純 CT　　　　図 2-19b 造影 CT

　　　　小児: 小脳に囊胞性の低吸収域がみられ, 造影 CT で壁在結節が増強される.
　　　　MRI で
　　　　成人: T1 強調像で低信号, T2 強調像で高信号
　　　　小児: 壁在結節が T1, T2 強調像で等信号
　　③ 治療: 成人　手術でできるだけ摘出し, その後放射線化学療法を行う.
　　　　　　小児　壁在結節の全摘出を行う.
　　④ 予後: 成人の 5 年生存率約 50％
　　　　　　小児では全摘出すると治癒する.
3．退形成星細胞腫（anaplastic astrocytoma）
　膠芽腫と星細胞腫の中間に位置する腫瘍で悪性度が高い. 成人の大脳半球に浸潤性に発育する. 症状, 診断, 治療は膠芽腫に準ずる.

B．髄膜腫（meningioma）

　全脳腫瘍の約 27％を占める. 成人女性に多い（男性の 2.7 倍）. 腫瘍の性質は血管が豊富で, 被膜をもち, 境界鮮明な充実性のもので硬膜に強く付着している. 脳実質の外側から発生するため, 脳を圧迫しながら発育する. 脳を被っている髄膜のどこからでも発生するが, 好発部位は円蓋部, 傍矢状部, 大脳鎌である（図 2-20）. 頭部単純 X 線撮影では石灰化, 頭蓋骨の増殖像を, 脳血管撮影の外頸動脈撮影によ

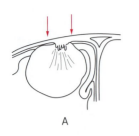 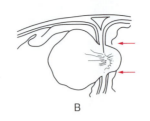 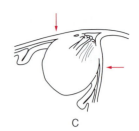

図 2-20 各種髄膜腫と硬膜，大脳鎌，上矢状洞との位置関係
（Cushing and Eisendhardt, 1938）

A：大脳半球部髄膜腫．
B：大脳鎌髄膜腫．しばしば反対側にも及んでいる．
C：傍矢状部髄膜腫．上矢状洞に浸潤していることが少なくない．

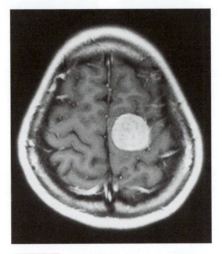

図 2-21 増強 MRI

り腫瘍陰影（sun burst appearance）を，頭部単純 CT 撮影で境界鮮明な円形の軽度高吸収域と周囲の浮腫像，造影 CT で均一な増強効果，MRI の T1・T2 強調画像で等信号，増強 MRI で著明に増強される像が得られる（図 2-21）．治療は手術による全摘出で治癒が得られるが，頭蓋底部や血管，神経の近くで全摘出が困難な場合は再発することもある．

1．円蓋部髄膜腫

中心溝より前方に多く精神症状，片麻痺，けいれんなどの症状がみられる．

2．傍矢状部髄膜腫

中1/3に好発，下肢から始まるけいれん，下肢の麻痺，後方に発生すれば同名半盲がみられる．

3．大脳鎌髄膜腫

前および中1/3に好発する．両側性にみられることが多く，けいれん，下肢の麻痺，精神症状をみる．

C．下垂体腺腫（pituitary adenoma）

下垂体の前葉から発生する成人の腫瘍でホルモン産生性（機能性下垂体腺腫）と非産生性（非機能性下垂体腺腫）に分けられる．診断はそれぞれに特異的なホルモン異常と特徴的な視野障害である両耳側半盲，および画像所見により行う．頭部X線単純写ではトルコ鞍の風船様拡大を認め，頭部単純CT撮影では高～等吸収域を示す腫瘍陰影が造影CTでほぼ均一に増強される（図2-22）．

小さな腺腫ではMRIが有用でT1強調画像で腺腫は低信号を示し，造影MRIでは腺腫は増強されず，正常下垂体が増強される．

治療は手術による摘出が原則であり，最近は経蝶形骨洞下垂体腺腫摘出術が主流である．術後のホルモン不足に対してはホルモン補充療法を行う．

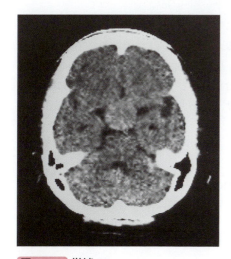

図 2-22a 単純 CT

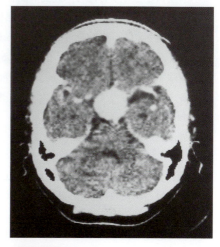

図 2-22b 造影 CT

【機能性下垂体腺腫】
1．プロラクチン産生腺腫（prolactinoma）
　プロラクチン値が高値を示し女性では無月経，乳汁分泌，不妊，男性では頭痛を訴える．腫瘍が大きくなると視野障害を示す．内科的治療にドパミン作動薬カベルゴリン（カバサール）などの投与がある．
2．成長ホルモン産生腺腫
　成長ホルモン値が高値を示す．骨端線が閉じる前に発症すると巨人症，閉じた後だと先端肥大症になる．術後ソマトスタチンアナログを使用することもある．
3．副腎皮質刺激ホルモン産生腺腫〔クッシング（Cushing）病〕
　コルチゾールが高値を示す．満月様顔貌，中心性肥満，高血圧，糖尿病，無月経，多毛などを示す．

【非機能性下垂体腺腫】
　腺腫がトルコ鞍の上方に成長し，鞍隔膜と視神経の視交叉部を圧迫して視力，視野障害（両耳側性半盲），頭痛をきたす．下垂体前葉の機能低下もみられる．

D．聴神経腫瘍（acoustic neurinoma）

　末梢神経のシュワン細胞から発生する良性腫瘍で小脳橋角部にできる．遺伝性をもつものもあり，レックリングハウゼン（Recklinghausen）病では両側性に発生することがある．内耳道内から発生し大きくなると脳幹部を圧迫する．
　症状は難聴，耳鳴りが出現，次に顔面神経麻痺，顔の知覚低下，さらに進行すると小脳症状として歩行障害，運動失調を示す．
　診断は頭部単純CT撮影で小脳橋角部に等吸収域の腫瘍陰影，造影CTで多くは均一に増強される．囊胞をもつものもある．MRIではT1強調画像で等信号，T2強調画像で高信号，造影MRIで増強される（図2-23）．
　治療は手術による摘出を行う．手術の合併症として顔面神経麻痺，聴力喪失などがある．小さいものではガンマナイフ，サイバーナイフによる放射線治療を行うこともある．
　予後は良好．

E．転移性脳腫瘍（metastatic brain tumor）

　大脳白質と灰白質の境界部に多い．原発巣は多い順に肺癌，乳癌，直腸癌，腎癌，胃癌（2009年全国脳腫瘍集計）である．
　症状は急速な頭蓋内圧亢進症状の出現，精神症状，腫瘍のある部位の巣症状を示す．

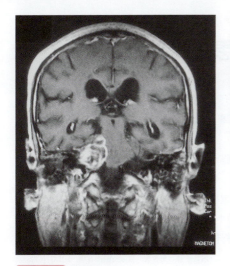

図 2-23 造影 MRI

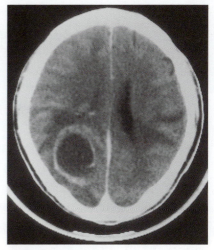

図 2-24 造影 CT

　診断は頭部単純 CT 撮影で低〜等吸収，周囲に強い脳浮腫，造影 CT でリング状に増強される（図 2-24）．多発性のこともある．

　治療は原発巣の生命予後に左右される．ある程度の生存期間が得られるならば手術により摘出し放射線化学療法を併用する．

　予後は悪い．

〈熊井戸邦佳，杉山　聡〉

F. 変性性神経疾患

「変性」とは細胞や組織が病理学的退行を起こして萎縮することで，その機能は低下し終には形態が破壊される．

神経変性疾患とは，原因不明で神経細胞が徐々に萎縮し脱落していく神経疾患を指し，神経変性疾患全般に共通した特徴として，以下の2つがあげられる．

① 特定の解剖生理学的神経系が選択的に侵される「系統変性」の病変分布
（例：運動ニューロン疾患，脊髄小脳変性症）
② 発病時期が判然としない「潜行性発症で緩徐進行性」の経過

（葛原茂樹. 神経変性疾患. In: 小川　聡，他編. 内科学書. 第8版. 東京: 中山書店; 2013. p.305-7）

代表的な神経変性疾患を表2-7に示す．

表2-7　代表的神経変性疾患の分類

- 認知症
    - ①アルツハイマー型認知症
    - ②前頭側頭型認知症
    - ③レヴィ小体型認知症
- 運動ニューロン疾患
    - ①筋萎縮性側索硬化症
    - ②脊髄性筋萎縮症
    - ③球脊髄性筋萎縮症
    - ④良性限局性筋萎縮症
- 脊髄小脳変性症
    - ①非遺伝性脊髄小脳変性症
        - 多系統萎縮症　MSA-C
        - 皮質性小脳萎縮症
    - ②遺伝性脊髄小脳変性症
- 大脳基底核疾患
    - ①パーキンソン病
    - ②進行性核上性麻痺
    - ③大脳皮質基底核変性症
    - ④線条体黒質変性症
    - ⑤ハンチントン病

表 2-8 運動ニューロン疾患の分類と障害部位

	上位運動ニューロン障害	下位運動ニューロン障害
原発性側索硬化症	＋	－
筋萎縮性側索硬化症	＋	＋
脊髄性筋萎縮症	－	＋

I 認知症（第2部「B. 認知症」215頁を参照）

II 運動ニューロン疾患（motor neuron disease: MND）

運動ニューロン疾患は，運動系を構成する上位運動ニューロンと下位運動ニューロンが変性する疾患である．

上位運動ニューロン障害と下位運動ニューロン障害の組み合わせにより分類される．

上位運動ニューロンと下位運動ニューロンの障害が同時に障害される疾患として筋萎縮性側索硬化症があり，上位運動ニューロンのみが障害される疾患は原発性側索硬化症，下位運動ニューロンのみが障害されるのが，脊髄性筋萎縮症である（表2-8）．

A．筋萎縮性側索硬化症（amyotrophic lateral sclerosis: ALS）
【概念】
神経難病のうち，最も難病と考えられる疾患で，上位運動ニューロンと下位運動ニューロンが徐々に変性する緩徐進行性の原因不明の神経疾患である．北アメリカでは，大リーグ選手ルー・ゲーリックがALSに罹患したことからルー・ゲーリック（Lou Gehrig）病とよばれることがある．

発病率は人口2〜7人/10万であり，男性にやや多く，通常成人発症で，40〜60歳代に発症する．約90％は孤発で，一部に家族発症がみられる．臨床的には，四肢麻痺・呼吸困難・嚥下障害を呈し予後は不良である．

【病因・病態】
孤発例と家族発症とがあり，孤発例では核内封入体にTDP-43蛋白（transactive response DNA binding protein of 43 kDa）が見出され，現在この蛋白の蓄積機序と発症機序解明に向けて研究がなされている．分子病態ではRNAの役割，前頭葉側頭葉型認知症との関連がクローズアップされている．

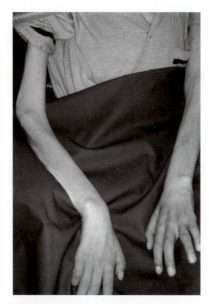

図 2-25 筋萎縮性側索硬化症患者の上肢
手指骨間筋の強い筋萎縮を認める.
（齋藤豊和博士のご厚意による）

　家族例では，superoxide dismutase-1（SOD-1）の変異が日本では 40～56％あることが確認されてきている．

【症状】
　臨床的には，構語障害・嚥下障害，上肢の巧緻障害，呼吸筋の筋力低下に伴い呼吸障害，下肢筋力低下に伴い歩行障害が出現する．四肢の筋力低下・筋萎縮の進行に伴い，臥床状態となり呼吸不全も出現する．診察所見としては，嚥下に関係する軟口蓋などの動きでは，核上性には両側支配になっており，核下性には一側が支配していることから，核上性の障害である偽性球麻痺（仮性球麻痺）では両側の軟口蓋の障害が，核下性の障害でおこる球麻痺では障害側の軟口蓋の障害がみられる．下位運動ニューロン障害の徴候としては，筋の萎縮と線維束れん縮を確認することが重要で，舌の萎縮と線維束れん縮，上肢遠位の筋力低下と筋萎縮（図 2-25）を認め，手指骨間筋が萎縮した状態を鷲手とよぶ．下肢遠位の筋力低下と筋萎縮を認める．上位運動ニューロン障害の徴候として腱反射亢進および病的反射を認める．
　感覚障害，眼球運動障害，膀胱直腸障害，褥瘡がみられないことは，この疾患の陰性徴候といわれ，大変重要な所見である．なお，人工呼吸器を装着された症例の

表 2-9 上位運動ニューロンと下位運動ニューロンの障害の違い

	上位運動ニューロン障害	下位運動ニューロン障害
深部腱反射	亢進	正常～低下
病的反射	陽性	陰性
クローヌス	陽性	陰性
筋トーヌス	亢進（痙性）	低下（弛緩性）
筋萎縮	なし	あり
線維束れん縮	なし	あり

追跡から，眼球運動なども徐々に障害され，完全閉じ込め状態"totally locked-in state"になる．

【診断】

　上位運動ニューロン障害の有無については，腱反射亢進と病的反射陽性を確認する．下位運動ニューロン障害については，筋力低下・筋萎縮の他に線維束れん縮を確認し，筋電図所見では線維れん縮を確認する（表 2-9）．

　厚生労働省の診断基準（2003）では，①成人発症で，②進行性の経過をとり，③脳神経領域・頚部上肢領域・体幹領域・腰部下肢領域に分け，1つ以上の領域に上位運動ニューロン徴候と2つ以上の領域に下位運動ニューロン徴候があるか，SOD1遺伝子変異などの遺伝子異常があり身体の1領域以上に上位および下位運動ニューロン徴候がある．④脳幹・脊髄疾患（腫瘍・多発性硬化症・頚椎症・後縦靱帯骨化症など），末梢神経疾患（多巣性運動ニューロパチー・遺伝性ニューロパチーなど），筋疾患（筋ジストロフィー・多発筋炎など），下位運動ニューロン障害のみを示す変性疾患（脊髄性進行性筋萎縮症など），上肢運動ニューロン障害のみを示す変性疾患（原発性側索硬化症など）などのいずれでもない．

　病型は，障害部位から球麻痺型，上肢型，偽多発神経炎型，片麻痺型などに分けられ，球麻痺型が誤嚥性肺炎を起こしやすく，最も予後不良とされていて，約3年である．

　稀ではあるが，認知症を合併する型もある．

【治療・予後】

　グルタミン酸拮抗薬であるリルゾール（商品名　リルテック）のみが認可されているが，薬効としては病状の進行をやや遅延する程度である．

　現在根治療法はないので，嚥下障害については，嚥下訓練を行いつつ，栄養管理について十分意思確認しつつ実施する必要があり，呼吸障害についてはリハビリ

テーションを含め呼吸管理や，必要であれば人工呼吸器を用いる．人工呼吸器を用いる場合にも，本人の装着の意思確認と意思疎通の方法を十分話し合う必要がある．

B．原発性側索硬化症（primary lateral sclerosis: PLS）

運動ニューロン疾患のうち，上位運動ニューロンに限定して病変が出現する疾患で，進行性の下肢の痙性が主症状である．痙性対麻痺との鑑別が必要であるが，痙性対麻痺は通常家族歴があることが鑑別点となる．

C．家族性筋萎縮性側索硬化症（familial amyotrophic lateral sclerosis: FALS）

筋萎縮性側索硬化症（ALS）のうち，頻度的には稀であるが，遺伝性を有するタイプ（ALSの5〜10％）であり，優性・劣性遺伝を認め，優性遺伝のタイプには，SOD-1の変異が明らかにされている．他に最近TDP-43関連遺伝子の異常が見出され，球麻痺や認知症の頻度が多いことが判明してきており，臨床的にも四肢麻痺・呼吸障害・嚥下障害が急速に進行するタイプや認知症を伴うタイプが存在することが特徴である．

D．脊髄性筋萎縮症（spinal muscular atrophy: SMA）

SMAは，脊髄の前角細胞の変性による筋萎縮と進行性筋力低下を主徴候とする下位運動ニューロン疾患である．

病因としては，基本的にはsurvival motor neuron 1（SMN1）遺伝子の完全欠失やSMN2遺伝子などの欠失の状態で病型が出現すると推定されてきている．

病型には，急性乳児型〔Ⅰ型ウェルドニッヒ・ホフマン（Werdnig-Hoffmann）病〕，慢性小児型〔Ⅱ型デュボヴィッツ（Dubowitz）病〕，慢性若年型〔Ⅲ型クーゲルベルク・ヴェランダー（Kugelberg-Welander）病〕，成人発症型（Ⅳ型）がある．

Ⅰ型ウェルドニッヒ・ホフマン病は，四肢近位筋優位の障害で生後6カ月までに症状を呈し，フロッピー・インファント（小児疾患参照）の1つにあげられている．定頚が得られないことが多く，嚥下障害・呼吸障害に伴い2歳までに死亡の転機をとる例が多かったが，近年，人工呼吸管理の普及に伴い，長期生存例が増えてきている．Ⅱ型は生後18カ月までに発症する中等症，座位保持までは可能であるが，歩行はできず，嚥下障害・呼吸器障害のほかに側弯などが問題となる．

Ⅲ型は生後3歳未満発症と3歳以後の発症に分けられ，自立歩行を獲得した症例であり，ある年齢から筋力低下が徐々に進行し，歩行困難や呼吸障害が出現し，一部に人工呼吸器が必要になる．Ⅳ型は25歳以上の発症で，四肢近位筋優位の筋力低下を認め，予後良好である．

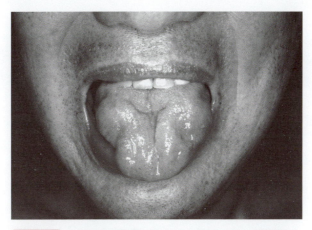

図 2-26 球脊髄性筋萎縮症患者にみられる強い舌萎縮
（齋藤豊和博士のご厚意による）

E．球脊髄性筋萎縮症（spinal and bulbar muscular atrophy: SBMA）

別名ケネディ・オルター・ソン病（Kennedy-Alter-Sung disease）

X染色体上のアンドロゲン受容体遺伝子の異常に伴い出現する伴性劣性遺伝の経過良好な筋萎縮症である．

病因としてはアンドロゲン受容体遺伝子のCAG繰り返し塩基配列の異常延長に起因する．

臨床的には，症候として構音障害・嚥下障害・舌萎縮などの球麻痺（図2-26）および四肢の筋力低下・筋萎縮などの下位運動ニューロン障害を認め，他に女性化乳房（図2-27）を呈する．経過は良性で，通常天寿を全うできるといわれている．

F．良性限局性筋萎縮症

代表な疾患として平山によって見出された若年一側上肢筋萎縮症（平山病）があり，上肢前腕以下の遠位部に筋力低下と筋萎縮が出現するものの，進行せず経過は良好である．病態としては，頸髄硬膜管の頸部前屈時の前方移動により頸髄に循環障害をきたすことにより生ずると考えられている．

III 脊髄小脳変性症（spinocerebellar degeneration: SCD）

脊髄小脳変性症（SCD）とは，運動失調を主症状とし，小脳と小脳への入出力をつかさどる脊髄，脳幹に病変の主座を有する神経変性疾患の総称である．

主症状である運動失調は，小脳の運動制御機能が損なわれた結果として小脳性協

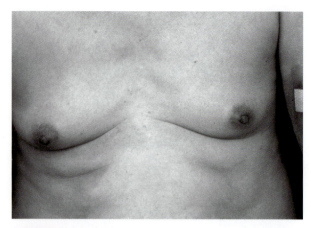

図 2-27 球脊髄性筋萎縮症患者にみられる女性化乳房
(齋藤豊和博士のご厚意による)

調運動障害が出現する．症候としては失調性歩行障害，構音障害，嚥下障害，四肢協調運動障害，反復拮抗運動不能，振戦，眼振を呈する（神経症候学「F．失調」92 頁参照）．

病因・病態としては遺伝性と非遺伝性に大別される．遺伝性の SCD では，遺伝子異常が見出され，優性遺伝の多くの SCD において DNA の 3 塩基繰り返し（トリプレットリピート）による異常伸長が遺伝子レベルで見出された．そのような特徴を有する疾患をトリプレットリピート病という．またこのような特徴がある場合，世代を経て発症年齢の若年化や重症化する表現促進現象がみられる．

また病型としては，小脳症状のみの場合と，小脳症状に錐体外路症状・自律神経症状・錐体路症状を合併する多系統萎縮の場合がある（図 2-28）．

A-1. 非遺伝性で小脳症状のみを呈する脊髄小脳変性症

ⅰ）小脳皮質萎縮症（cortical cerebellar atrophy: CCA）

従来の晩発性小脳皮質萎縮症（late cortical cerebellar atrophy: LCCA）に該当し，頻度的には，全体の約 25% を占め，孤発性（全体の 2/3）の 1/3 を占め，比較的高齢（中年以後）に発症しやや男性に多く，臨床症状は，失調性歩行障害，構音障害，眼振などの小脳性運動失調症状のみで，生命予後は比較的良好である．

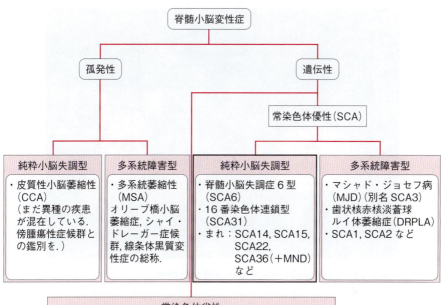

図 2-28 脊髄小脳変性症の分類図
(石川欽也, 水澤英洋. 神経症候群Ⅱ. 日本臨牀 別冊. 2013. p.330-5)

A-2. 非遺伝性で小脳症状以外の症状も合併する脊髄小脳変性症
ⅰ) 多系統萎縮症 (multiple system atrophy: MSA)

　多系統萎縮症は，自律神経症状に加え，小脳症状またはパーキンソン症状を主症候とし，脳幹・小脳・基底核など多系統が障害される神経変性疾患であり，頻度的には，全体の約 45％ を占め，孤発性（全体の 2/3）の 2/3 を占める．

　かつては，オリーブ橋小脳萎縮症（olivopontocerebellar atrophy: OPCA），線条体黒質変性症(striatonigral degeneration: SND)，シャイ・ドレジャー症候群(Shy-Drager syndrome: SDS) と独立した疾患と考えられていたが，病理学的共通性から多系統萎縮症として包括された．臨床的亜型として小脳症状を主症状として呈する小脳型（MSA-C）とパーキンソン症状を主症状として呈するパーキンソニズム型

F. 変性性神経疾患

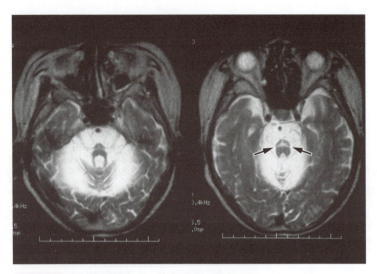

図 2-29 多系統萎縮症 MSA-C の頭部 MRI 画像
脳幹,小脳の高度の萎縮と橋に十字状のクロスサインを認める(矢印).
(齋藤豊和博士のご厚意による)

(MSA-P) に大別される.

MSA-C (OPCA) は,50歳代後半の発症で小脳症状や自律神経症状で発症し,次第にパーキンソン症状や錐体路徴候が加わり,5〜6年で寝たきり状態となる.

画像診断では脳幹の萎縮と橋の十字サインを認める(図2-29).

MSA-P (SND) は,パーキンソン症状や自律神経症状で発症し,初期にはパーキンソン病との鑑別が問題となるが,パーキンソン病より通常L-ドパの有効性が低く進行が速い.画像診断では被殻の外側部に線状高信号を認める(図2-30).

SDS は,起立性低血圧・排尿障害などの自律神経障害で発症し,さらに小脳症状やパーキンソン症状が加わる.

予後は,嚥下障害,呼吸障害,自律神経障害に規定されるが,約8年で臥床状態となる.

B-1. 遺伝性(常染色体優性)で小脳症状のみを呈する脊髄小脳変性症

常染色体優性の遺伝形式で,小脳症状のみを呈する脊髄小脳変性症の代表的な疾患としては,SCA6があり,頻度的に全体の約5%,常染色体優性遺伝の脊髄小脳変性症の約20%を占める.比較的高齢(中年以後)に歩行・バランスの障害で発症することが多く,小脳失調・構音障害・眼振を呈し,緩徐進行性の経過をとり,生命

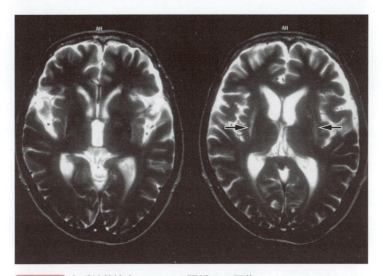

図 2-30 多系統萎縮症 MSA-P の頭部 MRI 画像
被殻の外側部にスリット状の変性所見（スリットサイン）を認める（矢印）．
（齋藤豊和博士のご厚意による）

予後は良好である．病因としては，Ca チャネル遺伝子の異常が原因である．他に代表的なものとして SCA31 があり，頻度的には地域的頻度が異なるが，常染色体優性遺伝の多い方の疾患に入る．臨床的には高齢発症で，緩徐進行性で小脳性失調を呈することから，SCA6 との鑑別が重要で，最終的には遺伝子診断の必要がある．

B-2. 遺伝性（常染色体優性）で小脳症状以外の症状も合併する脊髄小脳変性症

　常染色体優性の遺伝形式で，小脳症状以外の症状も合併する脊髄小脳変性症の代表的な疾患は，マシャド・ジョセフ病（Machado-Joseph disease: MJD）（SCA3）・歯状核赤核淡蒼球ルイ体萎縮症（dentato-rubro-pallido-luysian atrophy: DRPLA）・SCA1・SCA2 などがある．常染色体優性遺伝の脊髄小脳変性症の頻度は，全体の 25％で，それぞれ 8％・5％・3％・1.5％である．病因的には，翻訳領域の CAG リピートの異常伸長/蛋白質レベルの伸長ポリグルタミン鎖の出現に伴い，神経細胞の障害が惹起されると考えられ，MJD/SCA3・DRPLA・SCA1・SCA2 の原因遺伝子にはこうした特徴がみられる．

　MJD は，常染色体優性遺伝では一番多く 8％で，小脳症状・びっくり眼（図 2-31）を呈するが，発症年齢により症状に違いがあり，若年者ではジストニアや錐体路徴候が多く，高齢発症者では小脳性運動失調と末梢神経障害が前景にたってく

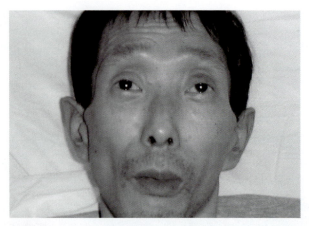

図 2-31 マシャド・ジョセフ病（SCA3）患者の上顔面筋のジストニアによる「びっくり眼」
（齋藤豊和博士のご厚意による）

る．DRPLA は，常染色体優性遺伝では MJD・SCA6 に次いで多く，小脳性運動失調・てんかん発作・ミオクローヌス・舞踏病様不随意運動などを呈する．若年型ではてんかん・ミオクローヌスが前景となり，遅発成人型では小脳性運動失調に舞踏病様不随意運動が加わる．SCA1 は，小脳性運動失調のほかに緩徐眼球運動・痙性が目立ち，頻度は低頻度であり，SCA2 では，小脳性運動失調のほかに緩徐眼球運動を伴うが，腱反射は低下しており，頻度的には SCA1 同様，低頻度である．

C．遺伝性（常染色体劣性）の脊髄小脳変性症

欧米では，フリードライヒ（Friedreich）運動失調症があるが，本邦には存在しないと考えられており，本邦では眼球運動失行・低アルブミン血症を伴う脊髄小脳変性症などがフリードライヒ運動失調症と類似疾患と考えられている．本疾患は，若年発症で眼球運動障害を伴い，眼球運動障害では幼小児期に眼球運動失行のために注視障害がみられるのが特徴である．

【治療】
脊髄小脳変性症の根治療法はいまだ見い出されていない．投薬可能な薬剤としては，thyrotropin releasing hormone（TRH）であるプロチレリン酒石酸塩の経静脈的投与，TRH の経口アナログであるタルチレリン水和物が，現在保険で適応となっている．しかし，効果は限定的である．リハビリテーションは改善効果が示されている．また経頭蓋磁気刺激療法も一部の脊髄小脳変性症において短期的な効果が示

表 2-10 パーキンソニズムを起こす原因疾患

特発性：パーキンソン病
中枢神経変性症
- パーキンソン徴候が主症状
    1) 多系統萎縮症（MSA-P/線条体黒質変性症 SND）
    2) 進行性核上性麻痺 PSP
    3) 大脳皮質基底核変性症 CBD
- パーキンソン徴候と認知症が主症状
    1) びまん性レヴィ小体病 DLBD
    2) パーキンソン認知症複合
- 進行期にパーキンソニズムが出現する認知症
    アルツハイマー型認知症
    前頭側頭型認知症
症候性（二次性）パーキンソニズム
- 薬剤性：抗精神病薬，鎮吐薬，整腸薬，抗うつ薬，脳循環代謝改善薬
- 血管障害性
- 中毒性：一酸化炭素，マンガン，MPTP
- 代謝性：副甲状腺機能低下症，ウィルソン病
- 脳炎
- 脳腫瘍
- 外傷性

（葛原茂樹．日老医誌．2004; 41: 245-53. より改変）

されており，長期的効果を含めてさらなる検討が必要である．

IV 大脳基底核疾患（錐体外路疾患）

「錐体外路」という言葉は，「肝レンズ核変性症」の論文の中で初めて Wilson（1912年）によって記載され，不随意運動を呈する疾患の総称として用いられている．ここでは錐体外路疾患のうち，主にパーキンソニズムについて述べる．

パーキンソニズムは，特発性・中枢神経変性症・症候性（二次性）パーキンソニズムに分けられる（表 2-10）．

A．パーキンソン病
【概念】
James Parkinson により 1817 年に初めて「振戦麻痺」として報告された代表的な神経疾患で，中脳黒質のドパミンニューロンなどの変性・脱落およびレヴィ小体（Lewy body）の出現を主病変とし，運動障害を呈する変性疾患である．

錐体外路系疾患のうち最も多く（人口 100～150 人/10 万），病態が把握され，か

表 2-11 パーキンソン病の診断基準（1996）

1. 自覚症状
    (1) 安静時のふるえ
    (2) 動作がのろく拙劣
    (3) 歩行がのろく拙劣
2. 神経所見
    (1) 毎秒 4～6 回の安静時振戦
    (2) 無動・寡動
    (3) 歯車現象を伴う筋固縮
    (4) 姿勢・歩行障害・前傾姿勢
        立ち直り反射障害含む
3. 臨床検査所見
    (1) 一般的検査に特異的な異常はない
    (2) 脳画像（CT, MRI）に明らかな異常はない
4. 鑑別診断
    (1) 脳血管障害のもの
    (2) 薬剤性のもの
    (3) その他の脳変性疾患

＜診断の判定＞
　次の①～⑤のすべてを満たすものを，パーキンソン病と診断する．
　　①経過は進行性である．
　　②自覚症状で，上記のいずれか 1 つ以上がみられる．
　　③神経所見で，上記のいずれか 1 つ以上がみられる．
　　④抗パーキンソン病薬による治療で，自覚症状，神経症状に明らかな改善がみられる．
　　⑤鑑別診断で，上記のいずれでもない．

＜参考事項＞
　診断上，次の事項が参考になる．
　　①パーキンソン病では神経症状に左右差を認めることが多い．
　　②深部反射の著明亢進，バビンスキー徴候陽性，初期からの高度の認知症，急激な発症はパーキンソン病らしくない所見である．
　　③脳画像所見で，著明な脳室拡大，著明な大脳萎縮，著明な脳幹萎縮，広範な白質病変などパーキンソン病に否定的な所見である．

つ多面的な治療が可能な疾患である．

【臨床症状と診断基準（1996）】（表 2-11）
　パーキンソン病の主要 4 徴候は安静時振戦・無動（寡動）・筋固縮および姿勢反射障害であり，一側上肢の安静時振戦・手の振りの低下など片側より始まり前傾姿勢・小刻み歩行など両側に及ぶ（図 2-32）．
　パーキンソン病と診断するには，経過・自覚症状・4 徴候の有無・抗パーキンソン病薬による改善を確認しつつ，二次的に出現する脳血管性パーキンソニズム，薬

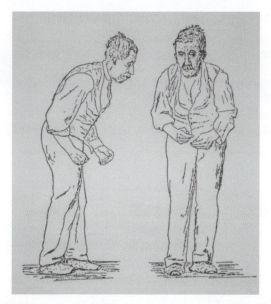

図 2-32　ガワーズによるパーキンソン病患者の挿絵（1888）

剤の副作用で出現する薬剤性パーキンソニズム，嗜眠性脳炎などの後に発症する脳炎後パーキンソニズム，パーキンソン症候を認める線条体黒質変性症などの変性疾患を除外する必要がある．

　従来はパーキンソン病では，運動障害のみと考えられてきたが，他に便秘・起立性低血圧・発汗障害・皮脂分泌の亢進による脂顔などの自律神経障害，入眠困難・夜間覚醒などの睡眠障害，最近では嗅覚障害が運動障害出現前にみられることが明らかになってきている．

【重症度】
　日常の活動度については，ホーン・ヤール（Hoehn & Yahr）の5段階の重症度分類が用いられ，Ⅰ度は一側性，Ⅱ度は両側性，Ⅲ度では姿勢反射障害がみられ，Ⅳ度では日常生活で介助が必要になり，Ⅴ度では全介助が必要の，5段階に分類される（表 2-12）．

【検査】
　頭部画像診断：通常の頭部画像検査では異常所見は認めない．
　MIBG心筋シンチグラフィー：MIBG心筋シンチグラフィーを用いると，パーキンソン病では比較的初期から心臓交感神経の脱落が画像化され，診断の補助検査と

表 2-12 ホーン・ヤール（Hoehn & Yahr）の重症度分類

ステージ1: 症状は一側性で機能的障害はないか，あっても軽度
ステージ2: 両側性の障害はあるが姿勢保持なしにはベッド，車椅子の生活を余儀なくされる
ステージ3: 立ち直り反射に障害がみられ，活動は制限されるが，自力での生活が可能
ステージ4: 重篤な機能障害を有し，自力のみの生活は困難となるが，支えずに歩くことはどうにか可能
ステージ5: 立つことは不可能となり，介護なしにはベッド，車椅子の生活を余儀なくされる

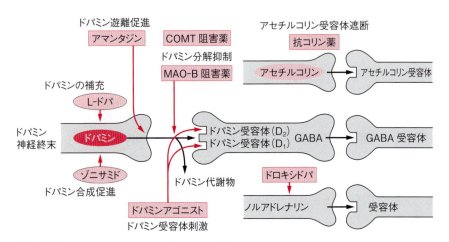

図 2-33 パーキンソン病治療薬の作用部位

(田代邦雄. 薬剤師のための服薬指導ガイド. 第2版. 和田 攻, 他編. 東京: 文光堂; 2000)

して用いられてきている．

【治療】
　治療の基本は，薬物療法・リハビリテーションであり，薬物療法で十分な効果が得られず，適応があれば手術療法が行われている．
　パーキンソン病は，変性疾患ではあるもののドパミンが低下していることが比較的早期に解明された．しかしその補充では有効な効果は得られず，その後前駆物質であるL-ドパの内服薬により，脳内のドパミンの補充が可能となり，その後L-ドパ含有製剤が主要な治療薬となっている．

i）パーキンソンの治療戦略（図2-33）
　パーキンソン病では，線条体のドパミンが減少していることから，治療戦略とし

表 2-13 パーキンソン病治療薬の種類

	一般名（商品名）
L-ドパ含有製剤	レボドパ・カルビドパ（ネオドパストン，メネシットなど） レボドパ・ベンセラジド（マドパー，EC ドパールなど）
ドパミンアゴニスト （ドパミン受容体刺激薬）	麦角系 　ブロモクリプチン（パーロデル） 　ペルゴリド（ペルマックス） 　カベルゴリン（カバサール） 非麦角系 　タルペキソール（ドミン） 　プラミペキソール（ビ・シフロール） 　ロピニロール（レキップ）
ドパミン遊離促進薬	アマンタジン（シンメトレル）
抗コリン薬	トリヘキシフェニジル（アーテン） ピペリジン（アキネトン）
MAO 阻害薬 （脳内ドパミン代謝抑制）	セレギリン（エフピー）
COMT 阻害薬 （メチルドパへの代謝阻害）	エンタカポン（コムタン）
抗てんかん薬	ゾニサミド（トレリーフ）
ノルアドレナリン前駆物質	ドロキシドパ（ドプス）

ては，1) L-ドパを投与してドパミンを補充するか，2) 投薬によりドパミンを遊離促進・合成促進するか，3) 投薬によりドパミンの分解を抑制するか，4) 投薬によりドパミンの受容体機能を亢進させるか，5) 投薬によりドパミンと拮抗するアセチルコリンニューロンの活動を抑制するか，などである．1) としてはL-ドパ含有製剤，2) としてはアマンタジン・ゾニサミド，3) としてはMAO-B 阻害薬・COMT 阻害薬，4) としてはドパミンアゴニスト，5) としては抗コリン薬がある．

またすくみ足に関しては，脳内ノルアドレナリンが低下していることに対応して前駆物質であるドロキシドパを投与する．

ⅱ) 薬物療法（表 2-13）

現在の治療の原則について述べる．前述したようにL-ドパ含有製剤が主要な治療薬であるが，投与してみると数年で効果が減少したり，効果時間が短縮したりすることが判明した．そのため「早期治療の原則」や「長期治療の問題点」への対応が検討された．

ⅲ）早期治療の原則（図 2-34）

　早期の治療に関しては，年齢・運動症状の程度・合併症などを考慮して実施する．高齢者（70〜75 歳以上）や認知機能障害・精神症状のある場合は，L-ドパで治療を開始する．

　非高齢者（70 歳未満）で精神症状・認知機能障害のない場合でも，ⅰ）症状が重いか転倒・骨折のリスクが高い時は L-ドパ治療を開始し，症状に応じて L-ドパの増量・ドパミンアゴニストの併用を図り症状により適量を調整する．ⅱ）症状改善の必要度や転倒・骨折のリスクが高くない時は，ドパミンアゴニストで治療を開始し，症状の改善が十分でなければ，L-ドパを併用する．

ⅳ）長期治療の問題点

　「ウェアリング・オフ（wearing off）」は，L-ドパの長期間治療に際し出現する現象で，抗パーキンソン病薬の効果持続時間が短縮し，薬物濃度の変動とともに症状が変動する現象である．ウェアリング・オフ現象が認められた場合，L-ドパを増量するかドパミンアゴニストを開始・増量・変更する．ジスキネジアがある場合，L-ドパを減量し COMT 阻害薬であるエンタカポンまたはドパミンを放出するゾニサミドを併用する．ジスキネジアがない時は，COMT 阻害薬であるエンタカポンか MAO 阻害薬であるセレギリンまたはゾニサミドを併用する．さらに L-ドパのさらなる増量とドパミンアゴニストを増量・変更する．無効の時には手術療法を考慮する（図 2-35）．

　「すくみ足」は，L-ドパの長期間治療に際し出現するもう 1 つの運動症状で，無動（寡動）に分類され，歩き始め・方向転換・狭い場所で一歩がでない現象である．「すくみ足の治療アルゴリズム」としては，図 2-36 に示すように，1）無動（寡動）や筋固縮がみられる場合は抗パーキンソン病薬を増量する．2）ウェアリング・オフの off 時に出現するすくみ足では，ウェアリング・オフ対策を行う．3）ドパミン作動薬の治療に抵抗性の場合，ドロキシドパを投与する．他に白線などの視覚的キュー（合図）あるいはメトロノームなどの聴覚的キューもすくみ足への対応として推奨されている．

ⅴ）リハビリテーション

　推奨グレード A としては，運動療法が，身体機能，健康関連 QOL（quality of life），筋力，バランス，歩行速度の改善に有効である．しかし個々により病状が異なることから，個々の病態・病期に応じた取り組みが必要である．

ⅵ）手術療法

　薬物療法による改善が不十分な運動障害例でかつ L-ドパの反応のよい症例ほど手術療法が適応となる．手術療法には，定位脳手術と深部脳刺激療法があるが，そ

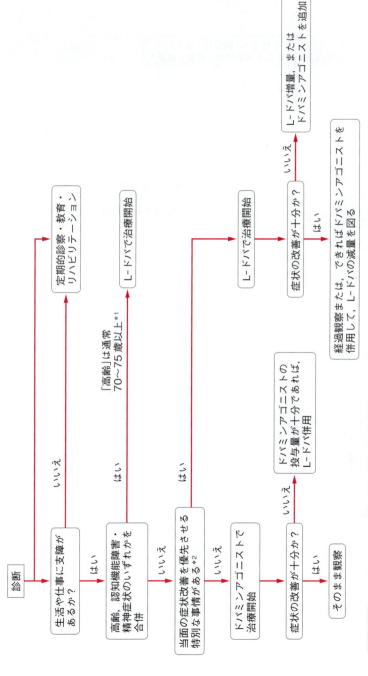

図 2-34 パーキンソン病初期未治療患者の治療のアルゴリズム

*1: 年齢については、エビデンスはないものの、通常、70〜75 歳以上を高齢者と考えることが多い。
*2: 例えば、症状が重い、転倒のリスクが高い、あるいは患者にとって症状改善の必要度が高い場合などが相当する。
(日本神経学会、監. パーキンソン病治療ガイドライン2011. 東京: 医学書院; 2011. p.77)

F. 変性性神経疾患

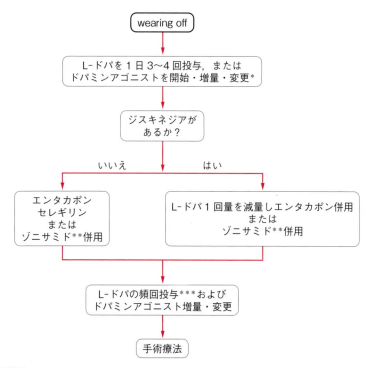

図 2-35 ウェアリング・オフの治療アルゴリズム

*： ウェアリング・オフ出現時は，投与量不足の可能性もあるので，L-ドパを1日3～4回投与にしていない，あるいはドパミンアゴニストを十分加えていない場合は，まず，これを行う．
**： ゾニサミドは 25 mg では off 症状の改善を，50～100 mg で off 時間の改善を認めた．現在保険で認められているのは 25 mg のみである．
***： 1日5～8回程度
（日本神経学会，監．パーキンソン病治療ガイドライン 2011．東京：医学書院；2011．p.107）

のうち，両側視床下核刺激術と両側淡蒼球刺激術が推奨される．

B．パーキンソニズムを伴う中枢神経変性症
ⅰ）線条体黒質変性症（striatonigra degeneration：SND），MSA-P
　パーキンソン症候を主徴とし，線条体黒質変性症（特に被殻と黒質の変性が中核病変）として報告された変性疾患である．後に多系統萎縮症（multiple system atrophy：MSA）の一型とみなされるようになった．現在は MSA-P とされ，臨床像はパーキンソン病より進行がはやく，通常 L-ドパの有効性が低く MIBG 心筋シンチグ

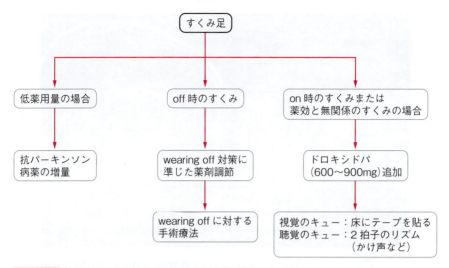

図 2-36 図 2-36 すくみ足の治療アルゴリズム
(日本神経学会, 監. パーキンソン病治療ガイドライン 2011. 東京: 医学書院; 2011. p.115)

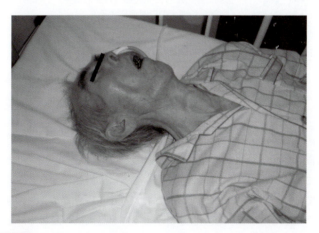

図 2-37-1 進行性核上性麻痺（PSP）患者に認められた項部ジストニア
頸部が後方に過伸展した状態を示す.
（齋藤豊和博士のご厚意による）

ラフィーの集積が保たれる.

ⅱ) 進行性核上性麻痺（progressive supranuclear palsy: PSP）
　中年以降に発症する, パーキンソン症候を主徴とし, 眼球運動の核上性麻痺すな

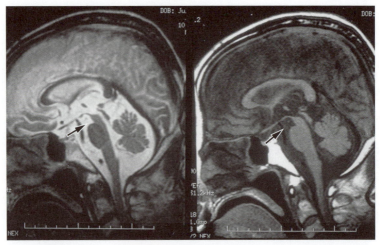

図 2-37-2 進行性核上性麻痺（PSP）患者の頭部 MRI（矢状断）

上右が T1 強調像で上左が T2 強調像．中脳の萎縮によりハチ鳥の頭のように見える（ハチ鳥徴候）（矢印）．
（齋藤豊和博士のご厚意による）

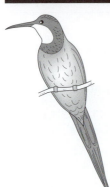

わち垂直方向の眼球運動の障害および頚部のジストニア（図 2-37-1）を 3 徴とする変性疾患である．パーキンソン症候を有するものの，頚部はジストニアにより後方に伸展している点が，パーキンソン病との大きな鑑別点であり，画像的には中脳が萎縮し，あたかもハチ鳥の頭のようにみえるハチ鳥徴候（図 2-37-2）を示す．

iii）大脳皮質基底核変性症（corticobasal degeneration：CBD）

　中年以降に発症する認知症と片側性のパーキンソン症候などの錐体外路症状と大脳白質の症状である運動失行・観念失行などを呈する．頭部画像では，大脳半球の著明な左右差（図 2-38）を認める．

iv）びまん性レヴィ小体病（diffuse Lewy body disease：DLBD）

　小坂らによって提唱された変性性疾患である．レヴィ小体が大脳全域に分布し，臨床的にはパーキンソン様症状と幻覚を伴う認知症を主症状とし，頻度の多い認知

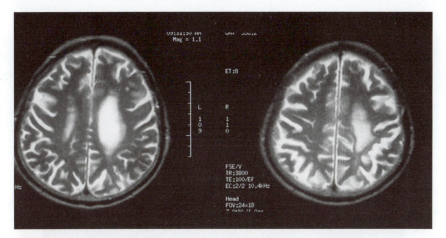

図 2-38 大脳皮質基底核変性症（CBD）患者の頭部 MRI（T2 強調像）
左大脳半球（向かって右側）の萎縮により側脳室の左右差を認める．
（齋藤豊和博士のご厚意による）

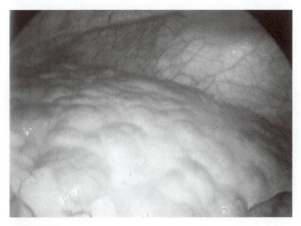

図 2-39-1 ウィルソン病患者の腹腔鏡所見
肝臓の表面に無数の凹凸を認め肝硬変の所見を認める．
（齋藤豊和博士のご厚意による）

症の面からの呼称としてレヴィ小体型認知症を用いることが多い．詳しくは，認知症の項を参照いただきたい．

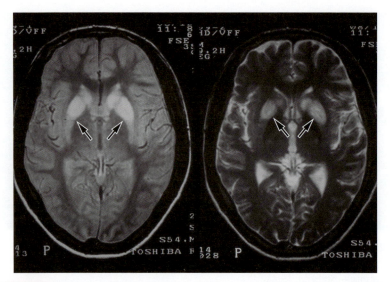

図 2-39-2 ウィルソン病患者の頭部 MRI（右：T2 強調像，左：プロトン強調像）
銅沈着による尾状核，被殻の変性所見を認める（矢印）．
（齋藤豊和博士のご厚意による）

C．症候性（二次性）パーキンソニズム

　症候性（二次性）パーキンソニズムとしては，脳血管性パーキンソニズム，薬剤の副作用で出現する薬剤性パーキンソニズム，嗜眠性脳炎などの後に発症する脳炎後パーキンソニズム，代謝障害から発症する疾患にウィルソン病がある．

　脳血管障害が大脳基底核に起こったり，抗精神病薬（ハロペリドール）・鎮吐薬（メトクロプラミド）・胃薬（スルピリド）などの薬剤の影響でパーキンソン症候が出現したり，中毒では，一酸化炭素中毒，マンガン中毒の際にパーキンソン症候を認める．

　また代謝障害では，銅代謝異常が原因のウィルソン病などがある．

i）ウィルソン病

　Wilson によって詳細な報告がなされた肝レンズ核変性症は，銅輸送蛋白の欠損により銅代謝異常が出現，肝臓に肝硬変が生じ脳ではレンズ核に変性が起こる．臨床的には軽症なケースではパーキンソン症候がみられるに留まるが，重症例ではジストニアがみられ，臥床での生活を余儀なくされる．検査面では腹腔鏡では肝硬変（図 2-39-1）が確認され，銅代謝異常に伴い，血液検査ではセルロプラスミン ceruloplasmin 低値を示すことが多く，角膜にはカイザー・フライシャー輪（Kayser-

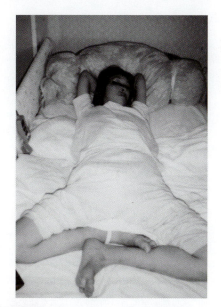

図 2-40-1 ハンチントン病患者の全身像
不随意運動を軽減させるため,両手を頭の下にいれ両足を組んだ独特の姿勢をみることがある.
(齋藤豊和博士のご厚意による)

Fleischer ring)がみられる.頭部の画像検査では,尾状核・被殻に変性の所見がみられる(図 2-39-2).

V その他

A. ハンチントン(Huntington)病

　従来ハンチントン舞踏病とよばれていたが,症状が舞踏運動のみではないために近年では,ハンチントン病とよばれる方向にある.舞踏運動と認知症を主徴とし中年期に発症する進行性の変性疾患である.通常 40 歳代に顔面・肩・体幹・上下肢にみられる舞踏様運動で発症し,当初は尾状核に限局して萎縮が,認知症も加わる段階になると大脳皮質の萎縮もみられるようになる.不随意運動は日常生活を妨げることから,手足を組んだりする独特の姿勢(図 2-40-1)がみられることがある.通常筋トーヌスは低下する.しかし若年発症の場合,パーキンソン症状がみられ固縮が目立つことがあり,固縮型とよばれる.

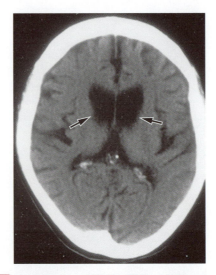

図 2-40-2 ハンチントン病患者の頭部 CT 画像
尾状核の萎縮により側脳室前方（前角）の拡大を認める（矢印）．
（齋藤豊和博士のご厚意による）

発症して10〜20年すると認知症や易怒性といった精神症状が出現，その後周囲には無関心となり，寝たきり状態となる．頭部画像検査では，尾状核の萎縮による側脳室前角の拡大（図 2-40-2）を認める．

〈参考文献〉
1) 水澤英洋，編．神経症候群 Ⅱ．日本臨牀 別冊．大阪：日本臨牀社；2014．
2) 辻 省次，西沢正豊，編．小脳と運動失調．東京：中山書店；2013．
3) 尾花正義．脊髄小脳変性症．総合リハ．2014；42：515-24．
4) Wilson SAK. Progressive lenticular degeneration: A familial nervous disease associated with cirrohosis of the liver. Brain. 1912; 34: 296-507.
5) 水野美邦，編．EBMのコンセプトを取り入れたパーキンソン病ハンドブック．第2版．東京：中外医学社；2007．
6) 辻 省次，高橋良輔，編．パーキンソン病と運動異常．東京：中山書店；2013．

〈細川　武〉

G. 脱髄疾患

　神経細胞の軸索は周囲を髄鞘（ミエリン）で覆われ神経インパルスを伝導する．この髄鞘が障害されると神経インパルスの伝導遮断や異常伝導が起こる（図2-41）．髄鞘は中枢神経ではオリゴデンドログリアにより形成され，末梢神経ではシュワン細胞により形成される．中枢神経の脱髄疾患は髄鞘が形成されてから障害される脱

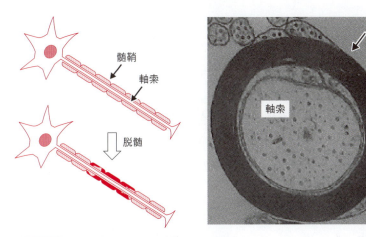

図2-41 神経細胞の軸索と髄鞘および脱髄

表2-14　脱髄疾患の分類

Ⅰ．脱髄疾患
　1．多発性硬化症（MS）
　2．視神経脊髄炎
　3．急性散在性脳脊髄炎（ADEM）
　4．その他
Ⅱ．髄鞘形成不全
　1．異染性白質ジストロフィー
　2．副腎白質ジストロフィー
　3．グロボイド細胞白質ジストロフィー（クラッペ Krabbe 病）
　4．その他

髄疾患と，髄鞘が形成される過程において遺伝性の代謝障害で生ずる髄鞘形成不全に分けられる（表2-14）．本項では，主に多発性硬化症・視神経脊髄炎と急性散在性脳脊髄炎について述べる．

I 多発性硬化症（multiple sclerosis：MS）

【概念】

多発性硬化症（MS）は，大脳，視神経，小脳，脊髄などの中枢神経の髄鞘が障害され，神経症状を呈する疾患である．MSは，中枢神経の髄鞘が自己の免疫機構により攻撃を受ける疾患である．中枢神経のさまざまな部位が攻撃を受けるため多彩な神経症状を呈し，再発と寛解を認める（図2-42）．

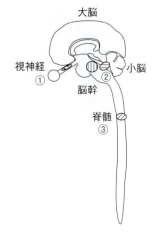

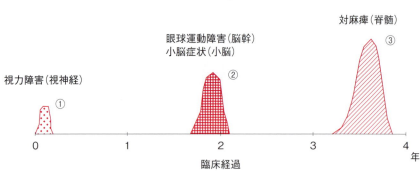

図 2-42 多発性硬化症の空間的・時間的多発性

【病因・病態】

　MSの原因は不明であるが，ある遺伝子をもった患者が感染などの誘因により，免疫機構の異常をきたし，自己の組織である中枢神経細胞の髄鞘を障害するものと考えられる．

　遺伝子因子の関与は，北欧の白人（コーカソイド人種），アラブ人では高い有病率を示し，一卵性双生児でともに発症する確率は30％と高率であることからも示唆される．さらに，遺伝因子の中で最も関与が大きいのは，免疫機構に関与するヒト主要組織適合抗原 human leukocyte antigen（HLA）とされている．

　誘因として，ウイルスによる感染，疲労などのストレスの関与が考えられている．ウイルス感染に関しては特定のウイルスの関与は現在まで示唆されていない．

　免疫機構の障害としては，増悪期に自己の中枢神経ミエリンに対する細胞性免疫が異常に賦活した状態となり脱髄を引き起こすものと考えられている．

【臨床症状】

　MSはその臨床経過から①再発寛解型，②二次性進行型，③一次性進行型に分類される（図2-43）．

　① 再発寛解型は，MS症例の約85％を占め，急性増悪と寛解を繰り返し，寛解期に神経症状が完全に消失する場合と後遺症として軽度の症候を残す場合がある．

　② 二次性進行型は，MSの約10％を占め，発症初期に再発寛解型の病型を

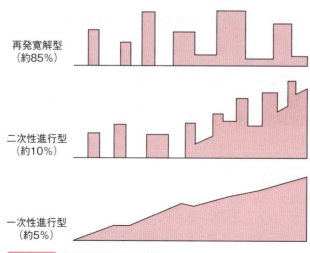

図2-43　多発性硬化症の病型

呈し，その後，急性増悪後の寛解期にも神経症候が徐々に進行するか，あるいは急性増悪前の神経症状にまで寛解せず全体の経過として神経症候は進行性の増悪を呈する．

③ 一次性進行型は，MS の約 5％を占め，発症時から徐々に神経症候が増悪する．進行過程で一時的に進行が止まったり，軽度の改善を認めることもあるが，全体として進行性に神経症候の増悪を認める．

病型は，病巣部位により通常型 MS と脊髄視神経型 MS に分類される．通常型 MS は，大脳をはじめ脳幹，小脳，視神経，脊髄などに病巣が散在する．脊髄視神経型 MS は主に脊髄と視神経に病巣が限局する．この病型は脊髄と視神経に病巣を呈することから脊髄視神経炎が重要な鑑別疾患となる．

MS の臨床症状として，さまざまな症状を呈する．

① 視力障害: 視神経の障害により眼鏡により補正されない視力低下が出現する．また，視神経，大脳の視放線の障害により視野障害，色覚障害などを認める．

② 眼球運動障害・眼振: 脳幹部の障害により眼球運動が障害され複視が出現する．また，脳幹部，小脳の障害により眼振を認める．

③ 運動障害: 大脳の運動野からの神経線維（錐体路）の障害により運動麻痺が出現する．

④ 感覚障害: 脊髄から大脳の感覚野に至る神経線維の障害により感覚障害が出現する．感覚鈍麻，感覚過敏，異常感覚などは障害部位や程度により異なる．

⑤ 嚥下障害・構音障害: 脳幹部の障害により嚥下困難や構音障害が出現する．

⑥ 運動失調・振戦: 小脳の障害により運動失調や振戦が出現する．

⑦ 膀胱直腸障害: 大脳から脊髄の障害により，障害部位の違いで尿閉，頻尿，便秘，インポテンツなどのさまざまな障害が出現する．

⑧ 精神症状・記憶障害: 大脳の障害によりうつ状態，不安，記憶障害などが出現する．

【検査】

① 脳脊髄液検査: 圧と糖値は正常で，増悪期に軽度の単核球（リンパ球）の細胞増加（10〜20/mm^3），蛋白の上昇，IgG の増加を認め，寛解期に正常化する．また，オリゴクローナル IgG バンドを認める．

② 脳・脊髄 MRI: 頭部，脊髄の MRI により病巣が描出される．T2 強調画像での高信号と T1 強調画像での等信号から低信号を示し，急性増悪期の

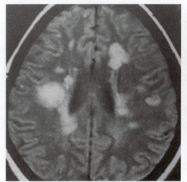
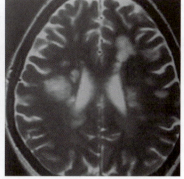

大脳病変（左：ガドリニウム増強像と右：T2強調画像高信号病変）

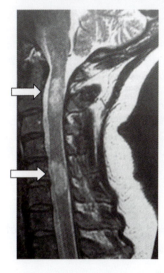

脊髄病変
（T2強調画像高信号病変）

図 2-44 多発性硬化症の MRI 画像

病巣ではガドリニウム強調像を呈する（図 2-44）．脊髄の病巣は矢状断では 2 椎体以下で横断面では脊髄の周囲に病巣を呈する．

③ 誘発電位検査：体性感覚誘発電位，視覚誘発電位，運動誘発電位などがあり，病巣診断の参考になる．

【診断・鑑別診断】

MS の診断は，病巣の時間的・空間的多発性に由来する臨床症状と補助検査による．MRI 検査は病巣の時間的空間的多発性の証拠となるため，最も重要な補助検査である．

MS の厚生労働省特定疾患調査研究班の診断基準を表 2-15 に示す．

表 2-15A 多発性硬化症診断基準
（厚生労働省特定疾患「免疫性神経疾患」調査研究班 2003 年）

〔主要項目〕
1. 中枢神経系内の 2 つ以上の病巣に由来する症状がある（空間的多発性）．
2. 症状の寛解や再発がある（時間的多発性）．
3. 他の疾患（腫瘍，梅毒，脳血管障害，頚椎症性ミエロパチー，スモン，脊髄空洞症，脊髄小脳変性症，HTLV-1-associated myelopathy，膠原病，シェーグレン症候群，神経ベーチェット病，神経サルコイドーシス，ミトコンドリア脳筋症，進行性多巣性白質脳症など）による神経症状を鑑別しうる．

〔検査所見〕
1. 髄液のオリゴクローナルバンド（等電点電気泳動法による）が陽性となることがある．ただし陽性率は低く，視神経脊髄型で約 10%，それ以外で約 60% である．

〔参考事項〕
1. 再発とは 24 時間以上持続する神経症状の増悪で，再発の間には少なくとも 1 カ月以上の安定期が存在する．
2. 1 年以上にわたり持続的な進行を示すものを慢性進行型とする．症状の寛解や再発がないにもかかわらず，発症時より慢性進行性の経過をとるものを一次性慢性進行型とする．再発寛解期に続いて慢性進行型の経過をとるものを二次性慢性進行型とする．
　　一次性慢性進行型の診断は，以下の McDonald の診断基準（Ann Neurol. 2001）に準じる．オリゴクローナルバンド陽性あるいは IgG index の上昇により示される髄液異常は診断に不可欠で，空間的多発性（MRI または VEP 異常による），および時間的多発性（MRI または 1 年間の持続的な進行による）の証拠が必要である（表 2-15B・表 2-15C）．
3. 視神経炎と脊髄炎を数週間以内に相次いで発症し，単相性であるものを Devic 病とする．1 カ月以上の間隔をあけて再発するものは視神経脊髄型とする．
4. 病理または MRI にて同心円状病巣が確認できるものを Balo 病（同心円硬化症）とする．

① 中枢神経系内に 2 つ以上の病巣に由来する症状がある（空間的多発性）．
② 症状の寛解や再発がある（時間的多発性）．
③ 他の疾患による神経症状を鑑別しうる．

が基本概念になるが，近年 MRI 検査が普及したため MRI 所見に大きな役割を与え，早期診断を可能にすべく，McDonald 診断 2010 改訂版（表 2-16）で診断されるようになった．

【治療】
　MS の治療は，①急性増悪期の治療，②再発予防，③対症療法に分けられる．
　①　急性増悪期の治療は，中枢神経内の病巣での免疫反応の鎮静化により神経症状の改善をはかる．急性期の治療として，ステロイド療法と血液浄化療法がある．ステロイド療法は経口と点滴療法がある．急性増悪期にはステロイド大量療法（パルス療法）が試みられる．パルス療法は，メチルプレドニゾロン 1000 mg/日を 3 日間，点滴静注，あるいは 500 mg/日を 6 日

表 2-15B 一次性慢性進行型を示唆する所見

髄液オリゴクローナルバンド陽性，または IgG index の上昇
　および，下記のことにより空間的多発性が証明される
　　1）9 個以上の脳 T2 病変，または，2）2 個以上の脊髄病変，または，3）4〜8 個の脳病変＋1 個の脊髄病変
　または
　　MRI によって証明される 4〜8 個の脳病変または，4 個未満の脳病変＋1 個の脊髄病変を伴う VEP 異常（遅延，波形は維持される）
　および，下記のことにより時間的多発性が証明される
　　MRI（表 2-15C を参照）
　または
　　1 年間の持続的な進行

表 2-15C 一次性慢性進行型の診断に関して，病変の時間的多発性に関する MRI の基準

1. 最初の撮影が臨床事象の発現から 3 カ月以降に行われた場合，ガドリニウム増強病変が存在し，それが最初の臨床事象の責任病巣ではないなら，時間的多発性の証拠となる．この時点でガドリニウム増強病変が存在しない場合は追跡撮影が必要である．追跡撮影の時期は 3 カ月前後が推奨される．この時点での新たな T2 病変またはガドリニウム増強病変が存在すれば時間的多発性の証拠となる．
2. 最初の撮影が臨床事象の発現から 3 カ月未満で行われた場合，臨床事象の発現から 3 カ月以降に行った 2 回目の撮影で，新たなガドリニウム増強病変が存在すれば時間的多発性の証拠となる．しかし，この 2 回目の撮影でガドリニウム増強病変がみられない場合でも，最初の撮影から 3 カ月以降の撮影で新たな T2 病変またはガドリニウム増強病変が存在すれば時間的多発性の証拠となる．

注：表 2-15B，2-15C は一次性慢性進行型の診断について適用する．
　　それ以外は，主要項目 1，2 を適用する．

間，点滴静注する治療法である．1 回のパルス療法によっても症状の改善をみない場合は，数日後に再び試みられることもある．

パルス療法で症状の改善を認めない場合では，血液浄化療法が試みられる．血液浄化療法は，血液中の原因物質を除去する治療法で，血漿中の免疫複合体，炎症性サイトカイン，自己抗体，補体などを除去する治療法である．

② 再発予防は，急性期の神経症状が鎮静化し，慢性期に入った症例に必要となる．再発予防として，現在，細胞性免疫を抑制するインターフェロン β の皮下注射・筋肉注射がある．副作用としては，注射部位の発赤・潰瘍，発熱，うつ状態などがあり，看護面でも注意が必要である．また，経口薬

表 2-16 多発性硬化症の診断の 2010 McDonald 診断基準

臨床特徴	追加事項
2 回以上の発作 2 カ所以上の臨床的客観的所見 または過去の妥当な発作を伴う 1 カ所以上の臨床的客観的所見	なし
2 回の発作と 1 カ所以上の臨床的客観的所見	空間的多発性を次の所見で示す： MS に特徴的な中枢神経 4 領域（側脳室周囲，皮質近傍，テント下，脊髄）のうち少なくとも 2 領域以上に T2 病巣を呈する．または他の中枢神経領域に由来するさらなる臨床的発作を待つ．
1 回の発作と 2 カ所の臨床的客観的所見	時間的多発性を次の所見で示す： 無症状のガドリニウム造影病巣と非造影病巣は時期を問わず同時に認める．または，その後の MRI（ベースラインの MRI 後いつでもよい）で T2 の新病変またはガドリニウム造影病巣を認める． または，2 回目の臨床時発作を待つ．
1 回の発作と 1 カ所の臨床的客観的所見（CIS）	空間的時間的多発性を次の所見で示す： 空間的多発性発作の証明 MS に特徴的な中枢神経 4 領域（側脳室周囲，皮質近傍，テント下，脊髄）のうち少なくとも 2 領域の T2 病巣を呈する．または臨床的発作を待つ． 時間的多発性の証明 無症状のガドリニウム造影病巣と非造影病巣は時期を問わず同時に認める．または，その後の MRI（ベースラインの MRI 後いつでもよい）で T2 の新病変またはガドリニウム造影病巣を認める． または，2 回目の臨床時発作を待つ．
潜行性神経学的進行性 MS	1 年間疾患は進行（前向きあるいは後ろ向き（PPMS）観察で判断）と 以下の診断基準の 3 つのうち 2 つに該当 　1. MS に特徴的な領域（側脳室周囲，皮質近傍，テント下）の少なくとも 1 領域以上に T2 強調画像で 1 つ以上の病巣を認める． 　2. 脊髄では T2 強調画像で 2 つ以上の病巣を認める． 　3. 髄液検査陽性（等電点電気泳動法でオリゴクローナルバンド陽性または IgG index が高値）

診断基準が満たされ，臨床所見に関してよい診断がない場合 MS と診断する．MS が疑われるが診断基準を満たさない場合には診断は "MS の可能性がある（possible MS）"．臨床所見より他の疾患が考えられる場合は "MS ではない（not MS）" と診断する．

としてリンパ球のリンパ節からの移出を抑制するフィンゴリモドがある．副作用としては，徐脈，房室ブロック，末梢血リンパ球数減少などである．

③ 対症療法は，運動障害の痙縮，排尿障害，異常感覚，慢性疼痛などに対する治療がある．それぞれ薬物療法が試みられる．しかし，薬物療法で充分な効果が得られないときは，他の治療法が試みられる．排尿障害には，留置カテーテルが選択される．嚥下障害には，嚥下のリハビリを試みて効果がないときは胃瘻造設も考慮される．異常感覚，疼痛には神経節ブロックの検討が必要なときもある．

【予後】

再発寛解型では寛解期の臨床症状はないか，あるいはあっても軽度である．10年あるいは20年後に移行する二次性進行型の症例では，徐々に症状が蓄積し，車椅子生活，ベッド上生活となる．また，発症時から徐々に進行する一次性進行型も同様に車椅子生活，ベッド上生活となる．

II 視神経脊髄炎（neuromyelitis optica: NMO）

【概念】

脊髄と視神経に病巣を呈する症例でMSに比べ視神経における障害が強く，長軸方向に長い脊髄病変を呈する疾患群を認め，それらは主病変がミエリンではなくアストロサイトが障害されていることが解明されてきた．この疾患はMSの治療薬のインターフェロン-β（IFN-β）で増悪する症例も報告され脊髄視神経型MSとの鑑別で重要となる．

【病因・病態】

MSと同様自己免疫疾患と考えられている．免疫機構の障害としてはアストロサイトにある水チャネルのアクアポリンに対する抗体が産生されアストロサイトが障害され強い浮腫を伴う障害と想定されている．なおアクアポリンは中枢神経において視神経・脊髄・視床下部に多く存在する．

【臨床症状】

脊髄神経型MSと鑑別が問題になるように視神経または脊髄病変による症状を呈する．

① 視力障害：脊髄視神経型MSに比べその程度は強く，特徴的な水平性視野障害を呈することもある．

② 脊髄障害：MSと同様に運動障害・感覚障害，膀胱直腸障害などを認める．

【検査】

① 脳脊髄液検査

② 血液検査：血清中に抗アクアポリン4（AQP4）抗体を認める．
③ 脳・脊髄MRI：視神経，視床下部，脊髄のMRIのT2強調画像で高信号を認める．脊髄病変は矢状断では3椎体以上の長く，横断面では中央に病変を呈するのが特徴である（図2-45）．

【診断・鑑別診断】
2006年に改訂された診断基準を示す（表2-17）．視神経炎と脊髄炎を呈し，3椎体以上の脊髄病変，脳内にMSを示唆する病変を呈さない，血清中にNMO-IgG（AQP-4抗体）が陽性のうち2つを認めるものをNMOと診断する．

鑑別診断としては脊髄視神経型MSが重要となる．NMOでは脊髄視神経型MSと比べ視神経炎は強く，脊髄炎は急性期に強い浮腫を伴い，3椎体以上の長い病変を呈する．

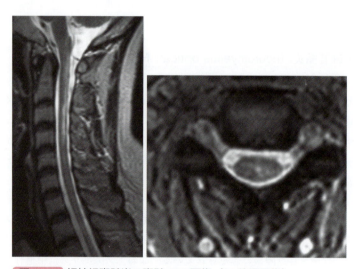

図2-45 視神経脊髄炎の脊髄MRI画像（T2強調画像）

表2-17 NMOの診断基準（2006年改訂版）

確定的なNMO
　視神経炎
　急性脊髄炎
　以下の補助診断の3つのうち少なくとも2つに該当
　　1．MRIで3椎体以上の持続性脊髄病変
　　2．脳MRI所見はMSに合致する病変ではない
　　3．NMO-IgGが血清学的には陽性

【治療】
　MSと同様に，①急性期増悪期の治療，②再発予防，③対症療法に分けられる．
　① 急性増悪時の治療はMSと同様に中枢神経内の病巣での免疫反応の鎮静化目的でステロイド大量療法と血液浄化療法をMSに準じた方法で治療される．
　② 再発予防としては経口でステロイドをプレドニゾロンで1日10～15 mgを使用する．先にも述べたがMSの予防薬であるIFN-βで増悪することがあるので原則的には使用しない．
　③ 対症療法に関してもMSに準じて治療される．

III 急性散在性脳脊髄炎（acute disseminated encephalo myelitis：ADEM）

【概念】
　急性に発症する中枢性脱髄疾患で，病巣は大脳をはじめ，脳幹，小脳，脊髄などに散在する．原因から，①ワクチン接種後，②感染後，③特発性に分けられる．

【病因・病態】
　ワクチン接種後，ウイルス感染により惹起されるアレルギー反応により中枢神経の髄鞘が障害される．ウイルス感染としては，麻疹，風疹，水痘，流行性耳下腺炎，インフルエンザ，百日咳，猩紅熱などである．ワクチン接種は種痘，狂犬病，麻疹，日本脳炎，インフルエンザなどのワクチンとされている．

【臨床症状】
　ウイルス感染，ワクチン接種の2～14日後に発症する．また，特発性は明らかな誘因なしに発症する．急性発症で大脳，脳幹，小脳，脊髄に起因する症状はいずれも発症する可能性がある．症状は単相性で再発を呈さない．

【診断・検査】
　本症の診断は空間的多発性に由来する臨床症状と補助検査による．MRIが診断に有用なことがある．脳脊髄液検査では，圧は軽度亢進し，糖値は正常で，増悪期に軽度の単核球（リンパ球）の細胞増加（数十～数百/mm^3），蛋白の上昇を認める．

【治療】
　急性期にパルス療法が有効とされている．

【予後】
　急性期に昏睡に至るような症例は，予後不良である．それ以外の症例では，比較的予後良好である．

〈富岳　亮〉

H. 感染性疾患

　神経系感染症は神経内科領域における緊急を要する疾患（emergency）であり，早期診断と早期治療開始が患者の予後に影響する．意識障害やけいれん重積を伴う場合もあり，治療が長期間にわたることもあり，リハビリテーションの役割は重要である．中枢神経系感染症の病因となる微生物はウイルス，細菌，マイコプラズマ，スピロヘータ，真菌，原虫，寄生虫など多種・多様である．

I 髄膜炎・脳炎（総論）

A．疾患概念

1）髄膜炎（meningitis）

　一般に髄膜炎という場合は，病変の主座は leptomeninx〔くも膜（arachnoid mater）と軟膜（pia mater）〕および，くも膜下腔（subarachnoid space）にある．髄膜炎をきたす原因疾患は多様であり，病因から感染性のものと非感染性のものに分類できる．髄膜の炎症が周辺に波及し，脳実質内に及べば髄膜脳炎（meningoencephalitis）の病像を呈する．細菌性髄膜炎，真菌性髄膜炎は慣例的に「髄膜炎」という語を用いるが，病理学的にはいずれも髄膜脳炎の病態をとる．

2）脳炎（encephalitis）

　脳炎は脳実質内の炎症であり，病原体の直接感染による一次性脳炎とアレルギー性機序による二次性脳炎に分類される．脳実質内の炎症は容易にくも膜下腔に波及するため，二次的な髄膜炎の病像が加わり，髄膜脳炎の病像を呈する．二次性脳炎の代表的なものは急性散在性脳脊髄炎（acute disseminated encephalo-myelitis: ADEM）である．

B．病因

　表2-18に髄膜炎・脳炎の原因疾患をまとめた．発症の形式と症候から，(1) 1週間以内に急性で発症する急性髄膜炎（acute meningitis），急性脳炎，脳脊髄炎（acute encephalitis or encephalomyelitis），(2) 2～4週間で亜急性に発症する亜急性の髄膜炎・脳炎（subacute meningitis and encephalitis），(3) 4週間以上の慢性の経過で発症する慢性の脳炎，脳脊髄炎（chronic encephalitis or encephalomyelitis）に分類

表 2-18　髄膜炎・脳炎を呈する感染性疾患

ウイルス
　DNA ウイルス
　　ヘルペスウイルス〔単純ヘルペスウイルス（1 型，2 型），水痘・帯状疱疹ウイルス，エプスタイン・バー（Epstein-Barr）ウイルス，サイトメガロウイルス，HHV-6，HHV-7〕，JC ウイルス，アデノウイルス
　　その他
　RNA ウイルス
　　エンテロウイルス（エコーウイルス，コクサッキーウイルス，ポリオウイルス），麻疹ウイルス，ムンプスウイルス，風疹ウイルス，インフルエンザウイルス，狂犬病ウイルス，フラビウイルス（日本脳炎ウイルス，ウェストナイルウイルス）
　　その他
　　　リンパ球脈絡髄膜炎ウイルス
　　　Human immunodeficiency virus type 1（HIV-1）など
細菌：肺炎球菌，髄膜炎菌，インフルエンザ桿菌，B 群連鎖球菌，リステリア，クレブシエラ，緑膿菌など
結核菌
真菌：クリプトコックス，アスペルギルス，カンジダ，ムコールなど
スピロヘータ：梅毒，ライム（Lyme）病など
リケッチア：ツツガムシ病など
マイコプラズマ
寄生虫
原虫：アメーバ，トキソプラズマ，マラリアなど

するのが実際的である．

C．病態

　病因と発症形式から分類すると，急性髄膜炎・脳炎では，ウイルス性髄膜炎，ウイルス性脳炎，細菌性髄膜炎の鑑別が重要である．亜急性ないし慢性髄膜炎では結核，真菌と癌性髄膜症との鑑別が臨床上重要であるが，非定型的な臨床経過をとることも多い．

D．症状

　髄膜炎では原因の如何を問わず，発熱と髄膜刺激症候〔頭痛，悪心，嘔吐，羞明，項部硬直，ケルニッヒ（Kernig）徴候，ブルジンスキー（Brudzinski）徴候〕が特徴である．脳炎では発熱と髄膜刺激症候に加えて，脳実質内病変を示唆する症候（意識障害，異常言動・幻覚などの精神症状，けいれん，運動麻痺，感覚障害，反射の左右差，病的反射陽性，ミオクローヌスなどを含む不随意運動や筋強剛などの錐体

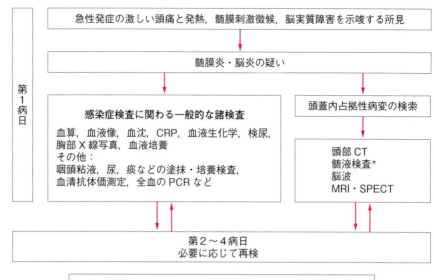

図 2-46 急性発症の髄膜炎・脳炎の検査

外路症候）を認める．慢性・進行性の経過で精神症状や意識障害，けいれんなどを呈し，診断が困難な症例では，発熱や炎症所見が乏しい場合でも慢性中枢神経系感染症の可能性を考慮して髄液検査，頭部 CT・MRI，脳波検査などを施行する．

E．検査所見・診断

中枢神経系感染症の病因確定には，脳，髄膜，髄液から病原となる微生物もしくはその遺伝子，産生された抗体を証明する必要がある．中枢神経系感染症で行うべき検査の手順を図 2-46 にまとめた．

1）髄液検査所見

表 2-19 に主な中枢神経系感染症と鑑別を要する疾患の髄液所見をまとめた．

2）脳波所見

疾患特異性はないが，特徴的な脳波所見として，periodic synchronous discharges

表 2-19 正常の髄液検査所見と各種髄膜炎の髄液所見

Ⅰ. 正常の髄液所見（成人，腰椎穿刺の場合）	
初圧（mmH$_2$O）	60〜180
細胞数（/mm^3）	<5
単核球（%）	100
多形核球（%）	認めない
蛋白（mg/dL）	15〜45
糖（mg/dL）	45〜80
髄液糖/血糖[1]	血糖の 55〜80%

註 1) 血糖と髄液の糖が平衡状態になる時間から腰椎穿刺前約2時間以内の血糖と比較する．または，空腹時に同時に腰椎穿刺と採血を行う．
正常下限は髄液糖が血糖の 53% である．
2) 発症 24〜48 時間は多形核球優位の場合がある．
3-5) 非定型的な所見をとることがある．
5) では病初期には多形核球優位のことがある
6) 細菌性髄膜炎では髄液の糖が血糖の 31〜50% 以下に低下する．

Ⅱ. 各種髄膜炎の平均的な髄液所見（いずれも個々の症例では非定型的所見を呈する場合がある）

	ウイルス性髄膜炎・脳炎	細菌性髄膜炎	真菌性髄膜炎	結核性髄膜炎
初圧（mmH$_2$O）	100〜300	>180	200〜600	>180
細胞数（/mm^3）	100〜1000 単核球優位[2,3]	1000〜10000 多形核球優位	20〜500 単核球優位[4]	50〜500 単核球優位[5]
蛋白（mg/dL）	20〜100	100〜500	<50	150〜200
糖（mg/dL）	>40	<40[6]	<40	<40

（PSD）が亜急性硬化性全脳炎（subacute sclerosing panencephalitis: SSPE）やクロイツフェルト・ヤコブ病（Creutzfeldt-Jakob disease: CJD）で認められる（図 2-47）．単純ヘルペス脳炎では約 30% の症例で比較的特異的所見である periodic lateralised epileptiform discharges（PLEDs）が認められる．

3) 頭部 CT・MRI 所見

結核性髄膜炎などでは脳底髄膜炎（basilar meningitis）の病像を呈し，造影 CT・MRI で脳底部に造影増強効果を認めることがある．

F. 治療

病原微生物に適した投薬（抗生剤，抗ウイルス薬，抗結核薬，抗真菌薬など）を行う．細菌性髄膜炎の治療ガイドラインと単純ヘルペス脳炎の治療ガイドラインはいずれも日本神経感染症学会のホームページでみることができる．合併症として，けいれん，意識障害，精神症状を伴う場合が多い．けいれん重積状態を呈する場合や意識障害が重篤な場合は気管挿管，気管切開の状態で人工呼吸器管理となる場合

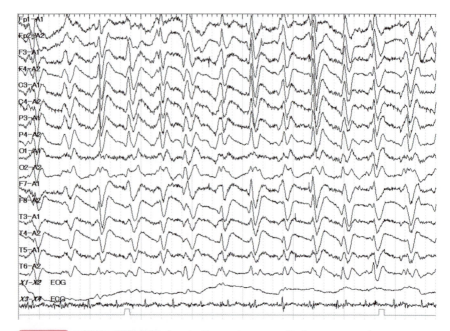

図 2-47 周期性同期性放電（periodic synchronous discharges: PSD）

亜急性硬化性全脳炎（subacute sclerosing panencephalitis: SSPE）やクロイツフェルト・ヤコブ病（CJD）で認められる.

がある.

G. リハビリテーション

リハビリテーションは重要であり，できるだけ早期から拘縮予防なども含めて行う．近年，認知・高次脳機能のリハビリテーションが注目されている．

II 髄膜炎・脳炎（各論）

A. 細菌性髄膜炎

【概念】

細菌性髄膜炎（acute bacterial meningitis: ABM）の本邦における年間発症頻度は 32000±16000 例と推定されている．

【症状】

発熱，髄膜刺激症候，意識障害，けいれんなどが急激に出現する．

【検査所見】

髄液検査では通常，多形核球優位の細胞数増加，蛋白の増加，糖の低下を認める．なお，抗生剤の内服投与などを確定診断前にうけて不十分に加療された状態の partially treated bacterial meningitis の場合は単核球優位の髄液細胞数増加を認めることも多い．また，リステリアによる髄膜炎では単核球優位の細胞数増加を呈することがある．

【治療】

ABM を含む急性髄膜炎・脳炎では早期治療が予後の観点からも重要であり，発症の経過，症状および神経学的所見，髄液検査などの検査所見から病原を推定し病原体の確定を待たずに直ちに治療を開始するのが原則である．早期治療が予後を左右するので適切な抗生剤の選択が重要である．従来，本症における病原菌未確定時の抗生剤の第一選択はアンピシリン（ABPC）とセフォタキシム（CTX）またはセフトリアキソン（CTRX）の併用が用いられてきた．近年では，ペニシリン耐性肺炎球菌を含む多剤耐性菌の出現率の増加に伴いバンコマイシン（VCM），カルバペネム系抗生剤，広域キノロン系抗生剤の使用なども使用が推奨される場合がある．図 2-48 に本邦のガイドラインで推奨されている成人の ABM 治療のフローチャートを示した．本邦のガイドラインでは，年齢が 16～50 歳で免疫能が正常な患者に対しては，(1) カルバペネム系抗菌薬〔パニペネム・ベタミプロン合剤（PAPM/BP）またはメロペネム（MEPM）〕または，(2) 第 3 世代セフェム系抗菌薬（CTX または CTRX）と VCM で治療を開始する．年齢が 16～50 歳で慢性消耗性疾患や免疫不全状態を有する場合および年齢が 50 歳以上の場合は，第 3 世代セフェム系抗菌薬（CTX または CTRX）と VCM に加えて ABPC で治療を開始することが推奨されている．表 2-20 に本邦のガイドラインで推奨する抗菌薬の成人に対する投与量を示した．

ⅰ）肺炎球菌性髄膜炎

成人の肺炎球菌性髄膜炎のうち，ペニシリン耐性肺炎球菌（PRSP）の頻度は 27% と報告されている．PRSP に対しては VCM，カルバペネム系，ニューキノロン系（ガチフロキサシン，モキシフロキサシン）が有用である．

ⅱ）リステリア菌

リステリア菌 *L. monocytogenes* による ABM は高齢者や免疫能が低下した患者には比較的多くみられ，セフェム系抗菌薬の治療効果が見込めないため ABPC などの抗菌薬の投与が必要である．

ⅲ）インフルエンザ桿菌

インフルエンザ桿菌 *H. influenza* は幼小児の ABM の病原菌として頻度が多く，

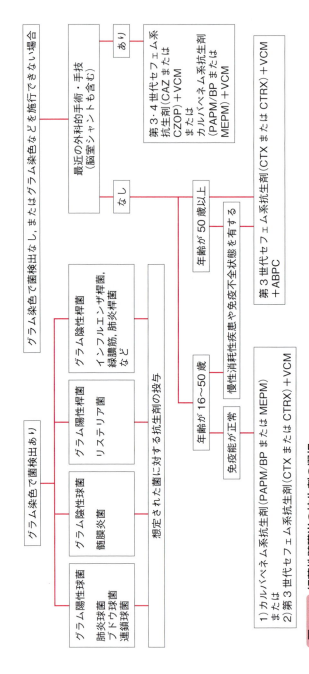

図 2-48 細菌性髄膜炎の抗生剤の選択
(日本神経感染症学会．細菌性髄膜炎の診療ガイドライン)

註1) ABPC: アンピシリン，CAZ: セフタジジム，CTRX: セフトリアキソン，CTX: セフォタキシム，CZOP: セフォゾプラン，MEPM: メロペネム，PAPM/BP: パニペネム・ベタミプロン合剤メロペネム，VCM: バンコマイシン

註2) いずれの場合でも抗生剤の投与直前または同時に副腎皮質ホルモンの併用を推奨．

表 2-20 成人の場合に推奨される各薬剤の投与量

薬剤	投与量
アンピシリン（ABPC）	2 g/回，4 時間毎，静注，8 g/日
セフタジジム（CAZ）	2 g/回，8 時間毎，静注，6 g/日
セフトリアキソン（CTRX）	2 g/回，12 時間毎，静注，4 g/日
セフォタキシム（CTX）	2 g/回，4〜6 時間毎，静注，8〜12 g/日
セフォゾプラン（CZOP）	2 g/回，6〜8 時間毎，静注，6〜8 g/日
メロペネム（MEPM）	2 g/回，8 時間毎，静注，6 g/日
パニペネム・ベタミプロン合剤メロペネム（PAPM/BP）	1 g/回，6 時間毎，静注，4 g/日
バンコマイシン（VCM）	500〜750 mg/回，6 時間毎，静注，2〜3 g/日

（日本神経感染症学会．細菌性髄膜炎の診療ガイドライン）

成人では比較的稀であるが，本邦では耐性菌が多いので治療薬の選択には配慮が必要である．薬剤耐性インフルエンザ菌の治療には CTRX または MEPM が有効である．なお，本邦でも *H. influenzae* b 型（Hib）ワクチンの接種が普及しつつある．

iv）髄膜炎菌性髄膜炎

本邦では稀であるが，髄膜炎菌性髄膜炎はいずれの年齢でも発症しうる．髄膜炎菌性髄膜炎の頻度は欧米・アフリカでは本邦に比べて多い．

【予後】

現在でも死亡率 15〜30％とされ，後遺症が残ることも多い．

B．ウイルス性髄膜炎・脳炎

【概念】

ウイルス性髄膜炎の病因は本邦ではムンプスウイルスやコクサッキーウイルスとエコーウイルスによるものが多いとされている．本邦における脳炎のうち，病因が確定したものの中ではウイルス性脳炎が最も多い．ウイルス性脳炎の中では単純ヘルペス脳炎（Herpes simplex encephalitis: HSE）が約 60％を占め最も多い．

【症状・症候】

髄膜炎では原因の如何を問わず，発熱と髄膜刺激症候が特徴である．脳炎では発熱と髄膜刺激症候に加えて，脳実質内病変を示唆する症候を認める．急性発症する髄膜炎はグラム染色の結果から細菌性髄膜炎と無菌性髄膜炎に大別できるが，後者は主にウイルス性髄膜炎である．

【検査】

ウイルス性髄膜炎では，リンパ球優位の細胞増多と糖濃度正常を呈する髄液所見を認める．なお，発症後ごく早期の髄液では多形核球優位の細胞増多を認めること

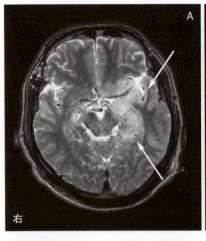
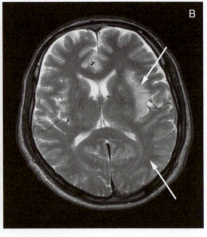

図 2-49 単純ヘルペス脳炎（頭部 MRI，T2 強調画像）
単純ヘルペス脳炎（HSE）では，側頭葉や前頭葉眼窩回，島，帯状回，海馬，扁桃体を含む辺縁系が好発部位として知られている．約 80％は少なくとも初期にはこの側頭葉・眼窩回型の病型をとる．また，左右差が目立つのも特徴である．HSE の頭部 CT・MRI 所見も同様で，70〜80％で一側の側頭葉と前頭葉の辺縁系を含む部位に異常所見がみられる．この MRI 所見では左前頭葉の一部と左側頭葉，島に T2 強調画像で高信号域を認める．

があるが，24〜48 時間後には単核球優位の細胞増多を示すことが多い．頭部 CT，MRI，脳波検査も必要である．HSE では，頭部 CT，MRI で側頭葉・前頭葉（主に，側頭葉内側面，前頭葉眼窩面，島回皮質，角回）などに病巣を認めることが多い（図 2-49）．

【治療】
　脳炎の場合は散発性ウイルス性脳炎の中で最も頻度が高く，かつ早期治療開始が予後を左右する HSE の治療を開始する．表 2-21 にウイルス性髄膜炎・脳炎の診断・治療の方針を示した．

C．結核性髄膜炎

　結核性髄膜炎は亜急性・慢性の発症で死亡率が高く，後遺症が残る可能性の高い疾患として重要である．約半数の患者では 2 週間以内の亜急性の経過で症状が出現するが，数カ月以上の慢性の経過をとることもある．髄膜炎・髄膜脳炎による症候，結核腫（tuberculoma）による脳の局所症候，さらに，二次的に生ずる脳梗塞や水頭症などを呈する．髄液所見は，初圧の上昇，単核球優位の細胞数増多，髄液の糖の低下，髄液の蛋白の上昇を特徴とするが，非典型的な所見を認める場合がある．主

表 2-21 ウイルス性髄膜炎・脳炎の検査と治療

Ⅰ．検査
- A．血液，髄液の検査
  発症時と 2～3 週間後に採取した pair 血清，pair 髄液において
  1. 補体結合反応（CF），中和反応（NT）でウイルス抗体価が 4 倍以上に上昇
  2. 抗体捕捉 EIA（capture EIA: c-EIA），固相化 EIA（solid EIA: s-EIA）が有意な上昇（臨床的には 4 倍以上を有意とする）
     s-EIA（IgG），c-EIA（IgG）
  3. 血清・髄液の c-EIA（IgM）が陽性
  4. 髄腔内抗体産生を示唆する抗体価の上昇
     - 血清/髄液の抗体価比＜20
     - 抗体指数*＞1.50
     - 血清と髄液の c-EIA がいずれも陽性であり，血清 c-EIA：髄液 c-EIA≫1.0：2.0 以上
  5. 髄液 PCR で陽性
     DNA ウイルス：通常の single PCR，nested PCR，real time PCR
     RNA ウイルス：reverse transcriptase PCR
  6. 単純ヘルペス脳炎の場合は化学発光法による herpes simplex virus（HSV）抗原の検出
  7. 髄液からのウイルス分離・培養
- B．脳生検：ウイルス分離，免疫組織化学染色，電顕など

Ⅱ．治療
- A．ウイルス性脳炎の治療（抗ウイルス薬の投与について）
  1. 単純ヘルペス脳炎または原因不明の急性ウイルス性脳炎
     a）aciclovir 10 mg/kg/回，1 日 3 回，14 日間
     b）adenine arabinoside 15 mg/kg/日，1 日 1 回，10 日間
        a）の効果不充分の際に変更または併用する
  2. 急性散在性脳脊髄炎，細菌性髄膜炎，結核性髄膜炎との鑑別が困難な時はそれぞれの治療を a）と併用する．
- B．ウイルス性髄膜炎の治療
  1. 対症療法，臥床，安静
  2. HSV，varicella-zoster virus による髄膜炎では aciclovir を投与
  3. 細菌性髄膜炎，結核性髄膜炎との鑑別が困難な時はそれぞれの治療を開始する．

*抗体指数＝ $\dfrac{（髄液抗体価/血清抗体価）}{（髄液アルブミン濃度/血清アルブミン濃度）}$

に亜急性の経過で髄膜刺激症状と意識障害（傾眠傾向から昏睡），脳神経麻痺（主にⅥ，Ⅲ麻痺）などが出現する．髄液所見は（1）初圧の上昇，（2）単核球優位の細胞数増多（ただし，急性期には多形核球優位となりうる），（3）髄液の糖の低下，（4）髄液の蛋白の上昇を特徴とするが，非典型的な所見を認める場合がある．病因確定

診断は髄液からの結核菌の同定による．早期迅速診断として髄液PCR法が有用であり，髄液 adenosine deaminase（ADA）の高値も診断の参考となりうる．治療開始の遅れが予後を左右するので，臨床症状や髄液所見から本症を否定できない場合には，早期から抗結核薬による治療（isoniazid，rifampicin，pyrazinamideの3者併用を第一選択とし，効果が不十分な場合には streptomycin や ethambutol を追加投与する）を開始する．予後については，未だなお20〜50％と高値を示している．後遺症として片麻痺，高次脳機能障害など多彩な神経・精神障害が20〜30％に認められる．結核性髄膜炎では血管炎に伴う脳梗塞を約30％で認め，そのうち約80％は中大脳動脈領域の梗塞であり，10〜25％に脳梗塞の合併による後遺症を認める．また，結核性髄膜炎では，くも膜下腔にフィブリン析出や線維化を伴う浸出性病巣を形成し髄液の循環を阻害するため，成人では12％に水頭症を認める．なお，頭部CTで異常所見を認める場合は予後不良のことが多い．3歳以下，高齢者，治療開始時に高度の意識障害を認めるものは予後不良とされている．

D．真菌性髄膜炎

本邦における真菌性髄膜炎の発生頻度は100万人あたり年間0.4人と推定されている．真菌性髄膜炎の約80％をクリプトコックス Cryptococcus neoformans が占める．残りはカンジダ Candida とアスペルギルス Aspergillus によるものが多いが，その大部分は院内感染やHIV感染症，血液疾患など基礎疾患を有する患者でみられる．その他，鼻脳ムコール症（rhinocerebral mucormycosis）も基礎疾患を有する患者，特に糖尿病のコントロールが不良の患者でみられる．なお，クリプトコックスによる髄膜炎は基礎疾患のない健常者での発症も少なくない．また，コクシジオイデス Coccidioides，ヒストプラズマ Histoplasma の流行地は中南米であるが，輸入感染症として重要である．一般に中枢神経系真菌症の症状は病原の差異による特異性が乏しく，個々の症例により症状は大きく異なる．髄膜炎・髄膜脳炎による症状や脳膿瘍または頭蓋内占拠性病変による症状，血管炎による脳梗塞・出血性梗塞による症状などを呈する．真菌性髄膜炎の多くは亜急性の経過を呈し，頭痛，傾眠傾向，発熱，嘔気・嘔吐や多様な神経症候がみられる．

髄液検査所見は一般に，単核球優位の細胞増多（多形核球は通常50％以下），糖濃度の低下，蛋白濃度の高値，を特徴とするが非典型的な所見を呈する場合も多い．なお，クリプトコックス髄膜炎では髄液でラテックス凝集法により抗原を高感度で検出することが可能である．

【治療】

クリプトコックス髄膜炎では amphotericin B（AMPH-B）と 5-fluorocytosine（5-

FC）の併用療法が依然として第 1 選択である．なお，脂溶性 AMPH・B（liposomal AMPH-B, AMPH・B lipid complex，商品名アムビゾーム）が本邦でも使用可能になっている．アゾール系抗真菌薬である fluconazole（FLCZ）や miconazole（MCZ），itraconazole（ITCZ）が単独ないし他剤と併用で用いられることもある．

　クリプトコックス髄膜炎の予後不良因子として，(1) 基礎疾患の存在，(2) 塗抹検査で発芽が確認される，または抗原量が多い，(3) 頭蓋内圧亢進，(4) 髄液細胞数が $20/mm^3$ 以下，をあげている．

Ⅲ その他の中枢神経系ウイルス感染症

　脊髄障害を主とする HTLV-1 associated myelopathy（HAM），急性灰白脊髄炎がある．その他，遅発性ウイルス感染症，ウイルス感染症ではないが中枢神経系感染症としてはプリオン（Prion）病があげられる．

A．HTLV-1 associated myelopathy（HAM）

　Human T-lymphotropic virus type-1（HTLV-1）による中枢神経疾患である．HAM の平均発症年齢は 40 歳前後で，HTLV-1 感染から HAM 発症までの期間は母乳による垂直感染では 20 年以上を経てからのことが多い．輸血による感染では HAM 発症までの潜伏期は数カ月から数年である．HAM では胸髄が障害されるため，痙性対麻痺と排尿障害を認める．感覚障害は認めないか，軽度の振動覚低下を認める程度であり，温痛覚障害は通常は認めない．成人発症で緩徐進行性の痙性対麻痺と排尿障害を認め，髄液で抗 HTLV-1 抗体が陽性であれば HAM の可能性が高い．その他，髄液検査では軽度のリンパ球増多，軽度の蛋白増加，IgG の増加を認める．治療は副腎皮質ホルモン（prednisolone 1 mg/kg/日）の投与により，しばしば症状の改善をみるが，全例に有効ではない．その他，γグロブリン大量療法（10 g/日，5 日間），インターフェロンα（300 万単位/日）投与が有効な場合がある．

B．急性灰白髄炎（ポリオ）

　ポリオ（Polio）は急性灰白髄炎 poliomyelitis anterior の略称で，ポリオウイルスによる中枢神経系感染症である．小児に好発し，主として脊髄・延髄の前角運動神経細胞を侵し，弛緩性運動麻痺をきたす（図 2-50）．呼吸筋麻痺，球麻痺をきたすため，死亡することがあり，非対称性の四肢麻痺，特に下肢に強い筋萎縮を伴う後遺症を残す場合がある．感染経路は，経口的に咽頭・腸管の上皮細胞に感染，増殖したウイルスが，局所リンパ節へと広がり，血液中に放出され拡散する．不顕性感染の場合もあるが，麻痺型ポリオは少数である．麻痺型ポリオ，いわゆる「小児麻

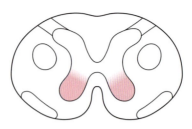

図 2-50 ポリオに代表される脊髄前角細胞における障害部位（anterior horn cell syndrome）

痺」では，発熱，四肢筋の高度の疼痛や攣縮と数日後の解熱と同時に弛緩性麻痺型をきたす．わが国では「小児麻痺」と通称されて，1940年から1960年代前半まで大流行した．ほぼ，同時期に，Salkによる不活化ワクチン，Sabinによる弱毒株による経口生ワクチンが開発された．わが国では1961年に当時のソ連とカナダから緊急輸入した経口ワクチンの一斉接種によって，国内の大流行が収束に向かった経緯がある．現在，わが国では自然発症はないが，経口生ワクチンによる発症がまれにある．また，世界的には根絶には至っていないため小流行をおこすことがある．不活化ワクチンの改良に伴い，わが国では2012年から不活化ワクチンの予防注射に切り替えられた．ポリオ後症候群（post-polio syndrome）については，ポリオ罹患後20〜30年後に筋萎縮や筋力低下が進行する報告があり，注目されたが，現在では加齢などに伴う二次的な障害であるとされている．

C．遅発性ウイルス感染症

遅発性ウイルス感染症とは，感染から発症までの潜伏期が著しく長く数カ月から数年にわたり，発症後緩序に進行し死に至るウイルス感染症である．ヒトにおける遅発性ウイルス感染では，1）亜急性硬化性全脳炎（subacute sclerosing panencephalitis: SSPE），2）進行性多巣性白質脳症（progressive multifocal leukoencephalopathy: PML），3）進行性風疹全脳炎（progressive rubella panencephalitis: PRP）が知られている．

1）SSPE

変異麻疹ウイルスによる．潜伏期は4〜11年で発症年齢は3〜14歳の小児で，6〜9歳に多い．発症は亜急性で進行性経過をとる．症状で，性格変化，知能低下，ミオクローヌス，けいれん，失立発作を認める．検査所見では，脳波ではPSDを高頻度に認め，血清・髄液の麻疹抗体価の高値，髄液IgGの高値を認める．

2）PML

JC ウイルスによる．基礎疾患（リンパ球性白血病，Hodgkin 病，悪性腫瘍，全身性エリテマトーデスなど）や免疫抑制薬の使用歴が認められる．AIDS に合併してみられる本症が増加している．発症年齢は 40〜60 歳が主で，若年成人でもみられる．進行性の脱髄病巣による脳の局所症状（麻痺，知能障害，視力障害など）を認める．髄液検査では軽度の蛋白増加を認めることがあるが正常のことが多い．頭部 CT で大脳白質に造影効果のない多巣性，非対称性の低吸収域を，頭部 MRI T2 強調画像で大脳白質に多巣性の高信号域を認める．

3）PRP

風疹ウイルスによる．極めて稀であり，潜伏期は 10 年以上であり，発症年齢は 8〜21 歳で，特に 10〜12 歳が多い．小脳失調と知能低下のほかけいれん，ミオクローヌスなどを慢性進行性に認める．

D．その他のウイルス感染症

ウイルス性脳炎のうち，ウエストナイル熱（ウエストナイル脳炎を含む），日本脳炎，狂犬病，ニパウイルス感染症，リッサウイルス感染症が四類感染症に，五類感染症には急性脳炎（ウエストナイル脳炎および日本脳炎を除く）が指定されている．その他，五類感染症に無菌性髄膜炎が指定されている．なお，その他の中枢神経系ウイルス感染症では急性灰白髄炎（ポリオ）が二類感染症に指定され，プリオン病であるクロイツフェルト・ヤコブ（Creutzfeldt-Jakob）病と脳症を呈することがある後天性免疫不全症候群とインフルエンザが五類感染症に分類されている．表 2-22 に感染症法による感染症分類と主に髄膜炎・脳炎を呈する疾患を示した．

Ⅳ 感染症法に含まれるウイルス性脳炎

感染症法に含まれる脳炎をきたす主なウイルス性疾患について概説する．

A．ウエストナイル熱

ウエストナイルウイルス（west nile virus：WNV）は，1937 年にウガンダのウエストナイル地方で発熱した女性から分離された．WNV はフラビウイルス科フラビウイルス属に分類され，日本脳炎ウイルス，セントルイス脳炎ウイルス，マレー渓谷脳炎ウイルスなどとともに日本脳炎抗原型群に分類される．WNV はアフリカ，ヨーロッパ，中東，中央アジア，西アジアなど東半球の広い地域に分布していることが知られていたが，1994 年以降，ルーマニア，ロシア，イスラエルなどで数百人規模のウエストナイル熱・脳炎の患者発生が報告され，1999 年に米国で患者が発生

表 2-22 感染症法が対象とする感染症

一類感染症	エボラ出血熱，クリミア・コンゴ出血熱，重症急性呼吸器症候群（病原体が SARS コロナウイルスであるものに限る），痘そう，ペスト，マールブルグ病，ラッサ熱
二類感染症	急性灰白髄炎，コレラ，細菌性赤痢，ジフテリア，腸チフス，パラチフス
三類感染症	感染腸管出血性大腸菌感染症
四類感染症	E 型肝炎，ウエストナイル熱（<u>ウエストナイル脳炎を含む</u>），A 型肝炎，エキノコックス症，黄熱，オウム病，回帰熱，Q 熱，<u>狂犬病</u>，高病原性鳥インフルエンザ，コクシジオイデス症，サル痘，腎症候性出血熱（HFRS），炭疽，つつが虫病，デング熱，<u>ニパウイルス感染症</u>，日本紅斑熱，<u>日本脳炎</u>，ハンタウイルス肺症候群（HPS），<u>B ウイルス病</u>，ブルセラ症，発しんチフス，ボツリヌス症，マラリア，野兎病，ライム病，<u>リッサウイルス感染症</u>，レジオネラ症，レプトスピラ症
五類感染症 （全数把握）	アメーバ赤痢，ウイルス性肝炎（E 型肝炎および A 型肝炎を除く），<u>急性脳炎（ウエストナイル脳炎および日本脳炎を除く）</u>，クリプトスポリジウム症，クロイツフェルト・ヤコブ病，劇症型溶血性レンサ球菌感染症，後天性免疫不全症候群，ジアルジア症，髄膜炎菌性髄膜炎，先天性風疹症候群，梅毒，破傷風，バンコマイシン耐性黄色ブドウ球菌感染症，バンコマイシン耐性腸球菌感染症
（定点把握）	RS ウイルス感染症，咽頭結膜炎，突発性発疹，A 型溶血性レンサ球菌咽頭炎，百日咳，感染性胃腸炎，風疹，水痘，ヘルパンギーナ，手足口病，麻疹（成人麻疹を除く），伝染性紅斑，流行性耳下腺炎，インフルエンザ，急性出血性結膜炎，流行性角結膜炎，性器クラミジア感染症，性器ヘルペスウイルス感染症，尖圭コンジローマ，淋菌感染症，クラミジア肺炎（オウム病を除く），細菌性髄膜炎，ペニシリン耐性肺炎球菌感染症，マイコプラズマ肺炎，成人麻疹，無菌性髄膜炎，メチシリン耐性黄色ブドウ球菌感染症，薬剤耐性緑膿菌感染症

註：主に脳炎を呈するウイルス感染症を下線で示した．

し，2002 年には米国で 4,000 人を超える患者と 280 人を超える死亡者が報告される大流行となった．WNV は自然界においてはトリ（アオカケス，ムクドリ，カラス，スズメなど）が宿主であり，媒介動物である蚊との間で感染環が形成され維持されている．媒介蚊としてはイエカ属，ヤブカ属などである．ヒトやウマは終末宿主である．なお，現在の時点では WNV の日本国内への侵入は確認されていないが，今後十分留意する必要がある．脳炎は高齢者に多く，症状として，頭痛，高熱，方向感覚の欠如，麻痺，けいれん，昏睡などを認め，死亡率は重症患者の 4〜14%とされている．また，米国における脳炎患者において約 39%が筋力低下を伴い，筋力低下を伴うことが本症に特徴的な所見とされている．特異的治療はなく，対症療法を

行う．予防については，WNV 発生地域においては蚊との接触を防ぐこと，蚊の防除対策が重要である．あわせて，死亡鳥，特に死亡カラスのサーベイランスが WNV の侵入や活動を予想する手段として有用であるとされている．

B. 日本脳炎

　日本脳炎（Japanese encephalitis: JE）は日本では 1992 年以降，年間 10 人以下の発症で稀な感染症になった．しかしながら，全世界では年間約 50,000 人が感染し，うち 20〜40％（約 15,000 人）が死亡していると推測されており，現在でも重要なウイルス性脳炎の 1 つである．JE 患者数の報告は東南アジアが最も多いが，1998 年にオーストラリア本土でも JE 患者が発生しており，ウイルスの分布地域が拡大している傾向にある．ウイルスの宿主はブタで，本邦におけるブタの JE ウイルス抗体保有率は 50％以上とされている．媒介動物は蚊でアカイエカなどであり，蚊の刺し口，血液を介して感染がおこる．ただし，大部分の感染は不顕性感染で顕性感染は 0.1〜1％とされている．JE による脳炎患者の約 1/3 が死亡し，救命されても 50％に重篤な後遺症が残る．前駆症状としては頭痛，消化器症状，全身倦怠感などで，急性期の神経症状は発熱，意識障害，項部硬直に加えて，筋強剛，振戦，不随意運動などの錐体外路症状を認める頻度が高い．確定診断は血清学的診断による．予防として媒介蚊の除去と積極的なワクチン接種が重要である．

C. 狂犬病

　狂犬病（rabies）ウイルスに感染・発病した場合，ヒトを含めた全ての哺乳類が致死的な脳炎をひきおこし，ほぼ 100％死亡する．1957 年以降，日本国内での狂犬病の発生はないが，全世界では狂犬病の年間発生数はヒトでは 33,000〜35,000/年，動物では 33,000〜54,000/年とされており，さらに，インド，パキスタン，ミャンマー，中国などアジア近隣各国では増加傾向にある．通常，ヒトは狂犬病のイヌ，ネコ，キツネ，コウモリ，スカンクなどに咬まれたり，なめられて感染を受ける．潜伏期間は 15 日から 1 年以上とばらつきがあるが，約 60％の患者では 1〜3 カ月である．前駆症状は発熱や食欲不振，咬傷周囲の感覚過敏や疼痛などであり，2〜10 日間みられる．前駆期に次いで，神経期の症状は間欠的な強い不安感，麻痺，せん妄などであり，2〜10 日間続く．約半数の患者では水や食物の摂取で誘発される咽頭，喉頭の筋のけいれんと痛みのため飲水を避ける（恐水症）ようになり，さらに進行すると昏睡状態となり死亡する．診断は唾液，髄液からの狂犬病ウイルス分離，皮膚生検標本などによる蛍光抗体法などによるウイルス抗原の証明，RT-PCR 法によるウイルス遺伝子の証明によるが，生前診断は困難である．病理学的には神経細胞

質内の封入体であるネグリ（Negri）小体を認める．確定診断は神経細胞内のウイルス抗原の確認による．発病した狂犬病に対する有効な治療法はない．したがって，咬傷を受ける前にワクチンで予防（曝露前予防）しておくことが推奨されている．狂犬病危険動物に咬まれた後ただちに狂犬病ワクチンを接種すること（曝露後発病予防）によって発症をのがれることが可能である．

D．インフルエンザ脳症

インフルエンザ脳症とはインフルエンザの感染に伴い急激に進行する脳障害であり，インフルエンザによる熱性けいれんなどは除外される．本症ではウイルスの脳への感染は認められず，またリンパ球などの炎症細胞の集積もないため脳炎ではなく脳症とよぶべき病態である．毎年約100～数百例の発症があり，約30％が死亡し，約25％に後遺症が認められる．本症は5歳以下，特に1～3歳に集中してみられ，5歳以下の小児がインフルエンザに罹患した時，発症率は1万人に1～数人と考えられている．発熱から6時間以内という急激な発症が特徴で意識障害やけいれんを認める．発症機序としては，局所で産生された炎症性サイトカインによるアポトーシスの急速な進行や血管内皮が障害され血管透過性の亢進により生じる脳浮腫の存在，血流障害にもとづく急性壊死性脳症などの病態が明らかになりつつあるが，なぜ本邦で多発するのかなど解明するべき課題も多い．

V スピロヘータ

A．神経梅毒

スピロヘータである *Treponema pallidum* による中枢神経系の感染である．AIDSに伴う神経系合併症としても重要である．脳・脊髄の髄膜，血管および実質を障害し，多彩な病型をとる．*T. pallidum* 感染後2年以内を早期梅毒，それ以降を晩期梅毒という．早期梅毒は第1期と第2期に，晩期梅毒は第3期と第4期に分けられる．神経症状は第2期以降に現れることが多い．

1）無症候性神経梅毒

初感染以降，未治療であればどの時期でも認められる．髄液検査で細胞数の増加（$\geq 5/mm^3$），蛋白の上昇を認める．臨床症状は呈さないが，一部は症候性の神経梅毒に移行する危険がある．

2）梅毒性髄膜炎（syphilitic meningitis）

初感染から1～2年後に無菌性髄膜炎として発症し，脳神経障害（Ⅷ，Ⅶ，Ⅱの順で認められ，両側性の場合がある．その他，Ⅲ，Ⅵ麻痺などを伴うことがある．脳

底部髄膜炎では水頭症を呈する．第3期では限局性の肉芽腫（ゴム腫）による占拠性病変による局所症状を示す．

3）脳血管型

初感染から5〜7年後に血管炎による脳梗塞による脳の局所症状で発症する．神経梅毒患者の10〜12%でみられる．非可逆性の脳虚血症状を認める数週間から数カ月前から頭痛，めまい，人格障害，行動障害，不眠，けいれんなどを認めることがある．中〜小動脈が障害されることが多く，中大脳動脈領域（約60%），次いで，脳底動脈領域（約15%）の閉塞がみられる．

4）脊髄型，脊髄髄膜血管型

横断性脊髄炎を呈する．神経根の障害による感覚障害や根痛（root pain）を呈することがある．脊髄の血管閉塞による脊髄梗塞を呈することがある．

5）実質型神経梅毒（parenchymatous neurosyphilis）

脊髄癆（tabes dorsalis），進行麻痺（paretic neurosyphilis），視神経萎縮（optic atrophy）を指す．脊髄癆は初感染から15〜20年後にみられ，病理学的には下部胸髄から腰仙髄部の脊髄の後根と後索の変性である．進行性の歩行失調，下肢腱反射の消失，ロンベルク（Romberg）徴候陽性，排尿障害，下肢深部感覚障害を示す．さらに，特徴的な症状として，下肢の電撃痛（lightning pains），内臓痛，シャルコー（Charcot）関節，アキレス腱の圧痛の欠如〔アバディー（Abadie）徴候〕，アーガイル・ロバートソン（Argylle-Robertson）瞳孔（対光反射の消失，輻輳反射は正常，縮瞳）がある．進行麻痺は初感染から10〜20年後にみられ，大脳皮質の障害による認知症と精神症状が主体である．診断は神経症状と血清および髄液の梅毒反応による．髄液検査で細胞増多，蛋白上昇などの異常を認めても，梅毒反応陰性の場合は神経梅毒と診断するのは困難である．梅毒反応には，脂質抗原試験（serologic test for syphilis: STS）と T. pallidum 抗原を検出する，蛍光トレポネーマ抗体吸収反応（fluorescent treponema antibody absorption: FTA-ABS），Treponema pallidum hemagglucination: TPHA）がある．STSには緒方法，ガラス板法，RPR（rapid plasma reagin）などがある．STS抗体価は臨床症状に相関し，治療で低下するため治療の指標に用いられる．ただし，STSは cardiolipin-lecithin を用いた非特異的反応であるため，生物学的偽陽性を示すことがある．FTA-ABSとTPHAはSTSより鋭敏であり，梅毒感染の有無を判定するのに用いられるが，治療による抗体価の変動がほとんどみられないので治療効果の指標にはならない．梅毒の早期に十分な治療を行い，神経梅毒の進展を防ぐことが必要である．治療は原則として水溶性ペニシリンG（penicillin G）1,200万〜2,400万単位/日を連日10〜14日静注する．治療開始24時間以内に大量の T. pallidum が死滅することにより，悪寒，発

熱,頭痛などを起こす〔ヤーリシュ・ヘルクスハイマー(Jarisch-Herxheimer)反応〕ので,注意する.

B．ライム（Lyme）病，Lyme borreliosis

ダニを媒体とするスピロヘータである *Borrelia* により,皮膚,関節,神経,心臓などの障害を起こす感染症である.北米と欧州が2大流行地であり,北米では *B. burgdorferi* が,欧州とアジアでは *B. garinni*, *B. afzelii* が病因となることが多い.神経系合併症(神経 Borrelia 症)の頻度は米国で約 15%,欧州では 40〜60%で,米国では髄膜炎,欧州では神経根炎が多い.本邦では中枢神経症状を呈することは稀である.

VI プリオン（prion）病

異常型プリオン蛋白が原因と考えられる伝達性海綿状脳症である.孤発性プリオン病の大部分(85%)は孤発性 CJD である.

1）孤発性 CJD

発病は 50〜70 歳に多い.初老期以降に無関心,異常行動,記銘力障害,歩行障害などの精神・神経症状で発症し,急速に増悪する.ミオクローヌス,進行性の認知症,意識障害を呈し,数カ月で無動・無言状態となり,1〜2 年で死亡する.髄液検査では通常は異常を認めない.髄液の neuron specific enolase（NSE）,14-3-3 蛋白が上昇することがある.髄液の 14-3-3 蛋白は単純ヘルペス脳炎や脳梗塞でも上昇を認めるため疾患特異性は乏しいが,孤発性 CJD における髄液 14-3-3 蛋白の感度は 96%,特異度は 96〜99%との報告がある.脳波所見では PSD を約 60%で認める.

2）医原性 CJD

角膜移植,硬膜移植,ヒト下垂体ホルモンなどによる医療行為を介して感染した CJD で孤発性 CJD の 15%を占める.

3）その他

その他の孤発性 prion 病として,1996 年にイギリスで報告された新型 CJD（new valiant CJD）とパプア・ニューギニアの Fore 族のクールー（kuru）があげられる.新型 CJD は孤発性 CJD に比べ,若年(16〜39 歳)で発症し,死亡までの罹病期間が長い.家族性プリオン病としてゲルストマン・シュトロイスラー・シャインカー（Gerstmann-Sträussler-Scheinker）症候群,致死性家族性不眠症などがある.

VII その他

A．辺縁系脳炎

　辺縁系（海馬，扁桃体，前帯状回，島回）に限局した病巣を有する脳炎であり，病因から，1) 急性の経過をとる単純ヘルペスウイルス感染，2) 非ヘルペス性急性辺縁系脳炎，3) 亜急性の経過をとる傍腫瘍性神経症候群の一型としての辺縁系脳炎（paraneoplastic limbic encephalitis: PLE），4) その他，に大別される．PLE は慢性中枢神経系感染症との鑑別を要する場合がある．PLE に随伴する腫瘍は神経症状が発現してから 2〜20 カ月後に発見されることが多く，肺小細胞癌と精巣癌，乳癌などが多い．PLE の臨床症状として記銘力障害，意識障害，けいれん発作などがみられる．髄液検査所見では軽度のリンパ球増加，蛋白増加を認めることがある．抗神経自己抗体が 60％で陽性となり，抗 Hu 抗体，抗 Ta（Ma2）抗体，抗 Ma 抗体などが検出される．

VIII 脳膿瘍

　脳膿瘍（brain abscess）は頭蓋内に蓄積した膿瘍であり，頭蓋内占拠性病変である．症状として，頭痛，意識障害，けいれん，発熱，局所の神経症状（膿瘍による圧迫による）などである．診断は頭部 CT，MRI が有用である．治療は抗生物質を用い，多くの場合，外科的に排膿の必要がある．抗生物質投与の期間は長期間になることがある．病因として頭蓋内および周辺の感染の波及（骨髄炎，乳様突起炎，副鼻腔炎，硬膜下膿瘍），頭部外傷，その他，細菌性心内膜炎など全身の感染状態などがあげられる．起因菌は嫌気性菌が多いが，混合感染であることもあり，バクテロイデスやブドウ球菌が多い．

〈参考文献〉
1) 細菌性髄膜炎の治療ガイドライン．日本神経感染症学会．
   http://www.neuroinfection.jp/guideline.html
2) 単純ヘルペス脳炎の治療ガイドライン．日本神経感染症学会．
   http://www.neuroinfection.jp/guideline.html

〈原　元彦〉

I. 脊髄疾患

I 傷害様式と症状

　脊髄疾患は疾病あるいは外傷により生じるが，傷害が完全な横断性脊髄障害であれば傷害レベル以下の感覚脱失，麻痺，痙性および排泄障害（排尿・排便，仙髄に中枢），自律神経反射の変調（心血管および発汗調節）を生じる．傷害が不完全であれば機能損失度は傷害のタイプと解剖学的拡がりによる（図2-51）．

　脊髄前方（腹側）障害は，前脊髄動脈の灌流領域の虚血で生じ，皮質脊髄路および脊髄視床路の途絶によってそれぞれ病変レベル以下の痙性麻痺および温・痛覚の喪失を示す．後索は障害されないので，深部感覚（位置覚，運動覚，振動覚など）や繊細な触覚 fine touch は保たれる．

　脊髄後方障害（後索症候群）は，後索の傷害によって深部感覚や繊細な触覚の喪失を生じるが，前脊髄視床路（粗な触覚 crude touch）および外側脊髄視床路（温覚，痛覚）を通じて伝導される他の感覚路は残るので，脊髄がより広範に傷害されるまでは感覚障害の自覚症状は軽微のことが多い．運動麻痺はないが，深部感覚の障害のための感覚性運動失調を呈する．

　ブラウン・セカール（Brown-Séquard）症候群では脊髄の側方からの圧迫などにより外側半分が傷害され，病変の同側，尾側のこれらの感覚喪失，痙性麻痺を生じる一方，外側脊髄視床路は後角でニューロンを替え交叉するので反対側の温・痛覚喪失を生じる．

　脊髄中心性障害は，脊椎関節の変性などで脊柱管が狭くなった老年者の転倒などに伴う急な頸部の屈曲と伸展による非穿通性（振盪性）脊髄傷害で生じることが多い．神経線維腫や上衣腫のような髄内病変や空洞病変でも脊髄灰白質と内側白質の同様の破壊を生じうる．病変が小さければ，病変部レベルのデルマトームに一致した温・痛覚の喪失を生じるとともに病変が頸髄レベルであれば側索の中心部寄りの上肢神経線維から傷害が進むために上肢優位の四肢麻痺を生じる．さらに，中心部病変が大きくなると病変レベル以下の全感覚脱失と運動麻痺を生じるが，前および外側脊髄視床路の最外側の仙髄神経線維が残存し，仙髄の温・痛覚が残る（仙髄部回避 sacral sparing とよぶ）．

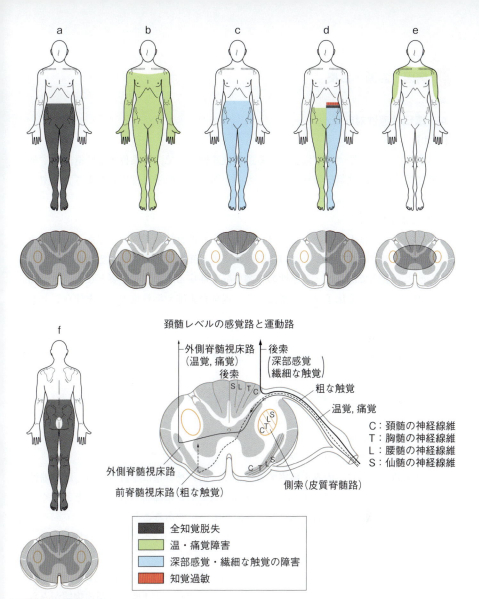

図 2-51 脊髄の傷害タイプ

a. 横断性脊髄障害：病変レベル（図は下部胸髄）以下の全知覚麻痺と運動麻痺
b. 脊髄前方障害：病変レベル（図は頸髄）以下の温・痛覚の低下と運動麻痺
c. 脊髄後方障害：病変レベル（図は下部胸髄）以下の深部感覚や繊細な触覚の低下，感覚性運動失調
d. 脊髄半側障害：病変レベル（図は下部胸髄）以下の対側の温・痛覚低下と同側の深部感覚や繊細な触覚の低下と運動麻痺のほか，典型的には，同側の感覚障害の境界部の上には，全知覚脱失帯，さらには知覚過敏帯を伴う
e. 脊髄中心性障害（小病変）：病変レベル（図は頸髄）のデルマトームでの温・痛覚の低下および上肢優位の運動麻痺
f. 脊髄中心性障害（大病変）：病変レベル（図は下部胸髄）以下の全知覚麻痺と運動麻痺．ただし，仙髄領域の温・痛覚は残存する（仙髄部回避 sacral sparing とよばれる）

II 病因・診断・治療

A. 遺伝性痙性対麻痺
【概念】
　本来は皮質脊髄路のみが傷害される遺伝性変性疾患で，常染色体優性遺伝，常染色体劣性遺伝，伴性遺伝の様式をとるものがあり，遺伝子異常にもさまざまな型が知られる．

【症状と鑑別診断】
　中核的な症状は上肢運動ニューロン徴候を伴う進行性の歩行障害である．臨床的には，遠位優位の筋萎縮や軽度の小脳徴候，固有知覚障害を伴うことがあるが，これらがより著明であれば，遺伝性の脊髄小脳変性症との鑑別が必要となる．他の臨床症状としては，遺伝子異常の型により，視神経萎縮や網膜色素変性を伴うこともある．

【検査】
　疾患特異的な検査所見はない．可能であれば遺伝子解析が診断上有用である．

【治療】
　根本的な治療はなく，痙縮に対する薬物治療とリハビリテーションが中心となる．

B. 脊髄性筋萎縮症
【概念】
　下位運動ニューロンのみを傷害する疾患で，他の神経系は維持される．筋萎縮性側索硬化症（ALS））との違いは，上位運動ニューロンが障害されないことと多くが遺伝性（常染色体劣性遺伝形式をとるものが多い）であることである．
　発症年齢と重症度により，SMA Ⅰ，SMA Ⅱ，SMA Ⅲ，SMA Ⅳに分類される．

【症状と予後】
　SMA Ⅰは，通常，生後数週間以内に発症する筋緊張低下児症候群（floppy infant syndrome）の一つである．子宮内での動きも低下する．生下時から関節拘縮がみられることもある．筋力低下は対称性で四肢，体幹，呼吸筋に及ぶ．筋力低下は進行性で，自力で座位可能になることはほとんどない．中咽頭筋も多くの場合で障害され，舌の線維束性攣縮（fasciculation）が50％以上にみられる．泣き声は弱々しく，哺乳も弱い．誤嚥性肺炎の発生が多い．心筋は傷害されない．平均6～9カ月で死に至る．
　SMA Ⅱは，生後6カ月以降の発症で進行は遅く，生存期間もSMA Ⅰよりも長

く，25歳で70%生存といわれる．呼吸器機能が維持されるかどうかが重要な予後決定因子となる．自力で座位保持は可能になるが，立位・歩行はできない．

SMA Ⅲは，生後12カ月以降の発症で，歩行獲得の遅延，転倒傾向などで気づかれる．進行はより遅いことが多く，予後もより良好で天寿を全うする例も多い．歩行は自立する例も多い．

SMA Ⅳは，多くは孤発性で20歳以降に，歩行自立レベルで発症し緩徐に運動機能が低下するが重症度は多彩である．生命予後も良好である．

【診断と検査】
診断は症状経過と発症年齢が重要であり，可能であれば遺伝子診断が有用である．50%以上の患者が，最初は肢体型筋ジストロフィーと診断されているといわれる．また一方で，最初に脊髄性筋萎縮症と診断された者が，後に，末梢性運動・感覚ニューロパチーの進展でシャルコー・マリー・トゥース病（Charcot-Marie-Tooth: CMT）病と最終診断されることもある．

【治療】
根本的な治療はない．

C．脊髄空洞症

【概念】
慢性進行性に脊髄の中心部に空洞化を生じる脊髄変性疾患で，痛みを伴わない筋力低下と前腕，手の筋萎縮や節性の解離性感覚障害（下記）が特徴である．空洞は時に上方の延髄や橋，下方の胸髄（さらには腰髄のことも）にまで拡がる．女性よりも男性に多く，家族性の報告もある．30～40歳代（平均30歳）に発症することが多い．

通常，空洞は下位頚髄中心部後角寄りに形成され，脊髄中央部を交叉する温・痛覚の神経路を傷害する一方，深部感覚や繊細な触覚の神経路は保たれる〔解離性感覚障害（dissociated sensory loss）とよばれる〕．

アーノルド・キアリ（Arnold-Chiari）奇形（小脳や脳幹の一部が脊柱管に落ち込む）の合併がしばしばみられ，水頭症や小脳形成不全などもみられる．

【症状】
上肢の症状は筋萎縮，温・痛覚消失（深部感覚，繊細な触覚は保持）および側弯や神経性関節症のような骨格異常に伴う麻痺である．初期には，首から肩に強い，うずくような痛みを訴えることもある．空洞はしばしば非対称的であり，症状分布も非対称的であることが多い．その後進行して後索まで影響が及べば全知覚障害を呈するようになり，また，前角も含まれるようになれば下位の運動ニューロン症状

(手内筋〜前腕筋萎縮と筋力低下)が，さらに側索に影響が及ぶようになれば下肢の痙性麻痺が明らかになってくる．

【診断】
診断は MRI（矢状断）が有用である．

【治療】
特別な治療法はないが，脳幹圧迫があれば後頭蓋窩減圧術，水頭症を合併すればシャント術が行われる．また，痛みに対しては放射線治療の有効性が報告されている．

【予後】
進行はゆっくりで何年にもわたる経過をとるが，脳幹の傷害を伴う延髄空洞症（syringobulbia）では例外的に急速な進行を示す．

D．脊髄亜急性連合変性症

【概念】
悪性貧血に伴う神経徴候であり，主に脊髄の後索・側索，末梢神経を侵す．
現在ではビタミン B_{12} の欠乏は比較的早期に診断（血中ビタミン B_{12} 測定），治療（ビタミン補充療法）されることが多く，稀な疾患になっている．

【症状】
両足，時に両手のしびれ，感覚性運動失調，下肢の痙性麻痺が主症状である．通常，貧血の発症後早期に神経徴候が出現するが，貧血に先行することもある．

E．前脊髄動脈梗塞

【概念】
脊髄の血管系のうち前脊髄動脈は，後脊髄動脈と比較して側副血行路に乏しいため，その血行障害はしばしば脊髄梗塞を起こす．動脈硬化症，膠原病性血管炎，梅毒性血管炎，解離性大動脈瘤，塞栓，妊娠，血管造影で用いるヨード造影剤，腫瘍による脊髄動脈圧迫，心停止後の全身血圧の低下，大動脈手術などが原因となる．

【症状】
通常，梗塞の発症後数分〜数時間以内に脊髄梗塞徴候が出現する．最初の症状は，局所性の一過性の神経根性の背部痛で，「刺すような」，「焼けるような」と表現されることが多いが，時に，両下肢のうずくような痛みやしびれるような痛みのこともある．その後，速やかに両下肢の麻痺が現れて歩行不能になる．頸部の前脊髄動脈梗塞では，四肢麻痺，尿・便失禁，障害髄節以下の感覚障害をきたす．後索は傷害されないので深部感覚や繊細な触覚は保たれる．時に徴候が側索徴候に限られるこ

とがあり，この場合は，ALSと似る徴候となるが，発症様式の違いにより鑑別が可能である．

【診断】
診断は脊髄MRIで病変部が可視化される場合が多く，脊髄炎，脊髄出血，脊髄の脱髄，脊髄腫瘍などとの鑑別も多くの場合で可能である．

【治療】
治療は脳梗塞に準じて，抗浮腫薬や抗血栓療法が行われることが多い．

F．脊髄出血

【概念】
通常は外傷に伴うものである．ほとんどの場合受傷直後から徴候を示すが，時に数時間から数日後に遅れることもある．外傷以外の原因としては，血液疾患，抗凝固療法，動静脈奇形，梅毒性血管炎，脊髄腫瘍（血管芽細胞腫）などがある．

【症状】
強い限局性の背部痛や根性痛で突然発症する．出血が少なければ下肢の腱反射亢進を伴う痙性麻痺と膀胱障害のみであるが，大きければ下肢の弛緩性麻痺・腱反射消失，病変髄節レベル以下の全知覚脱失，バビンスキー反射陽性，排泄障害（尿・便）を示す．

【診断】
診断は，脊髄MRIが最も有用である．

【治療】
特異的な治療はなく，早期には脊髄の除圧目的で椎弓切除術などが対症的に行われる．

【予後】
発症後に生存していれば血腫は吸収されて徴候は改善するが，その程度はさまざまである．

G．脊髄腫瘍

【概念】
脊髄腫瘍の組織型は頭蓋内腫瘍と類似するが，頻度は頭蓋内腫瘍の1/4とされる．脊髄の実質，神経根，髄膜，脊髄内血管網，交感神経幹，脊椎から生じうる．全体の発症年齢は，若年成人から中年成人に多い．

脊髄腫瘍は，局在から3つの種類を区別する．すなわち，髄内腫瘍，硬膜内髄外腫瘍，硬膜外腫瘍である．しばしば，硬膜外腫瘍は，椎間孔を通って拡がり，脊柱

管の内・外に位置することがある〔ダンベル（dumbbell）あるいは砂時計（hourglass）腫瘍とよばれる〕．頻度は，硬膜内髄外腫瘍が40〜60％，硬膜外腫瘍が25〜55％，髄内腫瘍が5〜10％，馬尾腫瘍が5％程度とする報告が多い．

一般に小児では髄内腫瘍が多く，成人では硬膜内髄外腫瘍が多い．組織型は，髄内腫瘍は上衣腫と星細胞腫が多いが，転移性のがん（肺がんが多い）もある．硬膜内髄外腫瘍は神経線維腫と髄膜腫が多い．硬膜外腫瘍では転移性がん，リンパ腫，骨髄腫が多く，がんの原発巣は，肺がん，乳がん，前立腺がんの順で多い．

【症状】
症状には特有のものはなく，障害レベル，傷害範囲によりさまざまである．

【診断】
診断は脊髄MRIが有用で，組織診断は術中に行われることも多い．椎骨の腫瘍浸潤を検討するためには椎骨の単純X線撮影やCTも併用される．

【治療】
治療は腫瘍の手術切除が原則であり，髄内腫瘍や硬膜内髄外腫瘍の手術には手術顕微鏡を用いた緻密な手術が必要になる．

H．外傷性脊髄損傷

【概念】
脊柱への直接的外傷は，脊髄および神経根に不可逆的傷害をもたらす．原因としては交通事故が多く，転落事故，転倒が続く．男女比は4：1で男性が多い．損傷部位は，頸髄が最多で約75％を占め，損傷レベル（＝機能残存レベル）ではC6とT12にピークがある．年齢は20歳代と50歳代の2つにピークがある．

急性期には脊髄ショック（spinal shock）とよばれる傷害部以下の弛緩性の運動麻痺，感覚脱失，膀胱・腸管の弛緩性麻痺，発汗・立毛の機能廃絶などの自律神経障害を生じ，結果としての全身性血圧低下はさらなる脊髄障害につながる．受傷後の10日以内が最も生命リスクが高く，胃拡張，イレウス，ショック，感染症への対処が重要視される．その後は，傷害髄節以下の筋の痙性（spasticity）や腱反射の亢進が出現し，膀胱の自発的収縮は回復してくる．受傷後3カ月を過ぎれば死亡率は急速に減少する．

【リハビリテーション】
脳卒中とともに脊髄損傷ではリハビリテーションが重要かつ有用な治療手段である．C4頸髄損傷（C4以上の髄節は機能残存）までが，呼吸に重要な横隔膜の機能が保持できる上限であり，したがってC3以上の高位の頸髄損傷では人工呼吸器の装着が必要になる．髄節レベルと主な筋群および深部腱反射の対応は，C5: 肘屈筋

群，上腕二頭筋反射，C6: 手背屈筋群，腕橈骨筋反射，C7: 肘伸展筋群，上腕三頭筋反射，C8: 指屈筋群，T1: 指外転（小指），L2: 股屈筋群，L3: 膝伸筋群，L4: 足背屈群，膝蓋腱反射，L5: 長趾伸筋群，S1: 足底屈筋群，アキレス腱反射であり，損傷レベルごとに機能改善や ADL 改善の目標を立ててリハビリが進められる（表2-23）．

排尿障害に対しては，膀胱障害のレベル（排尿後の残尿量など）に応じて手圧，叩打，自己導尿，膀胱瘻造設などで対応する．

I．二分脊椎

【概念】
　二分脊椎は，脊椎の発達過程での脊柱管の閉鎖障害で，遺伝的要因と環境要因など多要因の関与が推測されている．
　一般に，脊髄・脳幹・小脳・大脳の発達障害，髄膜瘤（meningocele），髄膜脊髄瘤（meningomyelocele），先天性腫瘍，水頭症，内反足，アーノルド・キアリ（Arnold-Chiari）奇形など体の他の部位の発達障害を合併する．
　潜在性二分脊椎（単純な脊柱管閉鎖の欠損）と髄膜瘤あるいは髄膜脊髄瘤を伴う二分脊椎（脊柱管の欠損部分に皮膚・髄膜で覆われた瘤が形成される）に分類される．

【症状】
　潜在性二分脊椎では，それだけでは一般に神経症状を呈さない．他の合併症により下肢筋の萎縮や筋力低下，歩行障害，尿・便失禁や感覚障害などを示す．まれではなく，脊柱管の欠損部に拍動を触れたり，発毛や血管腫を認めたりする．中でも小さな火炎状母斑が最も一般的な皮膚異常である．
　髄膜瘤も一般には神経症状を呈さないが，嚢の中に脊髄が入ってくると（髄膜脊髄瘤）病変部位によってさまざまな神経症状を呈してくる．腰部では，潜在性二分脊椎と同様であるが，より高い脊椎レベルになると，不完全～完全脊髄離断症状が神経根症状や脊髄空洞症様の症状とともに現れてくる．

【診断】
　診断は脊髄 MRI が有用であり，骨性異常の確認には単純 X 線撮影や CT も併用されることが多い．

【治療】
　治療は，髄膜脊髄瘤に対しては出生後に速やかに再建手術が行われる．その後の骨変形や下肢麻痺については装具療法を中心にリハビリテーションが行われるが，骨変形が強くなると脊柱の矯正固定術や下肢変形の骨切り術などの整形外科治療も行われる．

表 2-23 脊髄損傷レベルと目標 ADL（注: 損傷レベル＝機能残存レベル）

損傷レベル	主な残存筋	可能な運動	移動手段	ADL	装具など
C1～3	胸鎖乳突筋, 僧帽筋	頭の固定・回旋, 肩甲骨挙上	電動車いす（下顎などで操作）	電動車いす以外は全介助	環境制御装置, 人工呼吸器
C4	横隔膜（自発呼吸）	同上	同上	マウススティック（本のページめくり, ワープロ）, 環境制御装置操作	各種上肢装具（肩装具, 肘装具, 長対立装具, 短対立装具, 把持装具, 手背側装具, MP伸展屈曲装具, 指装具を単独あるいは組み合わせて使用する）
C5	三角筋, 上腕二頭筋	肩屈曲・伸展・外転, 肘屈曲	車いす（平地のみ, ノブ付きハンドリム）, 電動車いす	食事, 髭剃り, 歯磨き（自助具）, 上衣着脱可能	
C6	橈側手根伸筋	手関節背屈	車いす（ゴム巻きハンドリム）が実用	前方アプローチで移乗（プッシュ・アップ可能）, 排便（フロアー式トイレ, 坐薬挿入）, 整容（洗面, 化粧）, 下衣着脱可能, 書字	
C7	上腕三頭筋	肘伸展	車いす（ゴム巻きハンドリム）, 自動車運転可能	側方アプローチで移乗, 排便自立（洋式トイレ, 手すり）, 食事・整容（自助具なし）, プッシュアップ（容易）, 移乗（容易）, 入浴（整備された環境）	
C8～T1	指屈筋群, 手内筋	指屈曲, 手指巧緻動作	平行棒内小振り歩行可能, 普通型車いす	車いすにて, ほぼ自立	（副子不要）
T6～T11	肋間筋, 背筋	体幹の安定（下位ほど向上）	大振り歩行可能, 普通型車いす	自立	骨盤帯付長下肢装具, 松葉杖
T12～L1	腹筋, 胸椎部背筋	骨盤の引き上げ	（階段昇降可能）4点歩行可能, 普通型車いす		長下肢装具＋松葉杖・ロフストランド杖
L2	腸腰筋	股関節屈曲	実用歩行可能, 普通型車いす併用		同上
L3	大腿四頭筋	膝伸展	実用歩行 ＞ 普通型車いす		短下肢装具＋松葉杖
L4～L5	前脛骨筋, 長母趾伸筋, 長趾伸筋	足背屈, 母趾伸展, Ⅱ～Ⅴ趾伸展	実用歩行		長靴＋T杖

J．脊髄炎

さまざまな原因（ウイルス性，細菌性，真菌性，梅毒性，結核性など）で起きるが，臨床的には，多発性硬化症や感染後の過程で生じてくるものが最も一般的である．

1）ウイルス性脊髄炎
【概念】

エンテロウイルス（コクサッキーウイルス，ポリオウイルスなど），帯状疱疹ウイルス，アルボウイルスが重要な原因ウイルスである．

エンテロウイルスは特に脊髄前角や脳幹部の神経の親和性が高く，灰白髄炎（poliomyelitis）を起こす．前角神経細胞の傷害で筋力の低下を生じた後にある程度の改善を示すが，加齢に伴って前角細胞数の減少があると当初の筋力低下が再び目立ってくることがある〔ポリオ後（post-polio）症候群〕．

より頻度は少ないが，単純ヘルペスウイルスや帯状疱疹ウイルス，サイトメガロウイルス，EBウイルス，肝炎ウイルスなどによる横断性脊髄炎が，特にAIDSなどの免疫不全状態の患者で報告されている．

2）HTLV-1関連ミエロパチー（HAM）
【概念】

HTLV-1ウイルス感染者におきる脊髄障害で，単純な脊髄炎とは異なり比較的長い経過をとる．胸髄を主とした後索および側索が主に傷害される．神経系組織の傷害には自己免疫機序が推測されている．国内では九州・沖縄地方に多くの発症がみられる．男女比は約1：2で女性に多く，孤発性の成人発症が多い．家族性発症の報告もある．感染経路として輸血後感染，母児感染，夫婦間感染があげられている．

【症状】

初発症状としては歩行障害が多く，徐々に慢性の痙性対麻痺，排尿障害が進行する．数カ月から数年の経過で，感覚障害（自覚的な異常感覚，振動覚低下）や時に小脳失調症状，眼振，視神経障害を呈する．また，末梢神経障害，筋炎を合併することもある．

【診断】

診断では血清・髄液中の抗HTLV-1抗体の測定が重要である．脊髄MRIでは，軽度の萎縮性変化を認めることが多い．

【治療】

現在確実な治療法はないが，副腎皮質ホルモン投与，間歇的ビタミンC大量投与，血漿交換，免疫抑制薬投与，免疫グロブリン大量投与などが試みられている．

K．その他の脊髄疾患

多発性硬化症や急性散在性脊髄炎なども脳病変とともに脊髄も傷害することがある（それぞれの疾患の項を参照されたい）．

〈佐久間　肇〉

J. 代表的なニューロパチー

　ニューロパチーには，急性〜慢性の経過をとり，原因が自己免疫・炎症・代謝・中毒・圧迫・遺伝などに分類され，障害の分布から，単神経障害・単神経が多数障害される多発性単神経障害・神経の分布を越えて障害される分布をとる多発神経障害に分けられる．
　ここでは代表的なニューロパチーについて述べる．

I ギラン・バレー症候群

【概念】

　ギラン・バレー症候群（Guillain-Barré syndrome: GBS）は，1916年，Guillain，Barré および Strohl により「脳脊髄液に蛋白細胞解離を伴うにもかかわらず，予後良好な本態性の急性多発根神経炎」として最初に報告された．頻度は人口10万人に対し1.15人で，男性がやや多く罹患する．経過は先行感染の後に急性に運動麻痺である四肢麻痺，時に呼吸筋麻痺を起こし死に直面するため，急性期の治療や care が重要になる．このような状況をクリアしてはじめて予後良好であることに注意を要する．
　近年，先行感染と抗ガングリオ抗体の関係が明らかにされつつある．

【先行感染】

　約70％が何らかの先行感染を有する．その60％は上気道感染，20％は消化器感染であり，確認されているものに *Campylobacter jejuni*（32％），サイトメガロウイルス（13％），エプスタイン・バー（Epstain-Barr）ウイルス（10％），*Mycoplasma pneumonia*（5％）などである．

【症状】

　臨床症候は，急性に進行する2肢以上の筋力低下，腱反射の低下または消失を主症とし，眼球運動障害・顔面神経麻痺などの脳神経障害を合併し，感覚障害・自律神経障害も伴う場合がある．また急性に呼吸筋麻痺を伴い，人工呼吸器が10〜30％に必要になる．2〜4週後にピークに達したのち徐々に改善に向かう．

【病型】

　近年の臨床研究から病型が分けられ，末梢神経の髄鞘が主に障害される「脱髄型」と軸索が障害される「軸索型」に分けられている．

通常多くみられるタイプは，脱髄型で急性炎症性脱髄性多発ニューロパチー（AIDP）と命名され，経過は軸索型に比し予後良好である．他方下痢の後に神経症状を発症するタイプは，軸索型で急性運動性軸索型ニューロパチー（AMAN）とよばれ，麻痺の回復が不良なタイプである．軸索型は，先行感染としては，C. jejuniが多く，血清中のGM1抗体などの関与が示唆され，脱髄型と軸索型の頻度の比較では，本邦では脱髄型46％，軸索型16％で，欧米では脱髄型69％，軸索型3％であり，本邦では欧米より軸索型が多い．

【治療】
　早期の血漿交換療法あるいは免疫グロブリン大量療法が有効である．また初期に重症化する軸索型を考慮して，病早期に呼吸筋麻痺および自律神経障害への治療も同時に実施することが重要である．また長期臥床を余儀なくされることから，関節拘縮予防・回復期の運動機能の改善にリハビリテーションも重要である．

GBSの亜型：フィッシャー症候群（Fisher syndrome）
　フィッシャー症候群は，Miller Fisherにより報告された「眼筋麻痺・運動失調・腱反射消失を三徴」とし，先行感染があり，急性単相性の経過をとり，髄液に蛋白細胞解離がみられることからGBSの亜型と考えられている．血中のGQ1b抗体の上昇が，眼球障害の出現に密接に関与していることが確認されてきている．

II 慢性炎症性脱髄性多発根ニューロパチー

【概念】
　慢性炎症性脱髄性多発根ニューロパチー（chronic inflammatory demyelinating polyradiculoneuropathy: CIDP）は，2～90歳に発症（50～60歳が最も多い）し，10万人につき1.62人発症し，男性にやや多く，臨床症候としては対称性に出現する筋力低下が最も多く，次いで感覚障害が多く，GBSに比べ脳神経症候・自律神経症候・振戦は少なく，臨床経過は慢性で再燃寛解を繰り返す多発ニューロパチーである．髄液検査では蛋白細胞解離を認め，病因としては，免疫グロブリン大量療法や血液浄化療法などが有効であることから，免疫機序が考えられている．

【症状】
　臨床症候は，末梢神経障害が対称性に2肢以上に，2カ月を越えて進行し，診察所見では腱反射が低下あるいは消失している．運動障害・感覚障害がともに障害される症例が過半数を占め，残りが運動優位の症例・感覚優位の症例・多発単神経が障害される症例である．
　経過は，通常慢性の経過をとり，再燃寛解を繰り返す．

【診断基準・病型】
　末梢神経由来の神経症状が対称性に2肢以上に，2カ月を越えて進行し，腱反射が低下あるいは消失しており，電気生理学的に伝導速度遅延・伝導ブロックなどの脱髄を示唆する所見がみられ，髄液検査で蛋白細胞解離を示す．糖尿病・重金属・遺伝性末梢神経疾患などを除外する必要があるされている．

　病型としては，A）典型的CIDPとB）非典型的CIDP〔①遠位優位型DADS（demyelinating acquired distal symmetrical neuropathy），②非対称あるいは多発単ニューロパチー型MADSAM（multifocal acquired demyelinating sensory and motor neuropathy），③限局型，④純粋運動型，⑤純粋感覚型〕に分けられている．

【治療】
　血漿交換療法あるいは免疫グロブリン大量療法や血液浄化療法が有効である．他にGBSと異なり副腎皮質ステロイド薬も有効である．

III 糖尿病性ニューロパチー

【概念】
　最も頻度が多い末梢神経障害で，日本の経済成長や食料事情の改善の結果，増加した疾患である．すなわち経済成長に伴い，肥満・メタボリック症候群の増加に伴い糖尿病が増加し，それに伴い糖尿病性ニューロパチーも増加してきている．頻度は，糖尿病患者の30〜40％にみられる．病型は，1）対称性多発神経障害と2）局所性・多巣性神経障害に分かれる．治療面では，基礎疾患である糖尿病の治療である血糖コントロールが基本的な治療に加えて，アルドラーゼ還元酵素阻害薬と抗酸化薬の併用，さらにはニューロパチーの悪化に伴う疼痛出現時には，末梢性神経障害性疼痛治療薬を併用する．

【病型分類】
　大きくは2群に分かれ1）対称性多発神経障害と2）局所性・多巣性神経障害に分けられ，
　さらに，1）対称性多発神経障害は，a）定型タイプ（糖尿病に通常みられる慢性の感覚優位の多発神経障害），b）非定型タイプ（急性・亜急性・慢性に発症する疼痛や自律神経症状），c）自律神経障害，
　2）局所性・多巣性神経障害は，a）単神経障害（顔面神経麻痺などの脳神経障害），b）絞扼性神経障害（正中神経障害など），c）多発単神経障害（四肢局在の神経障害），d）神経根叢神経障害（糖尿病筋萎縮など）に分けられる．

【成因】
　高血糖（糖代謝異常）が起こり，多発ニューロパチーが起こる成因としては，(1)

ポリオール経路の活性化に伴うアルドラーゼ還元酵素の発現，(2) プロテインキナーゼCの活性化異常，(3) 最終糖化産物（AGE）の産生と蓄積，(4) 酸化ストレスの発生，(5) 神経栄養因子の発現低下などがあげられている．また高血糖以外の脂質異常症・肥満・動脈硬化・インスリン抵抗性も発症，進展に関与している．

【治療】

基礎疾患である糖尿病の治療である血糖コントロールが基本的な治療のベースである．糖尿病性多発ニューロパチーの病初期においてはアルドラーゼ還元酵素阻害薬を投与しつつ，抗酸化薬を併用する．ニューロパチーの悪化に伴い疼痛が出現した場合は，末梢性神経障害性疼痛治療薬を併用する．

IV 遺伝性ニューロパチー

遺伝性ニューロパチーは，1) シャルコー・マリー・トゥース病（Charcot-Marie-Tooth disease）（または hereditary motor and sensory neuropathy: HMSN），2) 感覚と自律神経が障害される遺伝性感覚・自律神経ニューロパチー（hereditary sensory and autonomic neuropathy: HSAN），3) 運動のみが障害される遺伝性運動ニューロパチー（hereditary motor neuropathy: HMN），4) アミロイドの蓄積がみられる家族性アミロイドニューロパチー（familial amyloid neuropathy: FAP）（後述），5) 圧刺激によって誘発される遺伝性圧脆弱性ニューロパチー（hereditary neuropathy with liability to pressure palsies: HNPP）などに分類される．

A．シャルコー・マリー・トゥース病

遺伝性ニューロパチーの中心的疾患は，シャルコー・マリー・トゥース病（Charcot-Marie-Tooth disease: CMT）（または hereditary motor and sensory neuropathy: HMSN）であり，遺伝性ニューロパチーで最も多く，末梢神経の髄鞘構成蛋白の遺伝子異常が主因である．

【臨床症状】

運動および感覚が障害され，四肢特に下肢遠位の筋力低下・筋萎縮および感覚障害を呈することから処女歩行の遅延，歩行障害などで発症する．また下肢には，逆シャンペンボトル型筋萎縮（図2-52）や足の変形がみられる．

病型は，髄鞘障害型あるいは脱髄型と軸索障害型あるいは軸索型がある．脱髄型としては CMT1/CMT4，軸索型としては CMT2 などがある．

【臨床病型・病態】

1) 脱髄型: 神経伝導速度の遅延するタイプ

CMT1A は最も多いタイプの CMT で髄鞘型の約25％で，常染色体優性遺伝で，

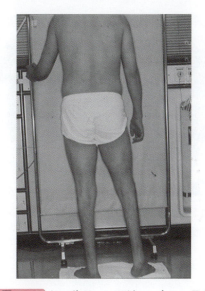

図 2-52 シャルコー・マリー・トゥース病
下腿筋萎縮（逆シャンペンボトル）
（齋藤豊和博士のご厚意による）

第 17 番染色体の PMP22 蛋白遺伝子の重複がみられる．神経生検にて髄鞘にオニオンバルブ形成がみられる（図 2-53）．

　CMT1B は，髄鞘型の約 5～10％ で，常染色体優性遺伝で，第 1 番染色体の P0 蛋白遺伝子の変異がみられる．

　CMT4 は，髄鞘型の約 2％ で，常染色体劣性遺伝で，髄鞘を維持する遺伝子などに異常がみられる．

　なお，HNPP では，圧迫や絞扼などにより単ニューロパチーが容易に誘発される．第 17 番染色体の PMP22 蛋白遺伝子の欠失がみられる．

　デジェリン・ソッタス症候群（Déjerine-Sottas syndrome: DSS）：幼少時発症の重症型で，第 17 番染色体の PMP22 蛋白遺伝子や第 1 番染色体の P0 蛋白遺伝子に異常が見い出されている．

2）軸索型：神経伝導速度は正常範囲

　CMT2A は，軸索型の約 10％ で，常染色体優性遺伝で，軸索輸送やミトコンドリアを維持する遺伝子に異常がみられる．

3）どちらの型もある

　CMTX は，X 染色体に連鎖，髄鞘型の約 10％，軸索型の約 5％ で，コネキシン 32

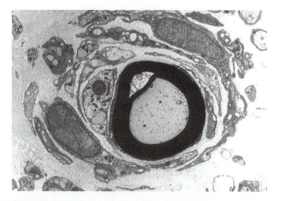

図 2-53 オニオンバルブ形成（電子顕微鏡，×10,000）
（齋藤豊和博士のご厚意による）

の異常がみられる．

【治療と予後】
　現在，遺伝子異常に対応して，一部のタイプに拮抗作用のある物質の治療がなされているが，有効性が確認されるに至っておらず，保存的な治療を行うに留まっている．生命予後は悪くないが，四肢の運動障害は緩徐に進行する．

B．家族性アミロイドニューロパチー

　遺伝子レベルで変異したトランスサイレチンなどが前駆蛋白となり，アミロイドが神経組織に蓄積して発症する遺伝性ニューロパチーで，不溶性蛋白の蓄積に伴い症状が出現する．臨床症状としては，末梢神経障害，自律神経障害，心症状や腎障害などの全身症状よりなり，具体的には下肢の感覚障害・下痢・便秘・起立性低血圧による失神などがある．治療面では，肝移植が試みられ，ある程度の効果があることは確認されたが，課題も多く，最近では，薬物治療としてアミロイド重合を抑制する化合物の投与が試みられている．

V 絞扼性ニューロパチー

　末梢神経が圧迫あるいは絞扼により出現するニューロパチーである．
　代表的な症候としては，手根管症候群（正中神経が手根管で圧迫され，母指球の筋力低下と萎縮が出現し，いわゆる猿手を呈す），橈骨神経麻痺（上腕骨橈骨神経溝で橈骨神経が圧迫され，いわゆる下垂手を呈す），腓骨神経麻痺（下肢の絞扼性神経障害の代表的な障害で，腓骨神経の圧迫により，腓骨神経領域のしびれと下垂足を

呈す）がある（110〜114 頁を参照）．

治療的には，保存的な治療と必要があれば手術的に圧迫を解除する．

Ⅵ 顔面神経麻痺

　顔面神経麻痺の原因は，多岐にわたり，特発性・感染性・外傷性・腫瘍性・糖尿病性などがある．最も多いのが，特発性顔面神経麻痺であるベル麻痺（Bell palsy）であり，額も含めて片側の顔面に麻痺がおこり，障害部位の違いにより聴覚過敏や味覚障害を伴う場合がある．治療として副腎皮質ステロイドが有効である．また病初期に外耳道に疱疹が出現し抗ウイルス薬（アシクロビル）の投与が必要な難治性の帯状疱疹に伴う顔面神経麻痺であるラムゼイ ハント症候群（Ramsay Hunt syndrome）もある．

〈引用文献〉
1 ）日本臨牀社，編．神経症候群Ⅱ（第 2 版）．大阪：日本臨牀社；2014．
2 ）CMT 診療マニュアル編集委員会，編．シャルコー・マリー・トゥース病診療マニュアル．京都：金芳堂；2010．
3 ）日本糖尿病学会，編．科学的根拠に基づく糖尿病診療ガイドライン 2013．東京：南江堂；2013．

〈細川　武〉

K. 代表的なミオパチー

骨格筋そのものに原因がある筋原性疾患を総称してミオパチーとよぶ.

I 筋ジストロフィー（muscular dystrophy）

筋ジストロフィーとは，骨格筋の変性，壊死を主病変とし，進行性の筋力低下，筋萎縮を呈する遺伝性の筋疾患のことである.

A. デュシェンヌ型筋ジストロフィー（Duchenne muscular dystrophy: DMD）

筋ジストロフィーの中で最も頻度が高く，人口10万人あたり3～5人といわれている．X染色体劣性遺伝形式をとる疾患であるため，基本的には男児のみに発症する．X染色体短腕（Xp21）のジストロフィン遺伝子の変異による．患者の母など女性保因者でも筋力低下などの症状を伴うことがある.

[症状]
処女歩行は遅れ，転びやすい，走れない，階段が昇れないなどの歩行に関係する症状で発症する．起立時に一度腹臥位となり，床に手をつき，臀部をあげ膝に手をあてて下肢をよじのぼるように起き上がるガワーズ（Gowers）徴候が認められる．歩行は体を左右に揺らすようにして歩く動揺性歩行を示す．幼児期から下腿の肥大に気が付かれていることも多い．知能は軽度から中等度低下を示す例もある．進行すると歩行不能となり，四肢関節拘縮，脊椎変形をきたす．心筋症，呼吸不全を呈し，昔は20歳までに死亡することも多かったが，人工呼吸器の普及，心不全に対する内服管理により，平均寿命は30歳以上に延長した.

[診断]
ジストロフィン遺伝子の欠失と重複をMLPA（multiplex ligation-dependent probe amplification）法で検出することで多くの症例が診断可能であるが，点変異は検出できないため，従来のように筋生検を必要とすることもある.

[検査所見]
血清CK値が数千U/Lと高値を示す．筋生検では筋線維の壊死と再生，結合組織の増加を認める．免疫組織化学的染色ではジストロフィンは筋線維膜で完全欠損している（図2-54a, b）.

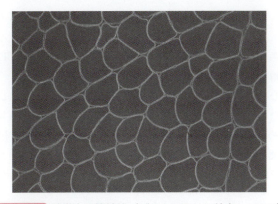

図 2-54a 健常人の筋線維（ジストロフィン染色，×200）
（齋藤豊和博士のご厚意による）

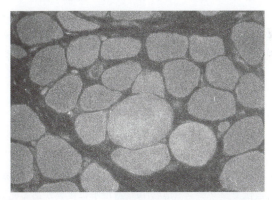

図 2-54b デュシェンヌ型筋ジストロフィーの筋線維：
ジストロフィンの完全欠損
（齋藤豊和博士のご厚意による）

［治療］

　呼吸，循環器，整形外科，理学療法など包括的な管理が必要とされる．ステロイド療法は進行抑制の有効性が証明された治療法であり，2014年のDMDの治療のガイドラインでも推奨されている．現在は短期効果しか証明されていないが，歩行期間の延長だけでなく，呼吸機能，側弯，心筋症予防への効果の報告もあることから副作用に注意して長期投与されることもある．呼吸不全に対しては，早期からの呼吸リハビリテーションの導入が必要である．非侵襲的陽圧換気療法（NPPV）を適

切な時期に導入できるように定期的な肺活量，cough peak flow（CPF），最大強制吸気量（MIC），夜間の呼吸モニターなどのチェックが必要である．心筋症に対しても定期的な心エコーなどの検査が必要であり，心機能低下時はACE阻害薬，βブロッカーを開始する．

　呼吸不全，心不全に対する治療の進歩により寿命は延長したが，根本的な治療は未だ確立していない．近い将来に新しい治療の開発が期待され，新規創薬開発，治験を円滑に進めるために，2009年に本邦でDMD/BMDの患者情報登録システム（Remudy）の運用がはじまった．新規創薬開発を目的とした患者自身が登録する制度である．すでに治験がはじまっており，今後の治療開発に期待したい．

B．ベッカー型筋ジストロフィー（Becker muscular dystrophy: BMD）

　X連鎖劣性遺伝形式でジストロフィン遺伝子に変異があるが，DMDと異なり，ジストロフィンが完全欠損しないため，症状が軽く15歳を過ぎても歩行可能とされる．小児期から歩行障害があることもあるが，成人になってもごく軽度の筋力低下しかない軽症例もあり，症状はさまざまである．四肢筋力低下でなく，心不全で初発することもあり，心機能の定期的な観察が必要となる．呼吸障害はDMDに比し軽度である．

C．先天性筋ジストロフィー（congenital muscular dystrophy）

　筋ジストロフィーの中で，乳児期から発症する．本邦では福山型と非福山型に大別される．

ⅰ）福山型筋ジストロフィー（Fukuyama type congenital muscular dystrophy）

　常染色体劣性遺伝でフクチン（*fukutin*）遺伝子に変異がある先天性筋ジストロフィーである．

［臨床症状］

　新生児期あるいは乳児期早期から哺乳不良や頚定の遅れ，運動発達遅滞，近位筋優位の筋力低下，筋緊張低下を認める．顔面筋罹患のため，表情に乏しく口は開きふっくらとした頬といった特徴的顔貌を示す．中等度以上の知的障害を示し，てんかんの合併も多い．緩徐に進行し10歳代で完全臥床となる．誤嚥，呼吸不全，心不全が予後を左右し，20歳代で死亡する例が多いが，合併症の管理により40歳を超える例もある．

［診断］

　フクチン遺伝子の遺伝子検査が必要である．

[検査所見]

血清 CK 値は高値，頭部 MRI では多小脳回，T2 強調画像で白質の高信号を示す．

[治療]

根本的な治療はない．リハビリテーションでの拘縮予防，呼吸リハビリテーション，NPPV の導入が必要であるが，精神発達遅滞があることから導入困難なこともある．

筋ジストロフィー協会での患者登録制度がはじまっている．

D．肢体型筋ジストロフィー（limb-girdle muscular dystrophy: LGMD）

四肢筋力低下があるが，診断がつかない筋ジストロフィーを肢体型筋ジストロフィーとしていた．原因遺伝子が判明してきたことから分類は大きく変わった．常染色体優性遺伝形式をとるものを LGMD1，常染色体劣性遺伝形式をとるものを LGMD2 と分類され，遺伝子座が判明した順にアルファベットで分類されている．すべての遺伝子が解明されてはおらず，原因が判明しない例も多い．病型によって呼吸不全，心筋症の合併の頻度は異なる．

頻度の多い疾患についてのみ記載する．

ⅰ）LGMD2A（カルパイン3欠損）

カルパイン3遺伝子（$CAPN3$）遺伝子異常による．小児から成人発症までさまざまである．高 CK 血症を認める．心肺機能は保たれることが多い．筋病理では分葉線維（lobulated fiber）を多数認める．

ⅱ）LGMD2B（ジスフェリノパチー）

遠位型筋ジストロフィー（三好型）と同じジスフェリン遺伝子（$DYSF$）の変異により生じるためジスフェリン異常症ともよばれる．血清 CK 値は高値を示し，筋病理では免疫組織学的染色でジスフェリンが欠損している．

ⅲ）LGMD2C-2F（サルコグリカノパチー）

筋細胞膜にあるサルコグリカン複合体の欠損による．サルコグリカン複合体は異なった遺伝子にコードされる α，β，γ，δ の4つのサブユニットからなるジストロフィン結合蛋白である．DMD に似て下腿の偽性肥大を認めることがある．

E．筋強直性ジストロフィー（myotonic dystrophy: DM）

DM は成人で最も多い遺伝性筋疾患である．骨格筋以外にもさまざまな全身症状を示す．常染色体優性遺伝で，世代を経るごとに症状が重症化する表現促進現象を認める．原因遺伝子の違いにより DM1 と DM2 に分けられるが，本邦ではほとんどが DM1 である．

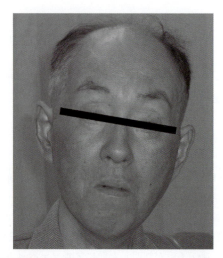

図 2-55 筋強直性ジストロフィー患者の顔貌

ⅰ）DM1

DMPK 遺伝子の 3' 非翻訳領域にある CTG 3 塩基の繰り返し配列の異常伸長が原因である．

[臨床症状]

筋強直とは筋収縮の後の弛緩相でも筋収縮が持続することである．手を強く握ったあとに手を開こうとしても手が開かない把握ミオトニア（grip myotonia），母指球筋をハンマーでたたくと筋が収縮するのが観察される叩打ミオトニア（percussion myotonia）が観察されやすい．遠位筋優位の筋力低下，胸鎖乳突筋や顔面筋も萎縮する．前頭部禿頭と顔面筋の筋力低下のために表情に乏しく，眼瞼下垂を伴う斧様顔貌といわれる特徴的な顔貌を認める（図 2-55）．筋力低下だけでなく，内分泌，免疫，循環器など多臓器が侵される．知能低下，病識に乏しい，不整脈（房室ブロックや心室性頻拍），白内障，前頭部脱毛，内分泌障害（糖尿病，甲状腺機能障害），悪性腫瘍の合併などがみられる．

[検査]

血清 CK 値は高値を示すが，DMD のように高くはない．HbA1c 高値，高血糖，甲状腺機能低下などを示すこともある．針筋電図ではミオトニア放電がみられ，急降下爆撃音と称される．心電図ではⅠ度の房室ブロックが多く認められる．ホルター心電図の定期的な施行により徐脈などの出現に注意する．無自覚の内に呼吸不全が進行することがあり，呼吸機能検査が必要である．

[診断]

特徴的な所見が多いため臨床診断が容易だが，確定診断は遺伝子診断である．

[治療]

根治的な治療はない．呼吸不全に対してはNPPVの導入，不整脈に対するペースメーカ挿入などが必要となることがあり，呼吸機能，心機能の定期的な評価が必要となる．2014年10月から患者情報登録（Remudy）が開始された．

F．遠位型ミオパチー（distal myopathy）

筋原性疾患では多くは近位筋優位に障害されるが，遠位筋から侵されることがあり，遠位型ミオパチーとよばれている．縁取り空胞を伴う遠位型ミオパチーとLGMD2Bと同じ遺伝子座の異常により生じる三好型遠位型筋ジストロフィー，眼咽頭型遠位型ミオパチーなどがある．

ⅰ）縁取り空胞を伴う遠位型ミオパチー（distal myopathy with rimmed vacuoles: DMRV）

若年成人で発症する常染色体劣性遺伝形式をとる疾患で，前脛骨筋の筋力低下を特徴とする．*GNE*（シアル酸の合成を触媒する酵素の1つ）遺伝子の変異によるため，GNE myopathyともよばれる．10歳代から40歳代までに発症することが多く，初発症状はつまずくなどの歩行の異常からはじまることが多い．前脛骨筋が強く侵されるが，大腿四頭筋は侵されにくい．進行すると遠位筋だけでなく近位筋も侵されていき，10年程度で歩行不能となることが多いが，進行度にはばらつきが多い．

重症例で呼吸不全を生じることがあるため定期的な呼吸機能検査が望ましい．

[検査]

血清CK値は高値を示す．筋病理では縁取り空胞を伴った筋線維を認める．

[診断]

筋病理所見で縁取り空胞を伴う筋線維があり，他臨床症状が合えば，*GNE*遺伝子変異の検索を行う．

[治療]

根治的な治療はない．呼吸不全を伴えばNPPVの導入が必要となる．患者情報登録システム（Remudy）があり，治験が進行中である．

G．顔面肩甲上腕型筋ジストロフィー（facioscapulohumeral muscular dystrophy: FSHD）

顔面，肩甲，上腕が侵される，常染色優性遺伝の疾患である．4q35の欠失があるFSHD1が多い（FSHD2は4q35欠失がなく第18染色体にあるSMCHD1遺伝子の

変異による）．20〜30歳代で顔面の筋力低下から始まり，肩，上腕も侵されていく．翼状肩甲が特徴的である．症状に左右差があることが多く，病状や進行には個人差がある．確定診断にはDNA診断が必要である．血清CK値は正常から軽度高値を示す．心機能障害を合併することは少ないとされている．呼吸機能についても定期的な検査が必要であり，呼吸リハビリテーション，NPPVの導入が必要となる．

II ミトコンドリア病

　ミトコンドリアはエネルギー代謝にかかわる重要な小器官である．ミトコンドリア内膜の電子伝達系により生命活動に必須なエネルギー源であるATPが産生される．ミトコンドリア病はエネルギー産生障害による細胞機能の低下による．ミトコンドリアはあらゆる細胞に存在することから，さまざまな臓器由来の症状（中枢神経，心臓，眼，肝臓，骨格筋など）が生じる．

　ミトコンドリア病は，核DNA上の遺伝子変異に由来する場合とミトコンドリアDNAの異常に由来する場合がある．

　検査所見では，血液・髄液中の乳酸の異常高値，同時測定されたピルビン酸との比（乳酸/ピルビン酸比）が20以上では病的意義があるとされている．筋病理ではGomori Trichrome変法染色で増加した異常ミトコンドリアが赤色ぼろ線維（ragged-red fiber）として認められ，病型によってはコハク酸脱水素酵素（succinate dehydrogenase: SDH）染色で濃染する血管SSV（strongly SDH-reactive vessel）が認められる．遺伝子検査で診断がつく例もある．治療としては水溶性ビタミン剤，コエンザイムQ10などを使用するが，根治的治療はない．

　臨床症状による分類の三大病型の特徴を示す．

1．慢性進行外眼麻痺（chronic progressive external ophthalmoplegia: CPEO）

　ミトコンドリア病のなかで外眼筋麻痺を伴うミトコンドリア病をCPEOとよぶが，それに加えて，網膜色素変性，心伝導障害を伴う例をカーンズ・セイヤー（Kearns-Sayre）症候群とよぶ．

　発症は小児から成人まで幅があるが，20歳ごろまでに発症することが多い．他に筋力低下，低身長，難聴，小脳症状，内分泌障害などさまざまな症状を伴う．

2．高乳酸血症，卒中様症状を伴うミトコンドリア病（mitochondrial myopathy, encephalopathy, lactic acidosis, and strokelike episodes: MELAS）

　脳卒中様発作，高乳酸血症を特徴とする．小児期発症が多いが成人発症もある．ミトコンドリア遺伝子点変異3243A→GがMELASの約80％の患者で認められる．低身長，筋力低下，難聴，糖尿病などを合併し，脳卒中様症状を示す．卒中様症状では突然に起こる頭痛，嘔吐，けいれん，意識障害などを伴う．筋病理では赤色ぼ

ろ線維と SSV が認められることが多い．
3．**赤色ぼろ線維を伴うミオクローヌスてんかん**（myoclonus epilepsy associated with ragged-red fibers: MERRF）

　進行性ミオクローヌスてんかんを主徴とするミトコンドリア脳筋症のことである．ミオクローヌスを初発症状とし，進行するとてんかんや小脳失調，筋力低下，知能低下，難聴などがみられる．

Ⅲ 多発筋炎（polymyositis: PM），皮膚筋炎（dermatomyositis: DM）

　自己免疫機序によって筋線維が障害される疾患である．血清 CK 値の上昇を認め，筋病理では炎症細胞浸潤と筋線維の壊死再生像を認める．膠原病に合併する筋炎や悪性腫瘍を有する筋炎もある．皮膚症状のある例を DM，ない例を PM としていたが，PM の確定診断のためには，筋線維表面の MHC class I 抗原の発現と非壊死線維周縁に CD8 陽性リンパ球浸潤を確認することが必須となった．DM では筋束周縁に萎縮線維がみられる perifascicular atrophy が診断的価値が高い．近年さまざまな筋炎特異自己抗体が発見されている．

[症状]

　近位筋の筋力低下を生じることが多い．DM では皮膚症状を伴う．手指関節の伸側の紅色丘疹〔ゴットロン（Gottron）徴候〕や上眼瞼に出現する紫紅色の浮腫性腫脹（ヘリオトロープ疹）がある．その他の全身性合併症としては，間質性肺炎がある．悪性腫瘍は DM に多く合併する．

[検査所見]

　血清 CK 値は多くの例で高値を示す．炎症反応として赤沈，CRP が高値を示すこともある．

　針筋電図では随意収縮時はミオパチー変化と安静時には脱神経を示す fibrillation potential や positive sharp wave を認める．

　骨格筋 MRI は炎症部位が T2 強調画像や脂肪抑制画像で高信号を示すため，病理診断のための生検部位の選択に有用である．

　筋病理では筋線維の壊死・再生像と炎症細胞浸潤を認める．

[治療]

　副腎皮質ステロイドが第 1 選択となる．通常は体重 1 kg あたり 1 mg より開始し，血清 CK 値，筋力低下の改善などを目安としながら，1〜2 ヵ月維持した後に，ゆっくりと減量していく．ステロイドの副作用として糖尿病，骨粗鬆症，易感染性に注意が必要である．治療抵抗性の症例には，メチルプレドニゾロンを用いたパルス療法を行うことがある．ステロイド抵抗性，ステロイド減量中の再発するような症例

では，免疫抑制薬が使用される.

〈参考文献〉
1) 埜中征哉. 臨床のための筋病理. 第4版. 東京: 日本医事新報社; 2011.
2) 内野　誠, 監. 青木正志, 編. 筋疾患診療ハンドブック. 東京: 中外医学社; 2013.

〈大熊　彩〉

L．その他の筋疾患:
神経筋接合部疾患，周期性四肢麻痺

I 重症筋無力症

【疾患概念・病因・病態】

　重症筋無力症（myasthenia gravis：MG）は神経筋接合部の後シナプス膜に存在するニコチン作動性アセチルコリン受容体（Ach-R）など，いくつかの標的抗原に対する自己抗体により，神経筋伝達が障害される自己免疫疾患である．

　重症筋無力症のうち約15％を占める血清抗Ach-R抗体陰性例（seronegative MG）の一部に抗MuSK抗体が認められることがある．図2-56にMGと胸腺，抗Ach-R抗体，神経筋接合部との関連を模式図で示した．近年，免疫療法の改善が進み，重症筋無力症の予後が改善しているが，成人発症重症筋無力症では完全寛解は得難

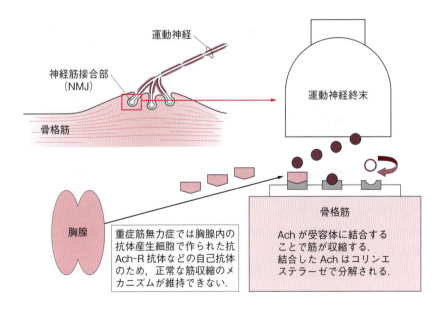

図 2-56 重症筋無力症と神経筋接合部，胸腺の関係

表 2-24 重症筋無力症の診断基準（特定疾患）

1. 自覚症状
   (a) 眼瞼下垂 (b) 複視 (c) 四肢筋力低下 (d) 嚥下困難 (e) 言語障害 (f) 呼吸困難 (g) 易疲労性 (h) 症状の日内変動
2. 理学所見
   (a) 眼瞼下垂 (b) 眼球運動障害 (c) 顔面筋筋力低下 (d) 頚筋筋力低下 (e) 四肢・体幹筋力低下 (f) 嚥下障害 (g) 構音障害 (h) 呼吸困難 (i) 反復運動による症状増悪（易疲労性），休息で一時的に回復 (j) 症状の日内変動（朝が夕方より軽い）
3. 検査所見
   (a) エドロホニウム（テンシロン）試験陽性（症状軽快）
   (b) 反復刺激試験陽性（waning 現象）
   (c) 血中抗アセチルコリンレセプター抗体陽性
4. 鑑別診断
   眼筋麻痺，四肢筋力低下，嚥下・呼吸障害をきたす疾患はすべて鑑別の対象になる．イートン・ランバート（Eaton-Lambert）症候群，筋ジストロフィー〔ベッカー（Becker）型，肢帯型，顔面・肩甲・上腕型〕，多発性筋炎，周期性四肢麻痺，甲状腺機能亢進症，ミトコンドリアミオパチー，進行性外眼筋麻痺，ギラン・バレー症候群，多発性神経炎，動眼神経麻痺，トロサ・ハント（Tolosa-Hunt）症候群，脳幹部腫瘍・血管障害，脳幹脳炎，単純ヘルペス・その他のウイルス性脳炎，脳底部髄膜炎，側頭動脈炎，ウェルニッケ脳症，リー脳症，糖尿病性外眼筋麻痺，血管炎，神経ベーチェット病，サルコイドーシス，多発性硬化症，急性播種性脳脊髄炎，フィッシャー症候群，先天性筋無力症候群，先天性ミオパチー，ミオトニー，眼瞼けいれん，開眼失行
5. 診断の判定
   確実例: 1. 自覚症状の1つ以上，2. 理学所見 (a)～(h) の1つ以上と (i), (j), 3. 検査所見 (a), (b), (c) の1つ以上が陽性の場合
   疑い例: 1. 自覚症状の1つ以上，2. 理学所見 (a)～(h) の1つ以上と (i), (j), 3. 検査所見 (a), (b), (c) が陰性の場合

いので長期治療が必要になる．有病率は人口10万当たり約11人とされている．

【症状】

重症筋無力症では眼症状（眼瞼下垂，複視など），球症状（嚥下障害，構音障害），四肢の筋力低下，呼吸障害などが出現する．胸腺腫や他の内科疾患を合併する可能性がある．

日内変動を伴う筋の易疲労性を特徴とする．運動に伴う骨格筋の筋力低下は休息により回復する．特定疾患の診断基準を表 2-24 に，MGFA 重症度基準を表 2-25 に示した．症状が眼症状のみに留まる眼筋型は年少者に多い．成人では主に全身型を呈し，中年に多く，女性では30歳代に，男性では50歳代にピークがあり，胸腺腫合併例は男性に多い．

表 2-25 MGFA（Myasthenia Gravis Foundation of America）重症度分類

Class 0	無症状
Class I	眼筋筋力低下．閉眼の筋力低下があってもよい．他のすべての筋力は正常．
Class II	眼筋以外の軽度の筋力低下．眼筋筋力低下があってもよく，その程度は問わない．
IIa	主に四肢筋，体幹筋，もしくはその両者をおかす．それよりも軽い口咽頭筋の障害はあってもよい．
IIb	主に口咽頭筋，呼吸筋，もしくはその両者をおかす．それよりも軽いか同程度の四肢筋，体幹筋の筋力低下はあってもよい．
Class III	眼筋以外の中等度の筋力低下．眼筋筋力低下があってもよく，その程度は問わない．
IIIa	主に四肢筋，体幹筋，もしくはその両者をおかす．それよりも軽い口咽頭筋の障害はあってもよい．
IIIb	主に口咽頭筋，呼吸筋，もしくはその両者をおかす．それよりも軽いか同程度の四肢筋，体幹筋の筋力低下はあってもよい．
Class IV	眼以外の筋の高度の筋力低下．眼症状の程度は問わない．
IVa	主に四肢筋，体幹筋，もしくはその両者をおかす．それよりも軽い口咽頭筋の障害はあってもよい．
IVb	主に口咽頭筋，呼吸筋，もしくはその両者をおかす．それよりも軽いか同程度の四肢筋，体幹筋の筋力低下はあってもよい．
Class V	気管内挿管された状態．人工呼吸器の有無は問わない．通常の術後管理における挿管は除く．挿管がなく経管栄養のみの場合はIVbとする．

【診断】
1）眼症状：眼瞼下垂，複視など
2）筋力低下：四肢・前頚筋など
3）構音障害，嚥下障害
4）呼吸障害など
5）その他：胸腺腫の合併，甲状腺機能亢進症，膠原病などの合併

いずれも，①易疲労性：骨格筋の筋力が運動の反復により低下すること，②日内変動：夕方に症状が増悪すること，が特徴である．

【検査所見】
1）エドロホニウム（アンチレックス）試験

エドロホニウム試験で陽性を示す．コリンエステラーゼ阻害薬であるエドロホニウムの静注により，重症筋無力症の症状が一過性に軽快する．

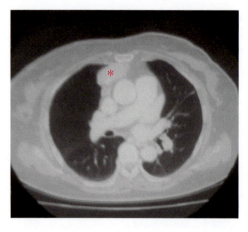

図 2-57 重症筋無力症の胸部 CT 像
胸腺腫の合併を認める．
＊：胸腺腫

2）電気診断
2-ⅰ）反復刺激試験
3 Hz の反復刺激試験で眼輪筋・鼻筋・僧帽筋・三角筋などの誘発筋電図で漸減現象 waning を認める（165 頁参照）．
2-ⅱ）単線維筋電図（single fiber EMG: SFEMG）
単線維筋電図ではジッター（Jitter）現象を認める．
3）血清抗 Ach-R 抗体陽性，抗 MuSK 抗体陽性
血清抗 Ach-R 抗体陽性を約 8 割に認める．眼筋型では抗 Ach-R 抗体が陰性のことも多い．抗 Ach-R 抗体価と疾患の重症度とは必ずしも相関しないが，胸腺腫例では高値を認めることがある．血清抗 Ach-R 抗体陰性例のうち，抗 MuSK 抗体が陽性であれば，重症筋無力症である可能性が高い．なお，胸腺腫例では抗 MuSK 抗体は陰性である．なお，血清抗 Ach-R 抗体と抗 MuSK 抗体のいずれもが陰性の double-seronegative MG が存在する．
4）胸部 CT・MRI
重症筋無力症の約 2〜3 割に胸腺腫の合併を認める（図 2-57）．
5）アイスパック試験陽性
冷凍したアイスパックを上眼瞼に 3 から 5 分間，当てた後に，眼瞼下垂が改善する場合にはアイスパック試験陽性とする．

【治療】
1）治療の原則
成人の重症筋無力症の治療の原則は，免疫療法を主体として，他の治療法を補助的に組み合わせて行うように変わりつつある．現在では，1）基本的に胸腺腫合併例

では胸腺摘除術の適応がある．2）非胸腺腫合併例の全身型重症筋無力症では，早期から免疫療法を主体に治療を行い，胸腺摘除術の適応がある一部の症例では胸腺摘除術の適応も検討する．

経口免疫療法としては，副腎皮質ホルモン（ステロイド），免疫抑制薬，特にカルシニューリン阻害薬（タクロリムス，シクロスポリン）を用いる．非経口免疫療法としては，免疫グロブリン静注療法（IVIg），血漿浄化療法（血漿交換，血漿吸着療法など），ステロイドパルス療法がある．補助的薬剤として，コリンエステラーゼ阻害薬を用いる．

2）クリーゼ（crisis, 急性増悪）の治療

重症筋無力症の急性増悪であり，呼吸管理が重要である．重症筋無力症では，急性増悪による筋力低下をきたし，呼吸筋障害を伴う場合は人工呼吸器管理が必要である．コリンエステラーゼ阻害薬は投与しない．血漿浄化療法，大量免疫グロブリン静注療法（IVIg）が行われる．

3）治療上の注意点

経口ステロイド長期服用では骨粗しょう症や胃潰瘍，糖尿病などの合併がみられるので注意する．また，経口ステロイド投与の初期に，一過性の症状の増悪を認めることがある〔初期増悪（initial worsening）〕．

重症筋無力症では症状の増悪因子として，感染症，手術，外傷，妊娠・出産，精神的ストレスなどが関与するので注意を要する．また，神経筋伝達を阻害する薬剤は重症筋無力症では症状を増悪させる．キニーネ，キニジン，プロカインアミド，リドカイン，フェニトイン，アミノグリコシド系抗生物質，ポリペプチド系抗生物質，ニューキノロン系抗菌薬，モルヒネ，バルビツール酸，精神安定剤，睡眠導入剤，D-ペニシラミン，ボツリヌス毒素，ヨード剤などが重症筋無力症の症状を増悪させる薬剤として知られている．

4）ガイドライン

治療指針には，2014年に日本神経学会などが作成したガイドラインがある．（重症筋無力症診療ガイドライン2014. 日本神経学会のホームページから閲覧が可能である．http://www.neurology-jp.org/guidelinem/mg.html）

なお，重症筋無力症，特に成人の非胸腺腫例の全身型重症筋無力症の治療方針の原則については，従来からの胸腺摘除術と高用量経口ステロイド大量投与を主体とした治療法から，カルシニューリン阻害薬と可能な限り少量の経口ステロイド投与（経口プレドニゾロン5 mg/日以下を目標）を中心とする治療法に変遷しつつある．また，症状の増悪時の治療も免疫グロブリン静注療法（IVIg）の保険適応が認められたことで変遷しつつある．

【予後】
　成人発症重症筋無力症では完全寛解は得難いので長期治療が必要になる．免疫抑制薬による治療法，クリーゼの治療法の進歩で従来に比べて改善している．

〈参考文献〉
1）日本神経学会．重症筋無力症診療ガイドライン 2014. http://www.neurology-jp.org/guidelinem/mg.html
2）水野美邦，編．神経内科ハンドブック―鑑別診断と治療．第4版．東京：医学書院；2010.

II 筋無力症様症候群（ランバート・イートン症候群，Lambert-Eaton syndrome：LEMS）

【疾患概念】
　LEMS は稀な疾患ではあるが，下肢に強い筋力低下と自律神経症状を認める神経筋接合部疾患であり，傍腫瘍神経症候群（paraneoplastic syndrome）の1つとして重要である．傍腫瘍神経症候群は悪性腫瘍患者全体の 0.01 から1％に生じると考えられている，まれな病態である．LEMS の約 80％に P/Q 型電位依存性カルシウムチャネル（voltage-gated calcium channel：VGCC）に対する自己抗体を認め，LEMS の 60％で肺小細胞癌（small cell lung carcinoma：SCLC）を合併する．

【病因・病態】
　神経終末からのアセチルコリンの放出が障害され，筋力低下や自律神経障害などの症状が出現する．血液中の抗 P/Q 型 VGCC 抗体が運動神経終末のシナプス前膜に存在する PQ 型 VGCC に結合し，その数を減少させるために，上記の症状が出現する．

【症状】
　発症年齢は平均 62 歳であり，中高年の男性に多い（男性が 3/4 を占める）．肺小細胞癌の合併を約 60％に認める．症候学的には，LEMS 症状のほとんどは下肢近位筋の筋力低下と口渇，陰萎などの自律神経症状で発症する．肺小細胞癌の合併例の一部に小脳失調（paraneoplastic cerebellar degeneration with LEMS：PCD-LEMS）がみられる．脳神経領域の症状は稀である．反復動作で筋力は強くなるが，その後，再び低下する．

【検査所見】
　1）電気診断
　安静時の CMAP の振幅が低いこと，低頻度の反復刺激試験では漸減（waning）を認めるが，高頻度（20 Hz）の反復刺激試験では漸増（waxing）を認める．
　2）血液中の VGCC の検出
　LEMS の約 80％に P/Q 型 VGCC に対する自己抗体を認める．

3）傍腫瘍神経症候群：全身の腫瘍の検索

LEMSの60％で肺小細胞癌を合併する．

【治療・予後】

治療の原則は，悪性腫瘍，特に肺小細胞癌の発見とその治療である．肺小細胞癌を治療して根治すると，LEMSの症状も改善する．塩酸グアニジン，3,4-ジアミノピリジンは神経終末でのアセチルコリンの分泌を促進するので，対症的に使用されることがあるが，わが国の健康保険の適応外である．予後は，悪性腫瘍，特に肺小細胞癌の発見とその治療効果に依存する．血漿交換療法，ガンマグロブリン療法が行われることもある．

〈参考文献〉
1）本村政勝．自己免疫性神経筋接合部疾患の病態と治療．臨床神経．2011; 51: 872-6.
2）水野美邦，編．神経内科ハンドブック―鑑別診断と治療．第4版．東京：医学書院；2010.

III 周期性四肢麻痺

【疾患概念・病態・病因】

周期性四肢麻痺は骨格筋の弛緩性麻痺を発作性に不規則に繰り返す疾患群である．一次性（家族性）のものと二次性のものがある（表2-26）．発作時の血清カリウム値によって分類するが，多くは低カリウム性（まれに正カリウム性・高カリウム性）である．なお，正カリウム性・高カリウム性のものは同じ遺伝子異常であることから，現在は低カリウム性と高カリウム性に分類することが多い．

二次性のもので，低カリウム性の場合は，特に若年男性では甲状腺機能亢進症を伴うことが多い．

【症状】

四肢の弛緩性麻痺を発作性に不規則に繰り返す．一般に，周期性四肢麻痺では典

表 2-26 周期性四肢麻痺の分類

低カリウム性	高カリウム性
一次性（家族性）	一次性（家族性）
二次性	二次性
甲状腺機能亢進症	腎不全
原発性アルドステロン症	アジソン（Addison）病
薬剤（利尿剤など）の影響	薬剤性（抗アルドステロン薬投与）
バーター（Bartter）症候群	カリウム過剰投与
腎尿細管性アシドーシス	
その他のカリウム喪失性疾患	

表 2-27 一次性低カリウム性・高カリウム性四肢麻痺の特徴のまとめ

	低カリウム性	高カリウム性
遺伝形式	常染色体優性	常染色体優性
遺伝子（遺伝子座）	CACNL1A3（1q32）が80%を占める	SCN4A（17q13.1-q25.3）
発症年齢	0〜20歳	10歳以前
性差	男性に多い	男女同じ
発作持続時間	数時間から数日	1時間程度
通常の発作開始時間帯	夜間，早朝に多い	朝食前に多い
誘発する生活因子	炭水化物の多い食事 激しい運動の後 ストレス その他	カリウムを多く含む食事 空腹 寒冷 激しい運動の後 ストレス 妊娠 その他

型的には呼吸や嚥下は障害されず，麻痺が長期間遷延することは少ない．血清カリウム濃度の異常により心電図の変化をみるが，心機能に異常をきたすことはまれである．低カリウム性では，麻痺は，夜間，早朝におきやすい．運動や炭水化物を大量に摂取したのちにおこしやすい．高カリウム性ではカリウム負荷，寒冷，ストレスなどが発作誘発因子である．高カリウム性のものではミオトニーやパラミオトニーを伴うことがある．表2-27に一次性低カリウム性周期性四肢麻痺と一次性高カリウム性周期性四肢麻痺の特徴をまとめた．

【検査】
1）血液検査
ⅰ）発作時の血清カリウムの測定
　　低カリウム性の場合：0.9〜3.0 mEq/L
　　高カリウム性の場合：5.0 mEq/L 以上
ⅱ）血漿 TSH, free T3, free T4
　　甲状腺機能亢進症に伴う場合はその治療が必要になる．
ⅲ）血清 CK 値：他のミオパチーの鑑別に重要となりうる
　　低カリウム性：通常は正常範囲
　　高カリウム性：軽度の上昇を示すことがある．

2）心電図
血清カリウムの異常を伴うので12誘導の心電図が必要である．
　3）その他
一次性の場合は，遺伝子検査．

【治療】
　1）一次性周期性四肢麻痺の発作時の治療
　低カリウム性周期性四肢麻痺ではカリウム製剤の経口投与を行う．カリウムの経静脈的投与については不整脈の誘発・心停止などをおこすことがあるので注意する．高カリウム性周期性四肢麻痺の治療では，発作開始時に炭水化物食やブドウ糖を経口摂取させることがある．高カリウム血症による致死的な不整脈を防ぐ目的で，重大な心電図の変化があるときはカルシウム製剤（グルコン酸カルシウム）の投与を行う．
　2）一次性周期性四肢麻痺の非発作時の治療
　炭酸脱水素酵素阻害薬アセタゾラミドの予防内服が一般的である．
　3）二次性周期性四肢麻痺の非発作時の治療
　原疾患の治療を行う．

【甲状腺機能亢進症による二次性低カリウム性周期性四肢麻痺】
　甲状腺機能亢進症による二次性低カリウム性周期性四肢麻痺（thyrotoxic periodic paralysis）は二次性周期性四肢麻痺に分類される．東洋人に多い．
　圧倒的に男性，特に若年者に多い．わが国では周期性四肢麻痺の約半数（41〜56％）が本症であり，一次性のものは約6％と少ない．症状からは，甲状腺機能亢進症を伴わない，他の低カリウム性周期性四肢麻痺と区別できない．通常，下肢から始まる弛緩性麻痺で脳神経支配の筋の脱力や呼吸筋の障害を伴うことは稀である．ミオトニアや感覚障害を伴うことはない．通常は甲状腺機能亢進症の重症度と本症とは関連はない．機序は明らかでないが，細胞内のカリウムの減少，細胞膜透過性の変化などが推定されている．治療は，1）甲状腺機能亢進症の治療，2）発作時はKの経口投与，3）誘因の除去（糖質の大量摂取を避ける）による．甲状腺機能の治療により改善する．

【その他】
　1）生活指導
　発作を予防するための生活指導が必要である．高カリウム性，低カリウム性ともに，激しい運動，寒冷を避ける．低カリウム性では低炭水化物で高カリウム食を摂る．高カリウム性では高炭水化物で低カリウム食を摂るようにし，できるだけ空腹にならないようにする．

2）全身麻酔時の注意

高カリウム性，低カリウム性ともに．全身麻酔による悪性高体温症（malignant hyperthermia）の発症の可能性があるので，全身麻酔を行う際には，麻酔科医に危険性を伝えて慎重に実施する．

〈参考文献〉
1）水野美邦, 編. 神経内科ハンドブック, 鑑別診断と治療. 第4版. 東京: 医学書院; 2010.

〈原　元彦〉

M. 小児神経疾患

I 小児の発達

　出生後，1〜8歳にかけてシナプス形成がおこることから，運動・知能・言語などの発達がみられ，発達の指標としてデンバー・スケールⅡが近年では用いられる方向にある（図2-58a）．また発達に伴い姿勢調節・自動運動は変化し，種々の反射も変化する（図2-58b）．

表 2-28a 神経発達よりみた反射と運動発達

中枢神経系の成熟レベル	該当レベルでみられる反射および反応	運動発達	月齢
脊髄	手の把握反射 陽性支持反応 逃避反射 交叉伸展反射 歩行反射 定位反射（placing reflex）	腹臥位 背臥位	新生児
脊髄-橋	対称性緊張性頸反射 非対称性緊張性頸反射 緊張性迷路反射 モロー（Moro）反射		2カ月
中脳 （立ち直り反射）	頸立ち直り反射 軀幹立ち直り反射 迷路性立ち直り反射 視性立ち直り反射 ランドー（Landau）反射 パラシュート反射[1)2)]	四つんばい 座位	6カ月 9〜10カ月
大脳皮質 （平衡反応）	腹臥位および背臥位における傾斜反応 とびはね反応（hopping reaction） シーソー反射（see-saw reflex）	つかまり立ち つたい歩き 歩行 走る	12カ月 14カ月 2歳

1) 一括して自動反応（automatic reaction）にまとめている人もいる．
2) 皮質の反応としている人もいる．

（前川喜平．小児科学．第7版．東京：文光堂；1998）

表 2-28b　小児期に特徴的な主な反射

1. 原始反射（すべて新生児期から存在）
   a. 自動歩行〔stepping（walking）reflex〕
      腋下で垂直に支えて足を床につけ身体を前に少し傾けると，歩くように下肢を交互に屈曲伸展させる．6週までに消失．臨床的意義不明．
   b. モロー反射（Moro reflex）
      背臥位で頭を30°持ち上げて急に落とすと，両上肢を開排伸展し前方に挙上．その後，両上肢を内転させる．肘，指関節は軽度屈曲．指は開扇．通常4カ月，遅くとも6カ月までに消失．
   c. 探索反射（rooting reflex）
      口唇，頰に指で軽く触れると，口を開いて頭を回し刺激物を口でとらえようとする．通常6カ月までにはっきりしなくなるが，8カ月までに消失．
   d. 吸啜反射（sucking reflex）
      口の中に指を入れると吸いついてくる．12カ月まではわずかに残存する．
   e. 手の把握反射（palmar grasp reflex）
      手掌を圧迫すると握ってくる．4カ月までに消失．
   f. 足の把握反射（plantar grasp reflex）
      足底の趾のつけ根を圧迫すると足趾が屈曲してくる．独歩開始前後（10～12カ月）までに消失．

2. 姿勢反射
   a. 交叉伸展反射（crossed extension reflex）
      一側の膝をおさえ下肢を伸展位にして足底を刺激すると，他側の下肢がまず屈曲し次いで伸展，内転して交叉してくる．足趾は開扇する．新生児期から出現し，5カ月までに消失．
   b. 緊張性頸反射（tonic neck reflex：TNR）
      顔の向いている側の四肢を伸展させ反対側の四肢を屈曲させる反射．対称性と非対称性があり，乳児では主に非対称性緊張性頸反射（asymmetrical tonic neck reflex：ATNR）がみられる．新生児期から出現し，6カ月以降はっきりしなくなる．
   c. 頸立ち直り反射（neck righting reflex）
      背臥位で頭を一側に回すと，身体全体が同じ方向について回るもので，新生児期にすでに認められる．5～6カ月になると肩，次いで体幹（骨盤）というように分節的に身体が回転するようになる．6～10カ月で最強，以後減弱する．したがって，6～10カ月でまったくみられない場合，異常が疑われる．
   d. パラシュート反応（parachute reaction）
      軀幹をもって垂直に支え急に前下方に身体を倒すと，上肢を頭のほうへ伸展し支えようとするような肢位をとる．指は開扇伸展する．出現し始めるのは，前方6～7カ月，側方8カ月，後方10～12カ月である．それぞれの月齢でまったくみられない場合，異常が疑われる．

（宮本信也．NEW 小児科学．第2版．東京：南江堂；2003）

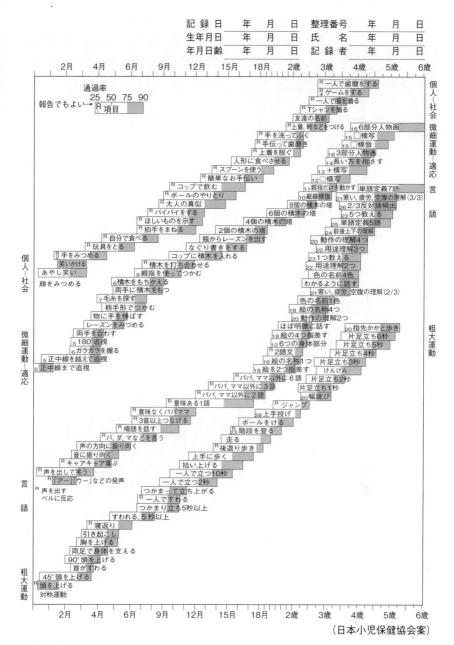

図 2-58a デンバー・スケール II 記録票

(上田礼子. 日本版デンバー式発達スクリーニング検査－改訂版による)

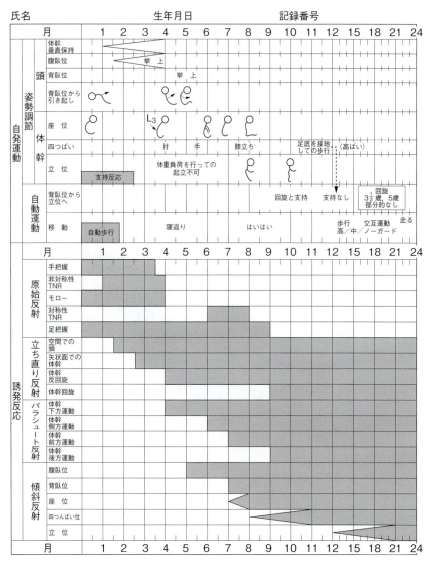

図 2-58b ミラニ・コンパレッティー（Milani-Comparetti）の発達評価チャート

　乳幼児の運動発達の目安は，3～4カ月で首がすわり，5～7カ月で寝返りし，6～8カ月でお座りし，9～10カ月でつかまり立ちをし，12～15カ月で歩き始め，2歳で走り，3歳で片足立ちし，4歳で片足とびをし，5歳でスキップする．またモロー反射などの原始反射は，4カ月以内に減弱または消失し，パラシュート反射などの中

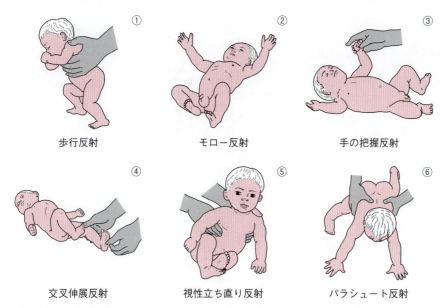

①歩行反射　②モロー反射　③手の把握反射
④交叉伸展反射　⑤視性立ち直り反射　⑥パラシュート反射

図 2-58c　乳児の反射

(前川喜平. 小児科学. 第 7 版. 東京: 文光堂; 1998)

脳レベルの立ち直り反射が出現し，5～12 カ月ごろ目立ち，2～5 歳で消失する．（表 2-28a, b，図 2-58c）

II　小児の神経疾患

「発達の遅れ」には，1) 運動発達優位の遅れ，2) 精神発達優位の遅れ，3) 運動および知的発達の遅れがあり，それぞれ 1) には脳性麻痺や先天異常や神経・筋疾患やフロッピーインファント，2) には発達障害や知的障害（精神遅滞），3) には精神運動発達遅滞や重症心身障害がある．

ここでは小児の神経疾患のうち，代表的な疾患に限定して述べる．

A．フロッピーインファント（floppy infant）

「フロッピーインファント」は筋緊張が低下した乳児の総称であり，筋力低下が基礎にある疾患としては脊髄性筋萎縮症・筋ジストロフィー・ミオパチー・ニューロパチーなどがあり，発達障害が基礎にある疾患としては脳性麻痺やダウン（Down）症候群などの先天異常・染色体異常が含まれる．さらに全身性の異常か，神経系の異常か，筋の異常かを検討し鑑別し，基礎疾患に対応する治療を行う（図 2-59）．

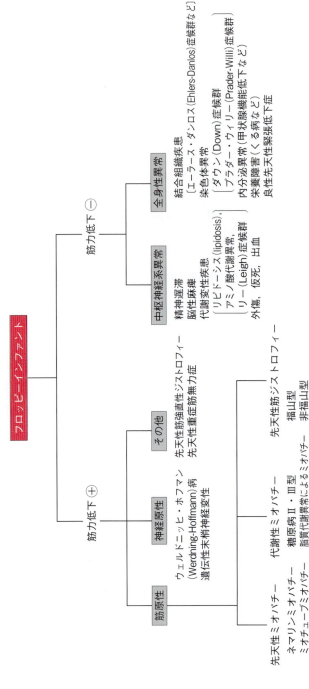

図 2-59 フロッピーインファントの鑑別診断

(埜中征哉. 小児科学. 第 2 版. 東京: 医学書院; 2002 より改変)

表 2-29　脳性麻痺の分類と原因

生理学的	局所学的	病因的（頻度%）	杉本らの経験例*
痙性型	単麻痺	出生前（44%）（胎生早期）	1. 遺伝・脳発達障害（35%）
アテトーゼ型	片麻痺	胚子奇形発生	2. 脳血管障害（45%）
強剛型	四肢麻痺	遺伝子異常症候群	脳梗塞（14%）
失調型	両側片麻痺	染色体異常	早期産・脳室周囲高シグナル（18%）
混合型	対麻痺	脳奇形	脳出血（13%）
分類不能型		（胎生中・後期）	3. 中枢神経ウイルス感染（6%）
		子宮内感染，胎児・胎盤機能異常	4. 分娩時仮死（12%）
		分娩と出産（19%）	5. 原因不明（2%）
		子癇前症，出産合併症	
		分娩時（8%）	
		敗血症・中枢神経感染	
		仮死，未熟性	
		新生児期（5%）	
		髄膜炎，外傷，中毒	
		原因不明（24%）	

*杉本健郎，他．産婦人科の実験．1997; 46: 1133.

B．脳性麻痺（cerebral palsy）

【概念（厚生省脳性麻痺研究班 1968）】

「受胎から新生児（生後 4 週以内）までの間に生じた，脳の非進行性病変に基づく，永続的な，しかし変化しうる運動および姿勢の異常である」と定義されている．

【病因・病態】

最近頻度は増加傾向にあり，出生 1,000 あたり 2.0 である．原因は出生前の原因 44%で脳奇形・遺伝子異常・子宮内感染が含まれ，周産期の原因 27%で仮死・低体重・出産合併症，新生児期の原因 5%で外傷・感染症が含まれ，原因不明 24%である（表 2-29）．

【症状】

臨床病型には，痙性型・アテトーゼ型・強剛型・失調型・混合型などに分けられる．麻痺のタイプからは単麻痺・片麻痺・対麻痺・四肢麻痺がある．

【検査】

病歴聴取が最も重要であるが，頭部 CT，MRI，染色体検査，ウイルス検査などを行う．

【診断・鑑別】

症候的には，運動発達遅滞が最も多く，その他には体重増加不良，哺乳不良，姿

勢異常, 不随意運動がみられる.

　周産期の情報, 運動障害が脳に由来するかを十分吟味し, また精神遅滞や進行性の疾患を除外しつつ,「脳性麻痺」を診断する.

【治療】
　治療の基本は機能訓練であり, 近年のまとめでは, constraint induced movement therapy (CI療法) やボツリヌス療法を併用した機能訓練, ロボットアシスト下の訓練に有効な効果が得られていると報告されている.

C. 知的障害 (精神発達遅滞)

【概念】
　近年, より総合的な捉え方に変わり,「知的障害は, 発達期に発症し, 概念的, 社会的, 実用的領域における知的機能と適応機能 (スキル) 両面の欠陥を含む障害」と定義されている. 知的機能の欠陥や社会への適応の欠陥が発達期に発症することを基準として満たす必要がある. (米国知的・発達障害協会. 知的障害. 2009)

【病因】(表2-30)
　1) 出生前, 2) 周産期, 3) 出生後があり, さらにそれぞれは, 1) 出生前の病因としては, 先天性代謝異常/染色体異常など, 2) 周産期の要因としては, 分娩や出産, 3) 出生後の要因としては外傷性脳障害/脳感染症などがある. (米国知的・発達障害協会. 知的障害. 2009)

【症状】
　適応機能の欠陥として,
概念的領域では, 言語, 読み書き, 金銭などへの適応機能の障害
社会的領域では, 対人的スキル, 社会的責任, 体験の認識などへの適応機能の障害
実用的領域では, 身の回りの世話, 金銭の使用などへの適応機能の障害
がみられ, 運動の発達の遅れが最初に気付かれることが多い. 幼児期には言語の発達の遅れに気付かれることが多い.

　行動面では, 多動・寡動・注意集中困難や自傷・常同行動などがみられる.
　合併症では, てんかんが最も多い.

【診断】
　知的機能の基準: 知能指数 (IQ) が有意に低く, (70以下)
　適応面の基準: 概念的 (言語など) 社会的 (対人関係など) 実用的 (日常生活活動など) のスキルの標準化された尺度で, 有意に低い
　および年齢が18歳までであるのを含めて診断する.

表 2-30 知的障害の原因となる身体疾患

1. 染色体異常
    a. 常染色体異常：ダウン症候群，5p-症候群（猫なき症候群）など
    b. 性染色体異常：脆弱X症候群，ターナー（Turner）症候群など
2. 中枢神経系・頭蓋骨の奇形
    a. 脳の奇形：小頭症，脳梁欠損など
    b. 頭蓋骨の奇形：狭頭症
    c. 閉鎖の奇形：二分脊椎（髄膜瘤，髄膜脊髄瘤）
3. 神経皮膚症候群
    神経線維腫症〔フォン レックリングハウゼン（von Recklinghausen）病〕，結節性硬化症，スタージ・ウェーバー（Sturge-Weber）病など
4. 奇形症候群
    ソトス（Sotos）症候群（脳性巨人症），コルネリア・デ・ランゲ（Cornelia de Lange）症候群など
5. 代謝性疾患
    フェニルケトン尿症，ガラクトース血症，ハーラー（Hurler）症候群，ウィルソン（Wilson）病など
6. 内分泌疾患
    先天性甲状腺機能低下症（クレチン症），先天性副甲状腺機能低下など
7. 神経筋疾患
    福山型先天性筋ジストロフィー，デュシェンヌ（Duchenne）型筋ジストロフィー，先天性筋強直性ジストロフィー
8. 周産期に生じる脳障害
    低酸素性脳障害，頭蓋内出血，高ビリルビン血症など
9. 外傷・物理的要因
    頭部外傷，脳血管障害（モヤモヤ病）など
10. 毒物・薬物中毒
    胎児アルコール症候群，鉛中毒など
11. 中枢神経感染症
    先天性感染症（風疹，トキソプラズマなど），髄膜炎，脳炎など
12. てんかん
    点頭てんかん〔ウエスト（West）症候群〕，レンノックス・ガストー（Lennox-Gastaut）症候群など

疾患の最後に"など"とあるのは，ほかに多数の原因疾患があるためである．
（宮本信也．NEW 小児科学．第2版．東京：南江堂；2003）

【治療】
　個人の社会・環境への対応の面から，教育的・職業的・社会的援助を通して行動障害への構造化療育をベースに薬物療法などがなされている．

M．小児神経疾患

D. 二分脊椎（spina bifida）

　脊椎椎弓の癒合不全によって起こる先天奇形で，脊椎披裂の有無により潜在性脊椎披裂と囊胞性脊椎披裂がある．囊胞性のものは，囊胞の内容により髄液瘤・脊髄髄膜瘤・脊髄囊瘤に分けられる．

　妊産婦の葉酸の欠乏が，本疾患の誘因であることが判明しており，妊娠前より（妊娠初期に）葉酸を摂取することが推奨されている．

【症状】
　軽度から完全対麻痺までの運動障害，膀胱直腸障害，感覚障害がみられる．

【検査】
　妊娠中母体血の α-フェトプロテインの上昇があり，腹部エコーを併用すると出生前診断が可能である．

【治療】
　髄液漏がある場合は，早期に手術を行う．水頭症を合併している場合は，脳室腹腔シャントを優先させる．整形外科領域では，歩行・移動能力の獲得のため，装具のみならず外科的矯正も必要時行う．神経因性膀胱がある場合，乳児期より泌尿器科的管理とする．

　てんかんは次項参照．

〈参考文献〉
1）日本リハビリテーション医学会，監．脳性麻痺リハビリテーションガイドライン．第2版．東京：金原出版；2014.
2）米国知的・発達障害協会 用語・分類特別委員会，編．太田俊己，他訳．知的障害．第11版．東京：日本発達障害連盟；2009.

〈細川　武〉

N. 機能性疾患

機能性疾患には，通常頭痛，てんかん，ナルコレプシーが含まれる．
最も頻度の多い頭痛から述べる．

I 頭痛

頭痛は誰でも経験したことがある症状の1つであるが，時には嘔吐を伴うなど重大な疾患の前兆であったり，何度も繰り返し起こるためにつらい経験となったりする．多くは一過性の心配のいらないものが多いが，危険な頭痛の可能性もあり，除外する必要がある（図2-60）．

【分類】

2013年の国際頭痛学会の新分類（表2-31）では，大きく分けると，1）一次性頭痛と，2）二次性頭痛および，3）有痛性脳神経ニューロパチー，他の顔面痛および

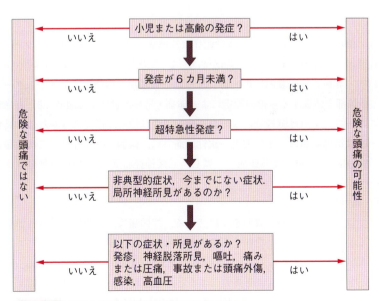

図 2-60　危険な頭痛の簡易診断アルゴリズム
（日本神経学会・日本頭痛学会，監．慢性頭痛の診療ガイドライン 2013．東京：医学書院；2013．p.24）

表 2-31 国際頭痛分類 第3版 beta 版における頭痛の分類

第1部：一次性頭痛
1. 片頭痛
2. 緊張型頭痛
3. 三叉神経・自律神経性頭痛
4. その他の一次性頭痛疾患

第2部：二次性頭痛
5. 頭頸部外傷・傷害による頭痛
6. 頭頸部血管障害による頭痛
7. 非血管性頭蓋内疾患による頭痛
8. 物質またはその離脱による頭痛
9. 感染症による頭痛
10. ホメオスターシス障害による頭痛
11. 頭蓋骨，頸，眼，耳，副鼻腔，歯，口あるいはその他の顔面・頸部の構成組織の障害による頭痛あるいは顔面痛
12. 精神疾患による頭痛

第3部：有痛性脳神経ニューロパチー，他の顔面痛およびその他の頭痛
13. 有痛性脳神経ニューロパチーおよび他の顔面痛
14. その他の頭痛性疾患

(日本頭痛学会・国際頭痛分類委員会，訳．国際頭痛分類　第3版　beta 版．東京：医学書院；2014)

その他の頭痛に大別され，1) 一次性頭痛は片頭痛，緊張型頭痛および三叉神経・自律神経性頭痛，その他の一次性頭痛があり，2) 二次性頭痛には頭頸部外傷・頭頸部血管障害・非血管性頭蓋内疾患・物質またはその離脱・感染症・ホメオスターシス障害・頭頸部を構成する組織の障害による頭痛・精神疾患による頭痛，3) 有痛性脳神経ニューロパチーは脳神経ニューロパチーおよび他の顔面痛に分かれる．具体的には一次性雷鳴頭痛は「その他の一次性頭痛」に，低髄圧症候群は，二次性頭痛の「非血管性頭蓋内疾患による頭痛」に属し，三叉神経痛は，「有痛性脳神経ニューロパチー」に該当する．

【診断・鑑別】
　ここでは，一次性頭痛の診断を主に述べる．片頭痛は，一側性の拍動性頭痛を主徴とするが，前兆（aura）を伴うものと伴わないものがあり，前兆としては閃輝暗点が有名であり，メカニズムとしては皮質拡延性抑制（cortical spreading depression: CSD）を示唆する脳血流減少によると考えられている．次は最も頻度が多い緊張型頭痛である．頻発反復性緊張型頭痛はストレスなどの緊張によって惹起され，通常頭部の締め付け感あるいは後頸部のこりや痛みを主徴とする．3番目は三叉神経・自律神経性頭痛に分類されている群発頭痛である．眼部をえぐられるよう

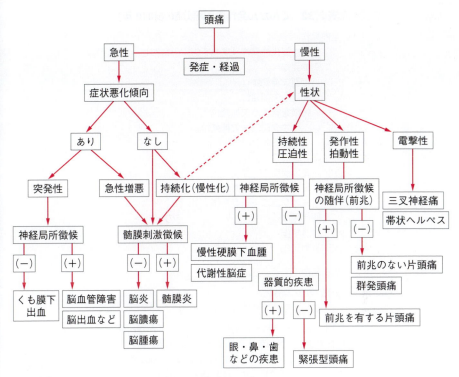

図 2-61 症状と病歴からみた頭痛の鑑別診断の流れ
（濱田潤一．頭痛診療の進め方．最新医学．2014; 69: 1101-8）

な疼痛で発症し，眼部の発赤・流涙など自律神経症状を伴う頭痛である．一次性のその他としては，雷鳴頭痛があるが，診断のためには，くも膜下出血などの二次性頭痛を除外する必要があり，また二次性頭痛には低髄圧症候群も含まれるため，十分な病歴の聴取と分析検討が必要である（図2-61）．その上で，必要に応じて頭部CT，頭部・脊髄MRI・ミエログラフィーなどを必要に応じて実施することが重要である．

【治療】
　片頭痛の治療は，セロトニン受容体作動薬であるトリプタン系薬剤が用いられている．緊張型頭痛に対しては，筋あるいは精神の緊張を改善させる薬剤あるいは鎮痛剤を用いる．三叉神経・自律神経性頭痛である群発頭痛に関しては，セロトニン受容体作動薬の注射と酸素の吸入が急性期の治療には有効である．群発頭痛の仲間で，より発作回数の多い発作性片側頭痛ではインドメタシンで予防可能である．

表 2-32 てんかん発作の国際分類（2010 年）

全般発作
 強直，間代性発作（すべての組み合わせ）
 欠神発作
  定型欠神発作
  非定型欠神発作
  特徴を有する欠神発作
   ミオクロニー欠神発作
   眼瞼ミオクロニー
 ミオクロニー発作
  ミオクロニー発作
  ミオクロニー脱力発作
  ミオクロニー強直発作
 間代発作
 強直発作
 脱力発作

焦点発作

分類不明の発作
 てんかん性スパスムス

（日本てんかん学会分類用語委員会，訳．てんかん発作およびてんかんを体系化するための用語と概念の改正：ILEA分類・用語委員会報告(2005〜2009年)．てんかん研．2011; 28: 515-25）

有痛性脳神経ニューロパチーに属する三叉神経痛では，カルバマゼピンなどを用いて治療する．

Ⅱ てんかん

【概念】
　てんかん（epilepsy）のWHOの定義は，「種々の病因によって起こる慢性の発作性脳疾患で，大脳ニューロンの過剰な発射の結果生ずる反復性発作（てんかん発作）を主徴とする疾患」である．

【病型分類】
　近年の改定（2010）では，てんかん発作型の分類（表2-32）は，全般発作と焦点発作に分けられる．焦点発作における従来の単純部分発作と複雑部分発作の分け方は廃止された．しかし焦点発作の障害程度として意識障害の有無や強直・間代への進展を記載することで，内容は継承されている．
　全般発作は強直間代性発作，欠神発作（従来より簡素化され，ミオクロニー欠神，

眼瞼ミオクロニーが追加された），ミオクロニー発作（ミオクロニー脱力発作が追加された），間代発作，強直発作，脱力発作に分類，分類不明の発作としててんかん性スパスムスが追加された．また「素因性（genetic）」「機能/代謝」「原因」を考慮し，①てんかんの発症年齢と臨床症候，②特定の臨床的特徴をもつ症候群，③構造的/代謝性てんかん，④原因不明のてんかん，⑤従来はてんかん型と診断されないものを考慮した「脳波・臨床症候群およびその他のてんかん」が分類された（表2-33）．

【症状・診断】

「脳波・臨床症候群およびその他のてんかん」には種々のてんかんが網羅されている．乳児期の代表的なものとしては，頭部を一瞬前屈する点頭発作を呈し，従来点頭てんかんといわれたウエスト（West）症候群があり，小児期（4〜9歳）には，高頻度にみられ，顔面から始まり上下肢〜全身けいれん（痙攣）に進展する中心・側頭部に棘波を持つ良性小児てんかん，3〜8歳に発症し強直発作を中核とし，難治性のレンノックス・ガストー（Lennox-Gastaut）症候群，従来の小発作で小児女子に多く3Hzの局徐波結合を呈する小児欠神てんかん，青年期には，従来精神運動発作といわれ，精神症状・自動症などを呈する側頭葉てんかん，歴史的に大発作といわれ覚醒時に強直性間代性けいれんを呈する全般強直間代発作を示すてんかんなどがある．

【治療】

「てんかん治療ガイドライン2010」の「成人てんかん」については，全般発作の第一選択薬はバルプロ酸が推奨され，第二選択薬としては，欠神発作にエトスクシミド，ミオクロニー発作にはクロバザム，強直間代発作にフェノバルビタールが推奨される．焦点発作に対しては，カルバマゼピンが第一選択薬となり，第二選択薬はフェニトイン，ゾニサミド，バルプロ酸が推奨されている．

III ナルコレプシー

睡眠発作を主徴とし，脱力発作・入眠時幻覚・睡眠麻痺の4徴からなる．

【病因と病態】

病態としては，レム睡眠の異常な出現に伴い，症状を呈すると考えられ，さらに近年の研究から，視床下部に局在する覚醒性のオレキシン神経の機能低下であることが判明してきている．またHLAのタイプがHLA-DQB1*0602と密接に関連していることから自己免疫説が検討されてきている．

【症状】

日中の強い眠気や居眠りが生じるが，短時間（15〜20分以内）で目覚める．また

表 2-33 脳波・臨床症候群およびその他のてんかん（2010 年）

脳波・臨床症候群（発症年齢別）[a]
  新生児期
    良性家族性新生児てんかん（BFNE）
    早期ミオクロニー脳症（EME）
    大田原症候群
  乳児期
    遊走性焦点発作を伴う乳児てんかん
    ウエスト（West）症候群
    乳児ミオクロニーてんかん（MEI）
    良性乳児てんかん
    良性家族性乳児てんかん
    ドラベ（Dravet）症候群
    非進行性疾患のミオクロニー脳症
  小児期
    熱性けいれんプラス（FS＋）（乳児期から発症することがある）
    早発良性小児後頭葉てんかん症候群
    ミオクロニー脱力（旧用語：失立）発作を伴うてんかん
    中心側頭部棘波を示す良性てんかん（BECTS）
    常染色体優性夜間前頭葉てんかん（ADNFLE）
    遅発性小児後頭葉てんかん〔ガストー（Gastaut）型〕
    ミオクロニー欠神てんかん
    レンノックス・ガストー（Lennox-Gastaut）症候群
    睡眠時持続性棘徐波（CSWS）を示すてんかん性脳症[b]
    ランドー・クレフナー（Landau-Kleffner）症候群（LKS）
    小児欠神てんかん（CAE）
  青年期・成人期
    若年欠神てんかん（JAE）
    若年ミオクロニーてんかん（JME）
    全般強直間代発作のみを示すてんかん
    進行性ミオクローヌスてんかん（PME）
    聴覚症状を伴う常染色体優性てんかん（ADEAF）
    その他の家族性側頭葉てんかん
  年齢との関連性が低いもの
    多様な焦点を示す家族性焦点性てんかん（小児期から成人期）
    反射てんかん
明確な特定症状群
  海馬硬化症を伴う内側側頭葉てんかん（MTLE with HS）
  ラスムッセン（Rasmussen）症候群
  視床下部過誤腫による笑い発作
  片側けいれん・片麻痺・てんかん
  これらの診断カテゴリーのいずれにも該当しないてんかんは，最初に既知の構造的/代謝性疾患（推定される原因）の有無，次に主な発作の発現様式（全般または焦点性）に基づいて識別することができる．
構造的/代謝性の原因に帰するてんかん（原因別に整理）
  皮質形成異常（片側巨脳症，異所性灰白質など）
  神経皮膚症候群〔結節性硬化症複合体，スタージ・ウェーバー（Sturge-Weber）症候群など〕
  腫瘍
  感染
  外傷
  血管腫
  周産期脳障害
  脳卒中
  その他
原因不明のてんかん
てんかん発作を伴う疾患であるがそれ自体は従来の分類ではてんかん型として診断されないもの
  良性新生児発作（BNS）
  熱性けいれん（FS）

[a] この脳波・臨床症候群の配置は病因を反映したものではない．
[b] 徐波睡眠時てんかん放電重積状態（ESES）ともよぶこともある．
（日本てんかん学会分類用語委員会，訳．てんかん発作およびてんかんを体系化するための用語と概念の改正：ILEA 分類・用語委員会報告（2005～2009 年）．てんかん研．2011; 28: 515-25）

笑う，驚くなどの強い感情の動きが引き金となって筋脱力が生ずる．脱力は通常両側性で，脱力発作は数秒〜2分以内である．他に睡眠と覚醒の移行期に，金縛り（睡眠麻痺）や生々しい幻覚体験が入眠時にしばしば生ずる（入眠時，出現時幻覚）．眠気が強い時に無意識で行動し，後にその行動・会話を思い出せないことがある（自動症）．日中の強い眠気に悩まされるが，一方で夜間の睡眠は不安定でしばしば中途覚醒が生ずる（睡眠の分断化）．

【検査】

終夜睡眠ポリグラフ検査において，レム潜時の短縮（15分以内）がしばしばみられる．睡眠潜時反復検査（MSLT）では，平均睡眠潜時の短縮（8分以内），複数回の入眠時レム睡眠期が認められる．

HLAのタイプがHLA-DQB1*0602と密接に関連するが，日本人の対照でも一定の割合で検出されるため，これのみでは診断基準とはならない．

【診断】

耐え難いほどの睡眠要求や日中に寝込んでしまうことが毎日，少なくとも3カ月以上続くことに加えて，情動脱力発作の有無，MSLTでの平均睡眠潜時の短縮，入眠時のレム睡眠期の頻度，髄液のオレキシン値の低下の有無を考慮してなされる．

【治療】

夜間の十分な睡眠時間の確保，短時間の昼寝は，日中の過剰な眠気の軽減に効果がある．眠気を抑える目的で，精神刺激薬であるメチルフェニデート塩酸塩やモダフィニルなどが用いられ，情動脱力発作に対しては，三環系抗うつ薬のうちイミプラミンが有効である．レム睡眠抑制薬としてはクロミプラミンが有効である．

〈引用文献〉

1）日本頭痛学会・国際頭痛分類委員会，訳．国際頭痛分類 第3版 beta版．東京：医学書院；2014．
2）日本神経学会，監．てんかん治療ガイドライン2010．東京：医学書院；2010．
3）日本臨牀 増刊号．最新臨床睡眠学．大阪：日本臨牀社；2013．

〈参考文献〉

4）日本臨牀社，編．神経症候群Ⅳ．第2版．大阪：日本臨牀社；2014．

〈細川　武〉

急性期と慢性期のケア

3

A. リハビリテーション

I リハビリテーションとリハビリテーション医学, リハビリテーション科医師

　リハビリテーション（rehabilitation）とは，本来あるべき状態への回復，権利の回復，復権，更生などの意味合いがある．全米リハビリテーション協議会（1943年）の定義では，リハビリテーションとは，障害者が，身体的，精神的，社会的，職業的ならびに経済的に可能な限りの有用性を獲得するよう回復させることである．リハビリテーションの概念には，1）医学的リハビリテーション，2）社会的リハビリテーション，3）職業的リハビリテーション，4）心理的リハビリテーション，などが含まれる．医学的リハビリテーションを提供するための学問的体系がリハビリテーション医学（rehabilitation medicine, physical medicine and rehabilitation: PM & R）である．以下，本項では，特に断りのない場合，「リハビリテーション」とは「医学的リハビリテーション」のことである．

　医学的リハビリテーションについては，疾病，外傷により生じた機能障害について診断を行い，運動療法，物理療法，装具療法などの手段を用いて治療を行う．単に身体面の機能の回復ばかりでなく，生活活動，社会参加，職業復帰，心理的側面までをできる限り最大レベルまで高めていくようにすることが目的である．身体機能の回復が十分に得られない場合には，残された機能を最大限に活用したり，装具などを用いたり，環境の整備を行うことで生活上の不自由さや社会参加への障壁を軽減することを志向する．リハビリテーション科医師（rehabilitation physician, physiatrist）による診療領域は，脳卒中，脳の外傷や腫瘍，脊椎や脊髄の疾患や外傷，骨・関節の疾患と外傷，切断，脳性麻痺を含む小児疾患，神経筋疾患，心疾患，呼吸器疾患，周術期，がんなどさまざまな疾患や障害を対象としており，具体的には，リハビリテーションの処方，急性期病院ではリハビリテーションの実施に伴うリスクの管理，回復期病棟や地域医療では患者の全身管理，合併症や併発症，再発の予防などが含まれる．患者の医療に関わる問題は，機能障害，生活活動の制限，社会参加の制約と多岐にわたるので，関連する多職種によるチームの協働により対応する．

　リハビリテーション医学は物理医学（physical medicine）とリハビリテーションが統合された医学の一分野である．物理医学には，1895年のレントゲンによるX線の発見と臨床応用が端緒となった放射線医学と電気治療を主体とする理学療法の分

野が含まれていたが，1920年代から米国では両者が分かれて活動するようになった．さらに，米国では1947年から専門医制度が整備され，リハビリテーション医学も医学の一専門分野として体系づけられてきた．

　わが国においても，傷痍軍人に対するリハビリテーション〔昭和13（1938）年，傷兵保護院〕，高木憲次による，障害を持つ小児に対する「療育」の理念と実践（整肢療護園の開設，1942年）がなされてきた．第二次世界大戦後に米国からリハビリテーション医学が導入され，1948年に医療法で理学診療科（または放射線科）として認可された．その後，医療法改正により，1965年に理学診療科と放射線科が分離され，1996年に「リハビリテーション科」の標榜が認められた．日本リハビリテーション医学会の専門医制度は1980年から発足し，2012年現在で約1800名の学会認定専門医が認定されている．なお，わが国の専門医制度は，今後，日本専門医制度・評価認定機構による第三者認定の制度のもとで整備されていくことになっているが，リハビリテーション科は基本領域の1つに位置付けられている．

II　リハビリテーションにかかわる職種と協働

　チームの協働が必要である．なお，チーム医療に望まれる機能と形態は，時代とともに変化している．チーム医療の形態は，指揮命令が明確な「多職種参加型」（図3-1）から，関連する多職種カンファレンスを主体とする「多職種連携型」（図3-2）を経て，現在では「多職種協働型」（図3-3）に移行している．また，電子カルテが普及し，急性期病院の大部分では，電子カルテを利用して，多職種が容易に患者の情報をほぼ同時に共有し，協働して治療にあたることが日常のことになった．

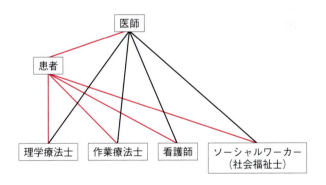

多職種参加型：多職種間での横の連携が損なわれる

図 3-1　チーム医療：多職種参加型

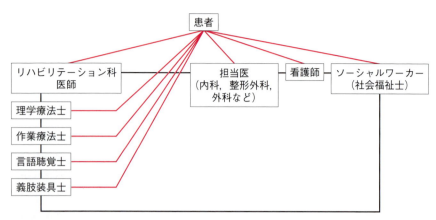

多職種連携型:多職種間の横の連携は取りやすいがカンファレンスに時間がかかる

図 3-2 多職種連携型チーム医療

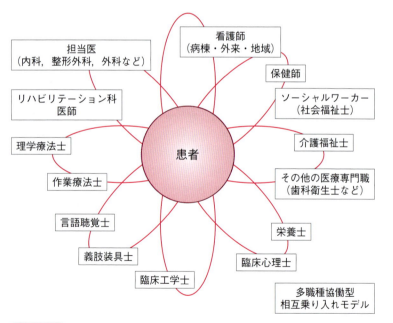

図 3-3 多職種協働型チーム医療

リハビリテーションにかかわる職種は多岐にわたるため，リハビリテーションの主要4療法士についてB項に概説する．

A．リハビリテーション科医師
前項に述べた．

B．主なリハビリテーション関連職種
1）理学療法士

　1965年に「理学療法士及び作業療法士法」により，3年制学校として始まり，1992年から4年制大学制度が加わった．法による規定では，理学療法とは，身体に障害のある者に対し，主としてその基本的動作能力の回復をはかるため，治療体操その他の運動を行わせ，および電気刺激，マッサージ，温熱その他の物理的手段を加えることをいう（理学療法士及び作業療法士法）．基本的動作とは，寝返り・起き上がり・立ち上がり・移乗・歩行などの動作のことを示す．理学療法に携わる者を理学療法士（physical therapist: PT）という．

2）作業療法士

　理学療法士と同じく，1965年に「理学療法士及び作業療法士法」により，3年制学校として始まり，1992年から4年制大学制度が加わった．法では，作業療法とは，身体または精神に障害のある者，またはそれが予測される者に対してその主体的な活動の獲得をはかるため，諸機能の回復，維持および開発を促す作業活動を用いて行う治療，指導，援助を行うこととされている（理学療法士法及び作業療法士法）．また，作業活動とは，日常生活活動のあらゆる動作，仕事，遊びなど人間の生活全般のかかわる諸動作とされており，作業療法では「作業活動」を治療や援助もしくは指導の手段とする，とされている．作業療法に携わるものを作業療法士（occupational therapist: OT）という．

3）言語聴覚士

　1998年の言語聴覚士法により制定された．音声機能，言語機能または聴覚に障害のある者についてその機能の維持向上を図るため，言語訓練その他の訓練，これに必要な検査および助言，指導その他の援助を行う．

4）義肢装具士

　1987年に義肢装具士法が制定された．四肢の切断者に対する義手，義足，装具を必要とする身体障害者に対して，医師の処方のもとに義肢，装具を作成する．

5）その他

　看護師，社会福祉士，精神保健福祉士，介護福祉士，ケアマネージャーなどがあ

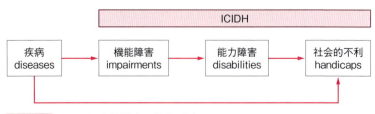

図 3-4 WHO による障害の概念（1）

国際障害分類（International Classification of Impairments, Disabilities and Handicaps: ICIDH, 1980）

げられる．

III 障害の階層，ICIDH と ICF

A．国際障害分類（International Classification of Impairments, Disabilities and Handicaps: ICIDH）

従来からの疾病のとらえ方である，病因（etiology）-病理（pathology）-病気の発現（manifestations）という考え方に加えて，WHO は 1980 年に国際障害分類を公表し，機能障害（impairment），能力障害（disability），社会的不利（handicap）という障害の階層構造で，それぞれに対するアプローチを明確にした（図 3-4）．

1）機能障害

後天的な傷病・先天的異常により身体機能が損なわれている状態．具体例として，四肢欠損，運動麻痺，感覚麻痺，失調，拘縮，認知症，失明，失語などのほか，腎不全，不整脈などの内部機能障害も含まれる．

2）能力障害

機能障害の結果として失われている能力．具体例として，歩行障害，コミュニケーション障害などの ADL（日常生活動作群，日常生活諸動作）低下障害をいう．

3）社会的不利

社会との関係で被っている損害．また，生活を維持する上で考慮されるべき社会的背景．就業困難，要介護，経済的困難，家屋・施設の使用困難などをいう．

B．国際生活機能分類（International Classification of Functioning, Disability and Health: ICF）

WHO は 2001 年に，障害のある人の抱えている問題を環境との関連で捉えようとする概念から国際生活機能分類（ICF）を提唱した（図 3-5）．ICF は情報を 2 つの

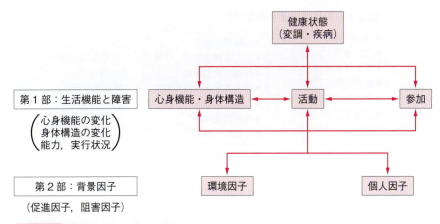

図 3-5 WHO による障害の概念（2）

国際生活機能分類（International Classification of Functioning, Disability and Health: ICF, 2001）

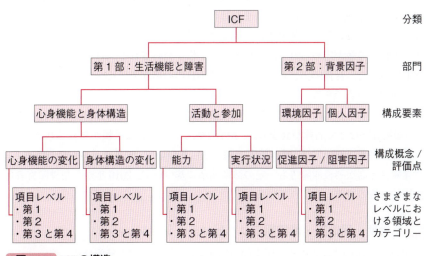

図 3-6 ICF の構造

部門に整理している．第1部は生活機能と障害，第2部は背景因子を扱い，それぞれ2つの構成要素からなる（図3-6）．ICFでは，すべての項目はアルファベットと数字でコード化されている．

表 3-1　身体障害者手帳の対象

● 視覚障害 ● 聴覚障害 ● 平衡機能障害 ● 音声，言語機能障害 ● そしゃく機能障害 ● 肢体不自由	● 心臓機能障害 ● じん臓機能障害 ● 呼吸器機能障害 ● ぼうこう直腸機能障害 ● 小腸機能障害 ● 免疫機能障害* ● 肝臓機能障害	内部障害 （身体障害者 福祉法による）

*：ヒト免疫不全ウイルスによる免疫機能障害

IV　社会福祉制度，障害者手帳

　2011 年に改正された障害者基本法では，障害者とは「身体障害，知的障害，精神障害（発達障害を含む）その他の心身の障害があるものであって，障害および社会的障壁により，継続的に日常生活または社会生活に相当な制限を受ける状態にあるもの」とされている．身体障害については，身体障害者福祉法に基づく，判定基準と障害程度等級が定められて，身体障害者手帳が発行される．対象となる障害を表 3-1 に示した．身体障害においては，肢体不自由の増加率に比べて，近年，内部障害の増加が顕著である．

　知的障害については，知的障害者福祉法による．認定は自治体単位で行われており，都道府県などで名称が異なるが，療育手帳などの名称で手帳が発行されている．

　精神障害者については，精神障害者福祉法に基づいて，障害者手帳が発行される．発達障害と高次脳機能障害も一定の診断基準に基づいて，2010 年から精神障害者保健福祉手帳の対象に含まれている．

V　急性期・回復期・維持期のリハビリテーション

　1992 年の医療法改正の後，医療保険制度では，医療施設の機能分化に伴い，一般病床と慢性期患者の療養型病床の区分，地域連携クリニカルパスなどを用いた在宅生活への移行促進などが示されるようになった．2000 年からは，介護保険の導入がなされ，リハビリテーションでは，急性期リハビリテーションと回復期，維持期のリハビリテーションに機能分化する概念が普及してきた．急性期と回復期リハビリテーションは医療保険で，維持期リハビリテーションは介護保険で行われるようになっている．地域連携クリニカルパスは，急性期病院から，回復期リハビリテーション病院を経て，あるいは急性期病院から直接，自宅に戻る際の地域連携促進に

用いられている．2000年から入院基本料が認められた回復期リハビリテーション病棟は，急性期病院から早期に患者を受け入れ，集中的にリハビリテーションを実施することで，寝たきりを防止し，ADLを向上させ，可能な限り在宅復帰を促進する病棟として発足した．回復期リハビリテーション病棟を利用できる患者として，疾患と発症から入院までの期間，入院日数上限が診療報酬により設けられている．急性期のリハビリテーションにおけるアプローチとしては，早期離床，移動の自立，移動以外のADLの向上があげられる．なお，2006年からリハビリテーションの診療報酬は，疾患別に，対象疾患や対象となる病態が細かく区分されるようになっている．

VI リハビリテーションにおける評価尺度

A．日常生活動作（ADL）の評価尺度

　日常生活動作（activities of daily living: ADL）とは，食事・更衣・移動・排泄・整容・入浴など生活を営む上で不可欠な基本的行動を指す．それぞれについて自立ないし一部介助・全介助のいずれかであるか評価することで障害者や高齢者の生活自立度を表現する．代表的なADLの評価尺度に，バーテル・インデックス（Barthel index: BI）と機能的自立度評価法（functional independence measure: FIM）などがある．脳卒中で用いられる地域連携クリニカルパスには，ADLの記載にBI（表3-2）が用いられることが多い．FIMは13の運動項目と5項目の認知項目に分けて評価できること，各項目を1から7点で評価することから，定量的な評価が可能になる（表3-3）．

B．脳卒中の評価尺度

　急性期の重症度評価として，また，t-PAによる血栓溶解療法の経時的治療評価の尺度としてNIHSS（表3-4）が用いられる．中枢性運動麻痺からの回復過程を示す評価尺度として，わが国ではブルンストローム・ステージ（Brunnstrom Stage）（表3-5）がよく用いられる．そのほか，Fugl-Meyer Assesment, Stroke Impairment Assesment Set（SIAS）も用いられる．痙性の評価にはmodified Ashworth Scale（表3-6），アウトカムの評価にはmodified Rankin Scale（表3-7）が用いられる．

表 3-2 バーテル・インデックス

#.	項目	内容	点数	説明
1	食事	自立	10	自立，自助具などは自分で装着，標準的時間内に食べ終える
		部分介助	5	部分介助（きざむ必要がある，など）
		全介助	0	全介助
2	車椅子から ベッドへの 移乗	自立	15	自立，ブレーキ，フットレストの操作も含む
		部分介助	10	最小介助または監視を要する
		起き上がって座れるが，移れない	5	起き上がって座れるが，移れない
		全介助 または不可能	0	全介助または不可能
3	整容	自立	5	自立（洗面，整髪，歯磨き，ひげ剃り）
		部分介助 または不可能	0	部分介助または不可能
4	トイレ 動作	自立	10	乗り移り，衣服の操作，後始末を含む
		部分介助	5	部分介助，体を支える，衣服，後始末に介助を要する
		全介助 または不可能	0	全介助または不可能
5	入浴	自立	5	浴槽，シャワー
		部分介助 または不可能	0	部分介助または不可能
6	歩行	自立	15	46 m 以上の歩行，補装具（歩行器は除く）の使用の有無は問わない
		部分介助 （介助歩行）	10	46 m 以上の介助歩行，歩行器の使用を含む
		部分介助 （車椅子自走）	5	歩けないが車椅子の操作は可能
		上記以外	0	上記以外
7	階段 昇降	自立	10	自立，手すりなどの使用の有無は問わない
		部分介助	5	介助または監視を要する
		不能	0	不能
8	着替え	自立	10	自立，靴，ファスナー，装具の着脱を含む
		部分介助	5	部分介助，標準的な時間内，半分以上は自分で行える
		上記以外	0	上記以外
9	排便 コント ロール	自立	10	失敗なし，浣腸，坐薬の取り扱い・管理も自分でできる
		部分介助	5	時々失敗，浣腸，坐薬の取り扱いに介助を要する
		上記以外	0	上記以外
10	排尿 コント ロール	自立	10	失敗なし，集尿器の取り扱いも自分で管理できる
		部分介助	5	時々失敗または集尿器の取り扱いに介助を要する
		上記以外	0	上記以外
Total			/100	

表 3-3 機能的自立度評価法（FIM）の評価尺度，評価項目および評価内容

レベル	介助者なし		介助者あり
	自立 7 完全自立 　（時間，安全性含めて） 6 修正自立 　（補装具などを使用）	部分介助 5 監視または準備 4 最小介助 　（患者自身で 75％以上） 3 中等度介助（50％以上） 完全介助 2 最大介助（25％以上） 1 全介助（25％未満）	

評価項目	内容（要点のみ抜粋）
セルフケア	
食事	咀嚼，嚥下を含めた食事動作
整容	口腔ケア，整髪，手洗い，洗顔など
入浴	風呂，シャワーなどで首から下（背中以外）を洗う
更衣（上半身）	腰より上の更衣および義肢装具の装着
更衣（下半身）	腰より下の更衣および義肢装具の装着
トイレ動作	衣服の着脱，排泄後の清潔，生理用具の使用
排泄管理	
排尿	排尿コントロール，器具や薬剤の使用を含む
排便	排便コントロール，器具や薬剤の使用を含む
移乗	
ベッド，椅子，車椅子	それぞれの間の移乗，起立動作を含む
トイレ	便器へ（から）の移乗
風呂，シャワー	風呂桶，シャワー室へ（から）の移乗
移動	
歩行，車椅子	屋内での歩行，または車椅子移動
階段	12 から 14 段の階段昇降
コミュニケーション	
理解	聴覚または視覚によるコミュニケーションの理解
表出	言語的または非言語的表現
社会的認知	
社会的交流	他患，スタッフなどとの交流，社会的状況への順応
問題解決	日常生活上での問題解決，適切な決断能力
記憶	日常生活に必要な情報の記憶

（道免和久，千野直一，才藤栄一，他．機能的自立度評価法（FIM）．総合リハビリテーション．1990; 18: 627-9）

表 3-4 NIH Stroke Scale（NIHSS）

項目	スコア	
意識レベル	0＝覚醒 1＝簡単な刺激で覚醒	2＝反復刺激や強い刺激で覚醒 3＝（反射的肢位以外は）無反応
意識レベル 質問	0＝2問とも正答 1＝1問に正答	2＝2問とも誤答
意識レベル 従命	0＝両方の指示動作が正確に行える 1＝片方の指示動作のみ正確に行える	2＝いずれの指示動作も行えない
注視	0＝正常 1＝部分的注視麻痺	2＝完全注視麻痺
視野	0＝視野欠損なし 1＝部分的半盲（四分盲を含む）	2＝完全半盲（同名半盲を含む） 3＝両側性半盲（皮質盲を含む全盲）
顔面麻痺	0＝正常 1＝軽度の麻痺	2＝部分的麻痺 3＝完全麻痺
左腕	0＝下垂なし（10秒間保持可能） 1＝10秒以内に下垂 2＝重力に抗するが10秒以内に落下	3＝重力に抗する動きがみられない 4＝全く動きがみられない
右腕	0＝下垂なし（10秒間保持可能） 1＝10秒以内に下垂 2＝重力に抗するが10秒以内に落下	3＝重力に抗する動きがみられない 4＝全く動きがみられない
左脚	0＝下垂なし（5秒間保持可能） 1＝5秒以内に下垂 2＝重力に抗するが5秒以内に落下	3＝重力に抗する動きがみられない 4＝全く動きがみられない
右脚	0＝下垂なし（5秒間保持可能） 1＝5秒以内に下垂 2＝重力に抗するが5秒以内に落下	3＝重力に抗する動きがみられない 4＝全く動きがみられない
運動失調	0＝なし 1＝1肢にあり	2＝2肢にあり
感覚	0＝正常 1＝軽度〜中等度の障害	2＝高度の障害
言語	0＝正常 1＝軽度の失語	2＝高度の失語 3＝無言または全失語
構音障害	0＝正常 1＝軽度〜中等度の障害	2＝高度の障害
消去/無視	0＝正常 1＝軽度〜中等度の障害	2＝高度の障害

合計点＝ ☐ /42

重症度，治療効果と予後の判定に用いられる．42点満点（通常は40点まで）．
21点以上：比較的に予後不良，後遺症などが残る可能性が高い．

表 3-5　中枢性運動麻痺の評価：Brunnstrom stage

StageⅠ：随意運動なし（弛緩期）．
StageⅡ：基本的共同運動またはその要素の最初の出現，痙縮発現期．
StageⅢ：基本的共同運動またはその要素を随意的に起こしうる．
　　　　痙縮は最大．
StageⅣ：痙縮は減少，基本的共同運動から逸脱した運動が出始める．
StageⅤ：基本的共同運動から独立した運動がほとんど可能．痙縮はさらに減少．
StageⅥ：分離運動，協調運動がほとんど正常．痙縮はほとんど消失．

表 3-6　Modified Ashworth Scale（MAS）

0	筋緊張の亢進はない．
1	軽度の筋緊張亢進がある．引っ掛かりとその消失，または屈曲・伸展の最終域でわずかな抵抗がある．
1+	軽度の筋緊張亢進がある．明らかな引っ掛かりがあり，それに続くわずかな抵抗を可動域の 1/2 以下で認める．
2	よりはっきりとした筋緊張亢進を全可動域で認める．しかし，運動は容易に可能．
3	かなりの筋緊張亢進がある．他動運動は困難．
4	患部は硬直し，屈曲・伸展は困難．

表 3-7　modified Rankin Scale

0	まったく症候がない
1	症候はあっても明らかな障害はない：日常の勤めや活動は行える
2	軽度の障害：発症以前の活動がすべて行えるわけではないが，自分の身の回りのことは介助なしに行える
3	中等度の障害：何らかの介助を必要とするが，歩行は介助なしに行える
4	中等度から重度の障害：歩行や身体的要求には介助が必要である
5	重度の障害：寝たきり，失禁状態，常に介護と見守りを必要とする
6	死亡

C. 担がん患者の機能障害と能力低下の評価尺度

がん患者の機能障害と能力低下の評価尺度については，わが国では近年，Performance Status（Eastern Cooperative Oncology Group Performance Status, PS）が

表 3-8　ECOG PS

Score	定義
0	全く問題なく活動できる． 発病前と同じ日常生活が制限なく行える．
1	肉体的に激しい活動は制限されるが，歩行可能で，軽作業や座っての作業は行うことができる． 例：軽い家事，事務作業
2	歩行可能で自分の身の回りのことはすべて可能だが作業はできない． 日中の 50％以上はベッド外で過ごす．
3	限られた自分の身の回りのことしかできない．日中の 50％以上をベッドか椅子で過ごす．
4	全く動けない． 自分の身の回りのことは全くできない． 完全にベッドか椅子で過ごす．

表 3-9　障害高齢者の日常生活自立度（寝たきり度）判定基準（厚生労働省）

(1) ランク J
　何らかの障害などを有するが，日常生活はほぼ自立しており独力で外出する
　　1．交通機関などを利用して外出する
　　2．隣近所へなら外出する
(2) ランク A
　屋内での生活は概ね自立しているが，介助なしには外出しない
　　1．介助により外出し，日中はほとんどベッドから離れて生活する
　　2．外出の頻度が少なく，日中も寝たり起きたりの生活をしている
(3) ランク B
　屋内での生活は何らかの介助を要し，日中もベッド上での生活が主体であるが座位を保つ
　　1．車いすに移乗し，食事，排泄はベッドから離れて行う
　　2．介助により車いすに移乗する
(4) ランク C
　1 日中ベッド上で過ごし，排泄，食事，着替において介助を要する
　　1．自力で寝返りをうつ
　　2．自力で寝返りもうてない

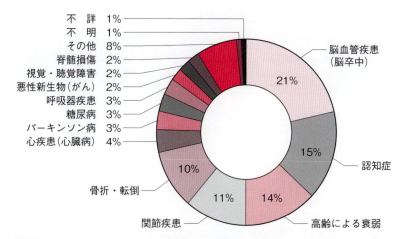

図 3-7 介護が必要となった主な原因の構成割合（平成 22 年度，国民生活基礎調査）
主な原因：脳血管疾患，認知症，衰弱，関節疾患，転倒・骨折

よく用いられる（表 3-8）．

D．介護保険における評価尺度

　障害高齢者の日常生活自立度（寝たきり度）判定基準は要介護，要支援の判定に際して利用される（表 3-9）．図 3-7 に介護が必要となった主な原因の構成割合について示した．

〈参考文献〉
1）栢森良二．学生のためのリハビリテーション医学概論．東京：医歯薬出版；2011．
2）日本リハビリテーション医学会．リハビリテーション医学白書 2013 年版．東京：医歯薬出版；2013．
3）日本脳卒中合同ガイドライン委員会．脳卒中治療ガイドライン 2009．http：//www.jsts.gr.jp/main08a.html
4）障害者福祉研究会，編．国際生活機能分類（ICF）―国際障害分類改訂版．東京：中央法規；2002．

〈原　元彦〉

■索引■

あ

アーノルド・キアリ奇形	299
アイザックス症候群	169
アイスパック試験	326
亜急性硬化性全脳炎	288
アクアポリン	273
悪性リンパ腫	144
アストロサイト	273
アセチルコリン	136, 143, 158
アセチルコリン受容体	143, 144, 158, 166
アセチルコリン皮内注射	177
圧受容器反射	136
アテローム血栓性梗塞	202
アミロイドアンギオパチー	206
アルコール性ニューロパチー	143
アルツハイマー型認知症	215
アレキサンダー・クラッチャーのモデル	98
アレン・ツカハラの運動遂行モデル	18
アロディニア	142
安静時自発電位	168

い

意識清明期	225
異常感覚	108
異常感覚性大腿痛	110
一過性全健忘	54
一過性脳虚血発作	205
遺伝子検査	192
遺伝性脊髄小脳変性症	248
遺伝性ニューロパチー	310
陰性徴候	242
インターフェロン β	271
陰部神経	140
インフルエンザ脳症	292

う

ウィリス動脈輪閉塞症	213
ウイルス性髄膜炎	283
ウイルス性脳炎	283
ウィルソン病	262
ウエストナイル熱	289
上田の評価法	76
ウェルニッケ失語	66
ウェルニッケ・マンの肢位	88
腕落下試験	49
運動機能	32
運動失調	92
運動神経伝導検査	159
運動性失語	63
運動単位	170
運動単位電位	170, 171
運動ニューロン疾患	241

え

鋭波	156
エドロホニウム試験	325
嚥下障害	123
炎症性筋炎	171
延髄外側症候群	114

お

横断性脊髄障害	296
斧状顔貌	105
温熱発汗試験	176

か

下位運動ニューロン	20, 75
開脚歩行	95
外傷性くも膜下出血	230
回内-回外試験	94
外尿道括約筋	140
外尿道括約筋電図	180
海綿状血管腫	213
解離性感覚障害	114, 299
カウサルギー	142
化学療法	233

過活動膀胱	140		急性散在性脳脊髄炎	275
踵歩き	86		急性脳内血腫	226
下垂体腺腫	237		球脊髄性筋萎縮症	169, 245
仮性球麻痺→偽性球麻痺	122		球麻痺	122
家族性アミロイドニューロパチー	312		狂犬病	291
褐色細胞腫	144		橋出血	208
活動電位	158		共同偏視	48
下部胸腰髄	140		棘徐波複合	156
下腹神経	140		棘波	156
カベルゴリン	238		ギラン・バレー症候群	138, 307
痒み	142		起立試験	138, 173
加齢	145		起立性高血圧症	175
ガワーズ徴候	85		起立性調節障害	139
感覚過敏	108		起立性低血圧症	138, 173, 175
感覚受容器	15		起立不耐症	139
感覚消失	108		筋萎縮	32, 104
感覚神経活動電位	161		筋萎縮性側索硬化症	168, 171, 241
感覚神経伝導検査	161		筋活動電位	158, 166
感覚性運動失調	95		筋強直性ジストロフィー	169
感覚性失語	64		筋緊張低下児症候群	298
感覚鈍麻	108		筋痙攣	107
眼球前庭反射	50		筋原性変化	172
眼球頭反射	50		筋ジストロフィー	171, 314
間欠性跛行	90		筋生検	188
汗腺	143		筋線維束収縮	106
観念運動失行	67		筋電図検査	158
観念失行	67		筋トーヌス	77
陥没骨折	223		筋の仮性肥大	105
ガンマナイフ	234		筋の選択性	80
顔面神経麻痺	224, 238, 313		筋紡錘	165
き			筋膨隆現象	106
			筋力	32
奇異性塞栓	202		**く**	
義肢装具士	355			
偽性球麻痺	122		空間的多発性	270
基礎律動	154		クッシング現象	221
基底核運動回路	100		クッシング病	238
機能障害	356		くも膜下出血	209
機能的自立度評価法	359		グラスゴーコーマスケール	28
求心性線維	15		クリプトコックス髄膜炎	286
求心路	15		**け**	
急性灰白髄炎	287			
急性硬膜外血腫	225		痙縮	81
急性硬膜下血腫	226		痙性歩行	87

痙性麻痺	75
経蝶形骨洞下垂体腺腫摘出術	237
軽度認知障害	57
鶏歩	88
傾眠	45
血液検査	182
血液浄化療法	271, 275
結核	144
結核性髄膜炎	284
血管性認知症	217
血管迷走神経性失神	138
血栓溶解療法	202
ケルニッヒ徴候	43
言語聴覚士	355
原発性側索硬化症	244
原発性脳腫瘍	232
健忘失語	66

こ

抗 MuSK 抗体	326
抗アクアポリン 4（AQP4）抗体	274
抗アセチルコリン受容体抗体	323
構音障害	119
膠芽腫	234
交感神経	135
高血圧性脳出血	206
高血圧性脳症	214
後索症候群	296
交叉性片麻痺	79
高次脳機能障害診断基準	59
甲状腺機能亢進症	331
甲状腺中毒症	144
構成障害	68
口舌・顔面失行	68
絞扼性ニューロパチー	312
小刻み歩行	91
国際障害分類	356
国際生活機能分類	356
骨盤神経	140
骨膜下血腫	223
コルサコフ症候群	54
昏睡	46
昏迷	46

さ

サーモグラフィー	144
細菌性髄膜炎	280
サイズの原理	170
サイバーナイフ	234
作業療法士	355
錯感覚	108
嗄声	120
サブスタンス P	142
サルコイドーシス	144
サルコペニア	107

し

シェーグレン症候群	144
視覚失認	69
視覚障害	129
磁化率強調画像	229
弛緩性麻痺	75
時間の多発性	270
軸索反射性発汗	143
四肢麻痺	79
視床出血	208
視神経脊髄炎	273
肢節運動失行	67
膝蓋腱反射	17
失外套症候群	51
失語	63
失行	67
失調性歩行	89
失認	69
シナプス小胞	158
刺入電位	168
社会の行動障害	73
社会的不利	356
視野障害	130
ジャパンコーマスケール	28
斜偏視	48
シャルコー	2
シャルコー・マリー・トゥース病	299, 310
シャント手術	220
集学的治療法	233
周期性四肢麻痺	329

周期性同期性放電	157
重症筋無力症	166, 323
クリーゼの治療	327
終板	158
手根管症候群	113
手指失認	72
出血性梗塞	201
上位運動ニューロン	20, 75
障害の階層構造	356
小径線維	159
小径線維ニューロパチー	143
小径無髄線維	142
小径有髄線維	142
小脳橋角部	238
小脳出血	208
小脳皮質萎縮症	246
静脈洞血栓症	214
食後性低血圧	139
触覚失認	70
除脳硬直	48
徐波	152
除皮質硬直	48
自律神経	135
自律神経機能検査	173, 174
自律神経系	21
機能	23
自律神経反射	296
視力障害	129
真菌性髄膜炎	286
神経因性膀胱	140
神経筋接合部	160, 165
神経系の発達	5
神経系の分類	6
神経原性変化	171
神経根の髄節性支配	16
神経終末	158
神経生検	187
神経調節障害	173
神経調節性失神	138, 173, 175
神経伝導検査	158
神経内科	2
神経梅毒	292
心原性塞栓	202
進行性核上性麻痺	259

進行性多巣性白質脳症	288
身体失認	71
身体障害者手帳	358
心電図 RR 間隔変動	175
心電図 RR 間隔変動係数	176
深部感覚	18, 108

す

髄液圧	184
髄液検査	182
髄液耳漏	224
髄液鼻漏	224
遂行機能障害	72
錐体外路疾患	251
錐体外路障害	77
錐体路障害	77
錐体路徴候	75
髄膜炎	276
髄膜刺激徴候	43
髄膜腫	235
髄膜脊髄瘤	303
髄膜瘤	303
頭蓋底骨折	223
頭蓋内圧	221
頭蓋内圧亢進症状	232
すくみ足	90
頭痛	343
ステロイド大量療法（パルス療法）	270, 275

せ

星細胞腫	234
正常圧水頭症	219
精神性発汗	143
精神性発汗試験	177
脊髄視神経型 MS	268, 273
脊髄小脳変性症	245
脊髄ショック	302
脊髄性筋萎縮症	244
脊髄前角細胞	161
脊髄の血管系	24
脊髄の構造と機能	10
脊髄瘻	96
節後線維	136

節前線維	136
線維自発電位	168
線維収縮電位	171
線維束性攣縮	298
線維束電位	168
遷延性植物状態	51
漸減現象	167
全失語	66
線状骨折	223
線条体黒質変性症	258
仙髄オヌフ核	140
仙髄中間質外側核	140
仙髄部回避	296
漸増現象	167
穿頭洗浄術	228
前頭側頭型認知症	219
せん妄	46

そ

相貌失認	70
速波	152

た

体位性頻脈症候群	138, 173, 175
体幹失調	95
退形成星細胞腫	234
大径線維	159
対側損傷	226
大脳基底核を介する運動回路	21
大脳の構造と機能	7
大脳皮質基底核変性症	260
唾液分泌	145
多系統萎縮症	138, 247
多職種協働型チーム医療	353
脱神経状態	168, 171
タップテスト	220
多発筋炎	321
多発梗塞性認知症	217
多発性硬化症	266
多発単神経炎	110
多発ニューロパチー	110
単純ヘルペス脳炎	284
単線維筋電図	326
断綴（だんてつ）性言語	120

蛋白細胞解離	185
単麻痺	79

ち

チェーンストークス呼吸	48
地誌的障害	73
知的障害	340
遅発性ウイルス感染症	288
遅発性脳血管攣縮	209
着衣障害	68
注意障害	73
中硬膜動脈	225
中枢自律神経網	135
中臀筋歩行	88
聴覚失認	69
聴神経腫瘍	238
超皮質性運動性失語	66
超皮質性感覚性失語	66
直撃損傷	226

つ

対麻痺	79
通常型 MS	268
継ぎ足歩行	86
爪先歩き	86

て

低活動膀胱	140
ティネル徴候	114
定量的軸索反射性発汗試験	144, 178
手口感覚症候群	109
デジタル・サブトラクション血管造影	146
手袋靴下型	110
テモゾロミド	234
デュシェンヌ型筋ジストロフィー	314
転移性脳腫瘍	232, 238
てんかん	346
伝導失語	66

と

盗汗	144
動静脈奇形	213
疼痛	142

糖尿病性ニューロパチー	138, 143, 145, 309
登はん性起立	85
頭部外傷重症度	222
動脈解離	213
動脈瘤破裂	209
動揺歩行	88
特発性純粋発汗不全	144
閉じ込め症候群	51
突進現象	84
突発波	155
トリプレットリピート病	194

な

内尿道括約筋	140
ナルコレプシー	347

に

日常生活自立度（寝たきり度）判定基準	365
二分脊椎	342
日本脳炎	291
ニューロパチー	307
尿道内圧測定	180
尿流・残尿測定	180
認知症	55

の

脳炎	276
脳血管奇形	212
脳血管障害	198
脳血管造影	146, 147
脳血栓	202
脳梗塞	201
脳挫傷	226
脳死	51
脳室穿破	206
脳出血	206
脳腫瘍	232
脳神経	14, 29
脳性麻痺	339
脳脊髄液系	23
脳塞栓	202
脳卒中	198
脳動脈瘤	212
脳膿瘍	295
脳の血管系	24
脳波	152
脳浮腫	201
脳ヘルニア	46, 221
能力障害	356
ノルアドレナリン	136, 145, 173

は

パーキンソン病	138, 251
バーテル・インデックス	359
排尿機能検査	180
排尿筋括約筋協調不全	141
爆発性言語	120
バクロフェン髄腔内投与	82
はさみ足歩行	87
長谷川式簡易知的機能検査スケール	57
バソプレッシン	136
発汗過多	144
発汗障害	143
バトルサイン	224
跳ね返り現象	94
針筋電図	167
バリント症候群	69
パルス療法	275
反射	39
半側空間無視	70
パンダの目	224
ハンチントン病	263
ハント・コスニックの分類	209
反復刺激試験	326
反復神経刺激	165, 166

ひ

被殻出血	208
皮下血腫	223
光駆動	155
膝-踵試験	94
膝落下試験	49
皮質下出血	208
皮質脊髄路	20
ヒスタミン	142
鼻声	120

皮膚筋炎	321
皮膚交感神経反応	179
皮膚生検	143, 181
びまん性軸索損傷	229
びまん性脳損傷	228
びまん性レヴィ小体病	218, 260
表在感覚	17, 108
病態失認	72
ピロカルピン皮内注射	178
ビンスワンガー病	218

ふ

フィッシャー症候群	308
フィンゴリモド	273
副交感神経	135
複合局所疼痛症候群1型	142
複合筋活動電位	160
不随意運動	98
ブラウン・セカール症候群	115, 296
プリオン病	294
ブローカ失語	66
ブロードマンの大脳皮質分類	9
フロッピーインファント	337
プロラクチン産生腺腫	238
分水嶺型脳梗塞	202

へ

ヘッドアップ・ティルト試験	138, 173
辺縁系脳炎	295
変性性神経疾患	240
片麻痺	79

ほ

膀胱内圧測定	180
放射線照射後の腕神経叢ニューロパチー	169
放射線療法	233
帽状腱膜下血腫	223
星型歩行	89
勃起不全	140
ボツリヌス毒素	82
ポリオ	287
ポリオ後症候群	305
ホルモン補充療法	237

ま

マウンディング現象	106
末梢神経の構造と機能	11
末梢神経の髄節性支配	16
慢性炎症性脱髄性多発根ニューロパチー	308
慢性硬膜下血腫	228

み

ミオトニア	106
ミオトニー放電	169, 171
ミトコンドリア病	320
ミノール氏法	176
ミラーニューロン	8

む

無汗症	143
無髄神経	158
無髄線維	158
無動性無言	51

め・も

免疫療法	233
もうろう状態	46
もやもや病	213

や・ゆ

薬物発汗負荷試験	144, 177
有髄小径線維	181
有髄神経	158
有髄線維	158
指-鼻-指試験	94

よ

陽性鋭波	168, 171
腰椎穿刺	183
翼状肩甲	104

ら

ライム病	294
ラクナ梗塞	201, 202
ラップ法	177
ランバート・イートン症候群	328

ランビエ絞輪	158

り

理学療法士	355
リハビリテーション	352
リハビリテーション医学	352
両耳側半盲	237

れ・ろ

レヴィ小体型認知症	218
レニン	136
ロンベルグ徴候	86, 95

わ

ワレンベルグ症候群	114, 203

数字

Ia 感覚線維	165
3D-CT	147
10-20 法	154

A

α-blocking	155
α（アルファ）波	152
α_1 機能	136
$A\delta$ 線維	142, 143
ADL の評価尺度	359
agnosia	69
akinetic mutism	51
Alzheimer 型認知症	215
anesthesia	108
aphasia	63
apraxia	67
arteriovenous malformation（AVM）	213
ataxia	92

B

β アミロイド蛋白	215
β 波（14～25 Hz）	154
β_1 機能	136
Barthel index（BI）	359
Bezold-Jarisch 反射	138
Binswanger 病	218
Broca	63

Brown-Séquard 症候群	115, 296
Brunnstrom stage	77
build-up	155

C

C 線維	142, 143
cheiro-oral syndrome	109
Cheyne-Stokes 呼吸	48
coma	46
CT（computed tomography）	147

D

δ（デルタ）波	152
delirium	46
DLB	218
DSA	146
dysesthesia	108

F

F 波	161
F 波検査	161
fast wave	152
FIM	359

G

Glasgow Coma Scale（GCS）	47
Gowers 徴候	85

H

HTLV-1 associated myelopathy（HAM）	287
Hunt and Kosnik の分類	209
hyperesthesia	108
hypesthesia	108
H 反射	164

I

ICF	356
ICIDH	356

J・K

Japan Coma Scale（JCS）	47
Korsakoff 症候群	54

L

LEMS	328
locked-in syndrome	51
Lyme 病	294

M・N

M 波	160, 161
McDonald 診断 2010 改訂版	270
MCI（mild cognitive impairment）	57
Modified Ashworth Scale（MAS）	81
MR 血管撮影（MRA）	149
MRI（magnetic resonance imaging）	148
muscle atrophy	104
muscle selectivity	80
NPH	219

O

ocular bobbing	48
oculocephalic reflex（OCR）	50
oculovestibular reflex（OVR）	50

P

paresthesia	108
performance status（PS）	364
PET（positron emission tomography）	151
prion 病	294
product gene protein 9.5（PGP9.5）	181

R

Ranvier 絞輪	158
REM 睡眠	153
Romberg 徴候	86

S

sarcopenia	107
sensory dissociation	114
single fiber EMG	326
slow wave	152
somnolence	45
SPECT（single photon emission computed tomography）	151
stupor	46
sun burst appearance	236

T

θ（シータ）波	152
t-PA	202
T2＊強調画像	229
TIA	205
Trendelenburg gait	88
twilight state	46

W

Wernicke	63
Wernicke-Mann の肢位	88
Willis 動脈輪閉塞症	213

編者略歴

細川　武
ほそ かわ　たけし

1971 年	慶應義塾大学医学部　卒業
1971 年	慶應義塾大学医学部　助手
1975 年	埼玉医科大学神経内科　助手
1983～1984 年	米国サウスカロライナ医科大学神経内科留学
1984 年	埼玉医科大学神経内科　講師
1997 年	埼玉医科大学神経内科　助教授
2000 年	埼玉県立大学保健医療福祉学部　教授
2011 年	埼玉県社会福祉事業団嵐山郷　副センター長
2012 年	埼玉県社会福祉事業団嵐山郷　センター長（現職）

原　元彦
はら　もと ひこ

1987 年	日本大学医学部　卒業
1991 年	日本大学大学院医学研究科（内科系神経学）修了
1991 年	日本大学神経内科　研究医員
1995 年	静岡赤十字病院　神経内科
1998 年	静岡赤十字病院　神経内科，同・検査部副部長
1999 年	東京都済生会向島病院　神経内科医長，日本大学兼任講師
2002 年	埼玉県東松山市立市民病院　内科医長，日本大学兼任講師
2004 年	日本大学医学部　内科学講座神経内科部門　講師
2005 年～2007 年	米国アイオワ大学臨床神経生理学部門留学
2009 年	帝京大学医学部リハビリテーション科　講師
2011 年	埼玉県立大学，同・大学院　教授（現職）
	帝京大学医学部非常勤講師（リハビリテーション医学）
	日本大学臨床教授（総合内科）
	獨協医科大学越谷病院非常勤講師（神経内科）

コメディカルのための専門基礎分野テキスト
神経内科学 ©

発　行	2006 年 6 月 1 日　　初版1刷
	2015 年 12 月 10 日　　2版1刷

編著者　細川　　武
　　　　原　　元彦

発行者　株式会社　中外医学社
　　　　代表取締役　青木　　滋

〒162-0805　東京都新宿区矢来町62
　　電　話　03-3268-2701(代)
　　振替口座　00190-1-98814 番

印刷・製本／三報社印刷（株）　　＜MM・KK＞
ISBN 978-4-498-07623-5　　Printed in Japan

JCOPY ＜(社)出版者著作権管理機構 委託出版物＞

本書の無断複写は著作権法上での例外を除き禁じられています．
複写される場合は，そのつど事前に，（社)出版者著作権管理機構
（電話 03-3513-6969, FAX 03-3513-6979, e-mail: info@jcopy.
or.jp) の許諾を得てください．

コメディカルのための専門基礎分野テキスト

全15巻 好評刊行 　各巻A5判160～400頁

解剖学 2版	五味敏昭・岸　清　編集
生理学 3版	黒澤美枝子・長谷川　薫　編集
運動学	丸山仁司　編集
人間発達学 3版	福田恵美子　編集
病理学	神山隆一　編集
臨床心理学	名嘉幸一　編集
医学概論 5版	北村　諭　著
診断学概論	北村　諭　編集
内科学 5版	北村　諭　編集
整形外科学	茂原重雄　編集
神経内科学 2版	細川　武・原　元彦　編集
精神医学 3版	上野修一・大蔵雅夫・谷岡哲也　編集
小児科学	外間登美子　編集
老年医学 2版	松本和則・嶋田裕之　編集
公衆衛生学 3版	柳川　洋・萱場一則　編集